空军飞行学员医学选拔丛书

空军飞行学员医学选拔
耳鼻咽喉科－口腔科分册

总主编　吉保民　邹志康
主　编　马晓莉　王　枫

U0262415

科学出版社
北　京

内 容 简 介

　　本书是空军飞行学员医学选拔丛书之一——耳鼻咽喉科-口腔科分册，对常见病症从航空医学角度加以论述，并配以图谱。内容侧重于介绍疾病与航空环境的相互影响、流行病学、诊断和鉴别诊断及治疗预后情况。图谱部分对飞行人员医学选拔常见边缘问题的把握给予直观的建议。

　　本书主要供中国人民解放军及民航招收飞行学员医学选拔耳鼻咽喉科和口腔科工作人员使用，也可作为航空医学专业的辅助教材。

图书在版编目 (CIP) 数据

　　空军飞行学员医学选拔·耳鼻咽喉科-口腔科分册 / 吉保民，邹志康总主编，马晓莉，王枫主编 . —北京：科学出版社，2020.6
　　ISBN 978-7-03-065315-4

　　Ⅰ . 空… Ⅱ . ①吉… ②邹… ③马… ④王… Ⅲ . ①空军－飞行人员－耳鼻咽喉病－临床医学选拔 ②空军－飞行人员－口腔疾病－临床医学选拔 Ⅳ . ① R82

　　中国版本图书馆 CIP 数据核字 (2020) 第 092362 号

责任编辑：肖　芳　梁紫岩　杨卫华／责任校对：张林红
责任印制：赵　博／封面设计：吴朝洪

版权所有，违者必究。未经本社许可，数字图书馆不得使用

科 学 出 版 社 出版
北京东黄城根北街 16 号
邮政编码：100717
http://www.sciencep.com

三河市春园印刷有限公司　印刷
科学出版社发行　各地新华书店经销
＊

2020 年 6 月第 一 版　开本：787×1092　1/16
2020 年 6 月第一次印刷　印张：22 1/4
字数：480 000
定价：198.00 元
（如有印装质量问题，我社负责调换）

丛书编委会名单

总主编　吉保民　邹志康

主　审　付国强　刘润国　郑巨军　马中立　王建昌

编　委　（以姓氏汉语拼音为序）

毕云鹏　蔡凤龙　陈雪涛　陈肇一　方传红

谷君辉　郝　英　黄美良　吉保民　贾辰龙

姜树强　晋　亮　李　滨　李　浩　李文平

厉晓杰　刘高华　刘建彬　刘庆元　刘淑萍

马晓莉　齐林嵩　奇铁男　茹海霞　史　伟

史久美　孙金杰　田　青　王　枫　王　剑

王　骁　王广云　王文辰　王雪峰　吴腾云

肖　冬　肖年军　肖晓光　杨庆红　袁超凡

张金龙　赵　辰　赵　琎　赵国政　周金立

朱　迪　朱克顺　邹志康

分册编委会名单

主　编　马晓莉　王　枫

副主编　毕云鹏　赵　霆

编　委　（以姓氏汉语拼音为序）

毕云鹏　邓天正　董智伟　高　原

李　敬　李天印　刘　伟　刘小波

吕清明　马晓莉　聂玉涛　唐雪鹏

汪运坤　王　枫　王　骁　王丽泉

吴春妍　徐　辉　张　威　张往石

赵　霆

丛 书 序

飞行学员选拔是空军主体战斗力生成的基础性、源头性工作，其中医学选拔又是选拔工作中的基础性、关键性维度。空军招收飞行学员体格检查（简称招飞体检）系统数十名专家经过 3 年多艰苦努力和科研攻关，编写了这套"空军飞行学员医学选拔丛书"，这是近年来空军飞行学员医学选拔逐步从传统专家经验模式向现代科学精准模式转变的一个标志性成果，是国内外飞行学员医学选拔研究前沿的综合集成，是 60 多年来飞行学员医学选拔科技创新的全景展现。该丛书的出版和推广应用，为持续提升空军招收飞行学员综合素质奠定了技术基础。

近年来，国民综合身体素质的变化对空军招收飞行学员提出了新的挑战，如何精准评价优质生源身体适应性成为医学选拔的重要课题。"空军飞行学员医学选拔丛书"作为我国飞行学员医学选拔的首套专著，着眼于战斗力提升，适应新形势变化，注重传承与创新。该丛书归纳起来主要有以下五个特点：一是内容系统全面，构建了空军飞行学员医学选拔管理、人才培养、航空医学基础、前沿进展及各医学专业常见的200 余种异常情况的完整体系，内容全面，重点突出，是各类从业人员必须掌握的专业知识与技能；二是科学依据充分，研究成果先后获得多项全军后勤科研重大课题、重点课题支持，主要内容来源于空军飞行学员前瞻性医学选拔与飞行适应性评价研究，中国、美国、韩国飞行学员医学选拔标准对照实证研究，飞行学员医学选拔综合评定关键技术系列研究，飞行学员医学选拔国内外大批量文献综述研究，飞行部队全系列机种调查研究及大规模专家咨询，循证依据级别很高；三是内容针对性强，着眼于降低飞行学员医学选拔漏诊率和误淘率，系统阐明医学选拔过程中面临的 200 余种异常情况，对每种异常情况的流行情况、诊断与鉴别诊断、预后判断、体检方法、航空医学考虑、边缘图谱进行了详细分析，完整解决了传统医学选拔中存在的主要问题；四是注重历史传承，鉴于飞行学员医学选拔工作对战斗力的直接影响，该丛书本着战斗力是唯一标准的原则，对 60 多年来飞行学员医学选拔过程中形成的有效做法、基本经验进行了归纳总结和系统展现，对现代医学研究结论尚不充分的内容依然延续了既往标准，确保内容的权威性和安全性；五是突出模式转变，着眼于未来作战发展形势，将精准选拔作为未来研究发展的主要方向，将高效训练作为医学选拔的出发点和着眼点，对青少年航空学校建设、抗荷体质训练、全样本多阶段精准选拔等进行了介绍，指出了下一步创新发展方向。

"空军飞行学员医学选拔丛书"是中国空军的开创性工作，提高招飞整体质量的重要系列专著。空军飞行学员选拔相关部门要自觉学习该丛书先进理论，掌握现代选拔知识，加大推广应用力度，努力将该丛书的先进理念、理论、技术和方法应用到飞行学员选拔实践中，破解制约招飞质量持续提升的重点、难点问题，积极推进中国空军飞行学员医学选拔从传统专家经验模式向现代科学精准模式转变，切实肩负起选准未来空军建设领军人、空军作战指挥员、能打胜仗战斗员的光荣使命。

李中华

2020 年 1 月

丛书前言

经过 60 多年的建设发展，空军飞行学员医学选拔工作取得了显著成绩，总结选拔经验，借鉴国外做法，经过 10 余次的研究修订，建立了比较全面的飞行学员医学选拔标准体系。但是，飞行学员医学选拔是一项系统工程，涉及医学、流行病学、航空医学、数理统计学等多学科专业理论，需要针对实际工作建立完善的理论、标准、技术、方法和操作规范体系，实现招飞标准、飞行学员标准和飞行人员标准体系之间的有机衔接。如果标准体系之外相关内容缺失，医学选拔质量将难以得到长期有效地控制，医学选拔边缘性问题处理尺度也就容易出现明显变化，一定程度上影响招飞质量的持续提升。因此，全面吸收国内外先进研究成果，系统研究中国空军飞行学员医学选拔经验，尽快形成具有中国特色的现代空军飞行学员医学选拔理论技术体系，是巩固国家空天安全的重要之举。

作为航空医学的重要领域，近年来以美国为代表的西方发达国家在飞行学员医学选拔领域的研究十分活跃。一是建立了涵盖招飞、飞行员选拔鉴定在内的分类特许标准指南，160 种选拔鉴定异常情况的依据、标准、原则十分明确，科学依据充分，并结合实际工作需求实时更新，最快 3 个月即更新一次，体现了飞行学员医学选拔工作的规范性和严肃性；二是现代医学研究成果及时在选拔鉴定中得到充分应用，现代脑功能成像技术、运动功能评估技术及循证医学研究成果都及时转化为医学选拔实践，有效扩大了优质生源，减少了误淘率、漏诊率；三是医学选拔鉴定理论研究有所突破，阐明并建立了 6 项飞行选拔鉴定的基本原则，明确了医学选拔鉴定中病史、体征、检验、检查及航空医学考虑的意义，对传统医学选拔标准进行了逐一阐述，推动了飞行员选拔鉴定工作从简单执行标准到综合运用临床医学、航空医学、流行病学、数理统计学等多学科理论的转变。

对医学选拔工作的变革和创新，既要考虑技术本身的准确性，也要考虑选拔实践的可行性。因循守旧不可取，照搬国外的做法也不可行。近年来，在医院的组织下空军飞行学员医学选拔中心开展了飞行学员前瞻性医学选拔与飞行适应性评价研究，飞行学员医学选拔综合评定关键技术研究，青少年航空学校航空医学干预关键技术研究，中、美、韩飞行学员医学选拔对照实证研究，积累了大量飞行学员医学选拔数据，对传统医学选拔存在的不足进行了系统调研分析，提出了推进传统经验医学选拔向现代精准医学选拔转变的策略，适应了空军精英飞行员队伍选拔、培养的发展趋势。集成近年来科学研究成果，形成具有我军特色的医学选拔专著，必将推动空军飞行学员选拔质量迈上一个新的台阶，同时对航空医学的发展也必将起到良好的推动和示范效应。

"空军飞行学员医学选拔丛书"历经 3 年多的时间编著完成，编委会的数十人付出了大量个人时间，无论是国外文献的整理，还是研究成果的梳理，工作量都非常大，丛书的编写倾注了编者大量的心血。在此，对大家表示衷心的感谢。对本丛书存在的不足，本着持续改进的精神，希望再版时进行改进。真诚希望本丛书的出版能够给医学选拔工作者、航空医学专业人员及相关机关领导干部以启发、帮助和提高，对我国空军飞行学员医学选拔迈向国际化有所帮助。

吉保民　邹志康
2019 年 1 月

前　言

　　近年来，随着《中国人民解放军招收飞行学员体格检查标准》的修订和《空军招收飞行学员体格检查综合评定指南》的制订，目前需一套指导从业人员更新观念、规范操作的专著，以满足科学招飞、精准招飞的需求。为此我们参考了美国及韩国飞行人员医学选拔方法和特许飞行相关文件，借鉴其中先进理念，结合目前中国国情和我军实际情况，组织力量编写了《空军飞行学员医学选拔·耳鼻咽喉科 - 口腔科分册》。

　　《空军飞行学员医学选拔·耳鼻咽喉科 - 口腔科分册》主要内容包括与航空医学密切相关的耳鼻咽喉科、口腔科疾病，从流行病学特点、诊断与鉴别诊断、航空医学考虑，技术操作规范和图谱展示几方面进行详细介绍，可以作为飞行人员医学选拔相关从业人员指导工作的参考书籍。

　　本书涉及的内容仍有一些待解决的问题。众所周知，前庭功能与航空航天飞行的关系十分密切，目前采用的 Coriolis 加速度耐力实验，成熟可靠、简便易行，丰富了前庭功能的检测技术和理论内涵，多年来一直沿用。有证据表明，在校飞行学员中，因前庭功能不良而停学者数量居该阶段医学原因停学的首位。这说明单从前庭疾病史和 Coriolis 加速度耐力试验达不到对前庭功能敏感性的精准鉴别。这还需要进行科学研究，改进检测手段和评价指标。

　　长期实践中观察到鼻腔功能的检查主要围绕着如何界定鼻中隔偏曲对鼻腔鼻窦通气引流的影响：由于鼻中隔偏曲因偏曲的部位、程度不同，会对鼻通气功能产生不同的影响；体检医生对其认识及程度的判断不尽相同，容易导致对标准的把握不同，有时会出现同一学员在初检、定选时存在不同体检鉴定结论的情况。本书列举了大量鼻中隔偏曲的体检图片，并进行了详细说明，可以在一定程度上帮助阅读者统一思想，科学总结结论。同时工作中引进了临床上广泛应用的鼻功能检测系统，目前因缺少飞行学员医学选拔的相关标准，其仍处于积累数据阶段，相信不久的将来会有鼻功能量化标准出台，更有利于精准选择适合飞行的应征者。

　　本书是在空军特色医学中心主任、空军体检队邹志康队长的关心和指导下，各战区体检队耳鼻咽喉科、口腔科专业人员的帮助和积极参与下，收集大量图片，多方查阅资料，历时两年完成的。除参考大量专业书籍和文献外，也包含作者多年来从事医学选拔工作的经验和体会。书中难免有偏颇和不足之处，敬请读者指正，以便再版时修订。

马晓莉　王　枫

2019 年 1 月

目 录

第1章

鼻科常见疾病及评价项目

第一节　鼻的解剖与生理

一、鼻部的解剖

鼻（nose）分为鼻、鼻腔、鼻旁窦三部分。在鼻腔的上方、上后方和两旁，有4对左右对称排列的鼻窦，分别称为额窦、筛窦、蝶窦和上颌窦。鼻腔和鼻窦之间、各鼻窦之间、鼻窦与眼眶及颅前窝与颅中窝之间仅由一层菲薄的骨板分隔。因此，鼻腔或鼻窦的病变可波及颅内或眶内，颅内或眶内的病变也可波及鼻腔和鼻窦。咽鼓管咽口位于下鼻甲后方约1cm处，咽鼓管是中耳腔通气和引流的唯一出口，因此中耳炎通常起于鼻和鼻咽部的病变。

鼻又分为外鼻（external nose）和鼻腔（nasal cavity）。

外鼻像一个基底向下的三棱锥体，上窄下宽。前棱上端位于两眶之间，与额部相连，称为鼻根；下端向前凸起，称鼻尖；两者之间为鼻梁；鼻梁两侧为鼻背。鼻背向下逐渐增宽，呈半圆形膨隆且具有弹性，称为鼻翼。锥体的底部有一前后向的分隔，即鼻中隔前下方的游离缘，称为鼻小柱；底部借此分成左右两个鼻前孔。鼻翼与面颊交界处有鼻唇沟，正常时两侧鼻唇沟对称，一侧面神经麻痹时该侧鼻唇沟变浅或消失。

鼻腔由鼻中隔分为左、右各一。每侧鼻腔为一前后开放的狭长腔隙，顶部窄，底部宽，前起于鼻前孔，后止于鼻后孔。每侧鼻腔分为鼻前庭和固有鼻腔两部分（图1-1-1，图1-1-2）。

鼻前庭为介于鼻前孔和固有鼻腔之间的一个小腔隙，位于鼻腔最前段，鼻前庭的外侧被鼻翼包围，内侧为鼻小柱。鼻前庭内侧为皮肤，固有鼻腔内侧为黏膜。在鼻前庭皮肤与固有鼻腔黏膜交界处的外侧部分有一弧形隆起，称为鼻阈，与鼻阈相对应的鼻中隔和鼻腔底部也有皱襞样隆起，共同围成鼻内孔。鼻内孔是鼻前庭的内界，为鼻腔最狭窄处，对鼻的呼吸功能有重要影响。

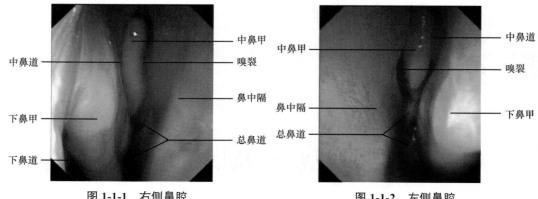

图 1-1-1　右侧鼻腔　　　　　　　　　　　　图 1-1-2　左侧鼻腔

固有鼻腔左、右各一，前端起自鼻内孔，后端经后鼻孔与鼻咽部相通，鼻腔有内、外、顶、底四壁。

鼻腔内侧壁为鼻中隔。鼻腔顶壁呈穹窿形，前段倾斜上升，为额骨鼻部及鼻骨的背侧面；中段为筛骨水平板，其上有筛孔，是颅前窝与鼻腔的分隔，鼻腔嗅区黏膜有嗅丝穿过筛孔到达颅内；后段倾斜向下，由蝶窦前壁构成。鼻腔底壁即硬腭，与口腔相隔。鼻腔外侧壁是鼻腔解剖结构最为复杂的区域，也是最具生理和病理意义的区域，结构极不平整，是鼻窦炎发病的关键之处。

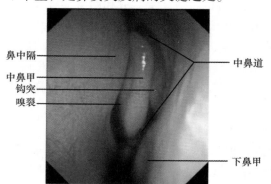

图 1-1-3　左侧鼻腔，中鼻道

鼻腔外侧壁上有突出于鼻腔中的三个骨质鼻甲，呈梯形排列，游离缘皆向内下方悬垂，从下到上依次为下鼻甲、中鼻甲、上鼻甲。下、中、上鼻甲大小依次递缩 1/3，前端的位置又依次后退 1/3。各鼻甲的外下方均有一个裂隙样空间，分别称为下鼻道、中鼻道（图 1-1-3）、上鼻道。有时在上鼻甲的后上方还有一个最上鼻甲，其外下方的间隙称为最上鼻道。各鼻甲与鼻中隔间的共同狭长间隙称为总鼻道。在中鼻甲游离缘平面以上的总鼻道称为嗅裂。通常在前鼻镜下能看到中鼻甲平面以下的结构。

上鼻道的外侧壁上有后组筛窦的开口，中鼻道从前到后依次排列着额窦开口、前组筛窦开口、上颌窦自然开口。下鼻道有鼻泪管的开口（图 1-1-3）。

鼻和鼻窦的炎性疾病的发病机制和病理生理学的现代观念认为：中鼻甲、中鼻道及其附近区域解剖结构的生理异常和病理改变是鼻和鼻窦炎性疾病发病的关键，因此特将此区域统称为窦口鼻道复合体（ostiomeatal complex，OMC），这就是窦口鼻道复合体的概念，它是指以筛漏斗为中心的附近区域，包括筛漏斗、筛泡、钩突、半月裂孔、中鼻甲、中鼻道、额窦开口、前组和中组筛房、上颌窦自然开口等一系列结构。筛泡和钩突是中鼻道外侧壁上的两个隆起，后上者称为筛泡，筛泡前下方有一弧形嵴状隆起名为钩突，筛泡和钩突之间有一半月形裂隙称为半月裂孔，半月裂孔向前下和后上延伸形成的漏斗状沟槽称为筛漏斗。筛漏斗、筛泡、钩突、半月裂孔、额窦开口、前组和中组筛房开口、上颌窦自然口都是中鼻道外侧壁上的结构。在常规体检中，前鼻镜下通常可以看到钩突，不破坏中鼻甲的情况下，在内镜下可见钩突和筛泡。

鼻窦（nasal sinuses）为鼻腔周围颅骨中的一些含气空腔，一般两侧对称排列，共有4对，因其所在颅骨而得名，分别称为上颌窦、蝶窦、筛窦、额窦。筛窦形似蜂房，几个气房共合一个窦口，按窦口所在部位不同，气房分为两组，即前组筛窦和后组筛窦。在临床上依开口部位将所有鼻窦分为两组，开口于中鼻道的额窦、前组筛窦和上颌窦合称前组鼻窦，开口于上鼻道的后组筛窦和开口于蝶筛隐窝的蝶窦合称后组鼻窦。蝶窦、筛窦和额窦因位于鼻腔的上面又合称上组鼻窦，与颅内仅隔一层薄骨板，上组鼻窦的病变易引起颅内并发症。上颌窦位于鼻腔的下部又称为下组鼻窦，不易引起颅内并发症。各组鼻窦与眼眶均有密切关系，其病变均可引起眶内并发症。

二、鼻腔鼻窦的生理功能

外鼻主要影响人的容貌，外鼻轮廓失衡或畸形，不但影响面容，甚至影响人的情绪和性格。

鼻腔生理功能主要为呼吸、嗅觉、发声共鸣，此外还有反射、腺体分泌、免疫防御、吸收和排泄泪液等功能。

（一）呼吸功能

鼻腔的呼吸功能主要包括以下方面：

1. 呼吸道的门户和通道　鼻腔是呼吸道的首要门户，在机体与外界环境的接触中起着重要作用。

鼻内孔即鼻前庭的皮肤与鼻腔的黏膜交界处，是鼻腔气道最狭窄的部位，亦称鼻瓣区，是鼻腔的限流节段。吸入的空气在此受到阻力后分成两股气流，即层流和湍流。层流是指气体分子平行于管腔壁的流动，气柱流动的截面积呈抛物线状，层流的特点是轴心部位流动最快，离轴心部位越远流速越慢，管壁处流速几乎为零。层流是鼻腔气流的大部分，与鼻腔的通气量关系密切，层流与鼻腔接触面积广，使鼻腔的调温保湿功能充分发挥。湍流是在气体流速超过一定临界值时，气流不再保持平行状态，而是各层互相混杂，气流开始失去抛物线形状，变得极不规则。湍流是鼻腔气流的小部分，主要在鼻内孔后形成，有利于气体充分混合，使气体中的颗粒状物质沉积在鼻腔黏膜表面。层流与湍流同时存在，缓慢呼吸时则只有层流。在运动、体力劳动或存在鼻中隔偏曲等阻塞性因素及萎缩性鼻炎鼻腔过于宽敞时，鼻腔内湍流增加，对空气的调温保湿功能发生改变。

鼻内孔处产生的鼻阻力为整个呼吸道阻力的 40% ~ 50%，这有助于保持吸气时胸腔的负压状态，使肺泡张开。鼻阻力有一定的波动范围，虽有鼻甲周期的周期性改变，但两侧鼻腔总阻力应保持不变。在运动、局部应用减充血剂、精神紧张及低氧血症、高碳酸血症等情况下鼻腔阻力会下降，鼻中隔偏曲、变应性鼻炎、急慢性鼻炎、鼻窦炎、腺样体肥大等鼻、鼻咽疾病下鼻腔阻力增加，妊娠、甲状腺功能亢进、吸烟、饮酒等也会使鼻腔阻力增加。

2. 温度调节作用　外界空气吸入到鼻腔后即被调节到正常体温，以减少对下呼吸道的刺激。这依赖于鼻腔广大而纤曲的黏膜面和丰富的血液供应。

3. 湿度调节作用　呼吸道对吸入的空气进行加湿，以方便肺泡内的气体交换，维持呼吸道上皮纤毛黏液系统的正常功能。呼吸道给予吸入空气的水分中，鼻腔的贡献约为50%。鼻黏膜中有大量腺体，每天分泌约 1000ml 的液体，其中大部分（约 700ml）用以提升空气的湿度。

4. 过滤清洁作用　鼻毛对呼吸气流中较大的颗粒起过滤和阻挡作用。喷嚏反射可清除侵入鼻腔的粉尘和微小异物。鼻腔的清洁作用主要由鼻腔黏膜的纤毛黏液系统来完成。

（二）嗅觉功能

影响嗅觉功能的因素很多，女性在月经期、妊娠期嗅觉敏感性增加，随着年龄增长嗅觉功能会逐渐减退；某些全身或局部病毒或细菌感染也会导致嗅觉功能减退或丧失；局部机械性阻塞如肥厚性鼻炎、鼻中隔偏曲、鼻息肉、鼻肿瘤等，以及长期接受某种有害气体或粉尘的刺激会使嗅觉功能减退，如苯、一氧化碳、有机溶剂、吸烟等；此外嗅觉还有适应现象。

（三）发声共鸣功能

鼻腔在发声时有共鸣作用，鼻音是语音形成的一部分。各种原因导致鼻腔堵塞时会出现闭塞性鼻音，腭裂或腭肌瘫痪时会出现开放性鼻音。

（四）鼻的反射功能

鼻腔内神经末梢丰富，当鼻腔受到物理性、化学性或机械性刺激时，可引起广泛的心血管或呼吸系统的反应，从打喷嚏到呼吸、心搏停止。喷嚏也是一种保护性的反射活动。此外，还有鼻睫反射，体表或局部温度变化引起的鼻腔黏膜舒缩反应，嗅觉引起的条件反射等。

（五）鼻黏膜腺体分泌功能

鼻黏膜内有很多腺体，包括浆液腺、黏液腺和混合型腺体，这些分泌物形成黏液毯，维护纤毛的正常生理功能，是鼻腔局部抗体 SIgA 的主要来源。

（六）鼻黏膜的免疫防御功能

鼻黏膜是局部免疫系统的重要组成部分，在上呼吸道黏膜防御上发挥重要的作用。

（七）鼻黏膜的吸收功能

有些药物可经鼻内给药的方法代替静脉给药或肌内注射给药。

（八）排泄泪液功能

泪液通过鼻泪管排入鼻腔。

鼻窦的生理功能主要有以下几个方面：增加呼吸区黏膜面积，促进对吸入空气的调温保湿作用，增强鼻腔的防御作用；对声音的共鸣作用；减轻头颅重量，增加头部在水中的浮力；缓冲外界压力，保护大脑和眼等。

（马晓莉）

第二节　鼻中隔偏曲

凡鼻中隔偏离中线或呈不规则的偏曲，并引起如鼻阻、鼻出血、头痛等鼻功能障碍，称为鼻中隔偏曲（deflection of nasal septum）。如无鼻功能障碍的鼻中隔偏曲称为"生理性鼻中隔偏曲"。按鼻中隔偏曲的形态分为"C"形和"S"形；局部呈尖锥样凸起者称"骨棘"（距状突）（spur）；由前向后呈条状山嵴样突起称嵴（ridge）。按鼻中隔偏曲方向有纵偏和横偏。按偏曲部位则有高位、低位、前段、后段之别。一般前段偏曲、高位偏曲引起的鼻功能障碍较重。

一、流行病学

鼻中隔偏曲是耳鼻喉科常见病，人群发病率高，发病率存在一定的地域差别。各地区发病率不尽相同（山西汾阳地区为 8.2%，海南某地区为 18.6%），某些地区发病率可达到 50% 以上。在招收飞行学员做耳鼻喉科体格检查中鼻中隔偏曲始终处于淘汰原因的第一位，即便如此，在现役飞行人员住院鼻科疾病谱中也排在前三位。

引起鼻中隔偏曲的常见原因：①鼻外伤，包括儿童期鼻外伤导致的鼻中隔各部分增长和骨化的不平衡，也常见成年后鼻外伤的畸形愈合。②发育异常，包括胚胎期鼻中隔的发育不均衡，以及出生后常见的腺样体肥大、硬腭高拱、鼻腔空间不足导致的鼻中隔发育受限，也有因为发育期营养不良影响鼻中隔发育及骨化而引起鼻中隔偏曲者。

二、诊断和鉴别诊断

鼻中隔偏曲的诊断主要依赖临床症状和体格检查所见。

常见临床表现：①鼻塞：为鼻中隔偏曲最常见的症状，多呈持续性鼻塞，可为单侧或双侧。②头痛：如偏曲部位压迫下鼻甲或中鼻甲可引起同侧反射性头痛，鼻塞重，则头痛加重，鼻腔滴用血管收缩剂或应用表面麻醉剂后，则头痛减轻或消失。③鼻出血：出血部位多位于偏曲的凸面或鼻中隔骨嵴、鼻中隔骨棘处，因该处黏膜张力大且薄，呼吸时气流对该处黏膜刺激较大，故容易发生干燥结痂及鼻出血。④邻近器官受累症状：如高位鼻中隔偏曲妨碍鼻窦引流，可诱发化脓性鼻窦炎或真菌感染。多项研究显示慢性鼻窦炎患者合并鼻中隔偏曲的比例高达 20% ～ 30%，较当地普通人群鼻中隔偏曲发生率明显升高。表明鼻中隔偏曲是慢性鼻窦炎的发病因素之一。此外，后段鼻中隔偏曲如影响咽鼓管通气引流，则可引起耳鸣、耳闷胀感，甚至分泌性中耳炎。⑤患常年性或季节性变应性鼻炎、血管运动性鼻炎或支气管哮喘者，如同时伴有鼻中隔偏曲，在施行鼻中隔偏曲矫正术后，上述变应性疾病可能获得满意疗效。机制尚在探讨中，但从侧面提示鼻中隔偏曲可能是某些变应性疾病的诱因之一。

体格检查见鼻中隔向一侧或两侧偏曲。在充分收缩鼻腔后经前鼻镜检查诊断容易，常见鼻中隔偏曲类型如图 1-2-1 所示。必要时可辅以鼻内镜检查。

鼻中隔偏曲要注意与鼻中隔黏膜肥厚相鉴别。在用探针触碰时出现明显的黏膜凹陷者为鼻中隔黏膜肥厚。在招飞体检时，单纯鼻中隔黏膜肥厚，无水肿、无息肉样变是合格的。

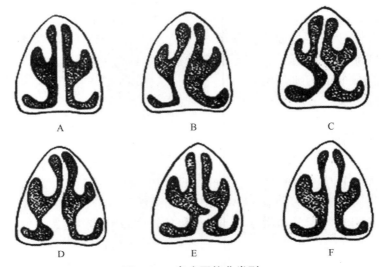

图 1-2-1　鼻中隔偏曲类型

A. 正常鼻中隔；B. "C" 形偏曲；C. "S" 形偏曲；D. 棘（矩状突）；E. 嵴；F. 鼻中隔黏膜肥厚

三、治疗

确诊为鼻中隔偏曲并有明显症状者可行鼻中隔偏曲矫正术。该手术在鼻中隔发育结束后方能进行，临床上一般在 18 周岁后。单纯鼻中隔偏曲矫正术后经过复查鼻腔黏膜完全恢复正常，鼻中隔偏曲矫正，无鼻中隔穿孔或鼻腔粘连等并发症，中鼻甲及钩突等结构未被破坏无并发症，可判定为手术成功，复查时间一般为术后 2～4 周后。

鼻中隔偏曲矫正术是耳鼻喉科医师入门级的手术，手术并发症的发生率各家报道不一，包括鼻中隔穿孔、鼻中隔血肿、鼻中隔脓肿、鼻小柱退缩、鼻梁塌陷、鼻腔粘连等在内比较严重的并发症发生率在 6%～7%，偏曲严重程度和位置、手术医师手术技能不足、手术医师责任心不够、术后换药不及时、患者依从性不好等都会影响手术并发症的发生概率。高位偏曲、复杂偏曲、偏曲严重者发生手术并发症的概率会大大增加。

四、航空医学考虑

鼻中隔偏曲最常见的症状是鼻阻，偏曲同侧鼻腔狭窄，通气量不足，对侧鼻腔过于宽敞，出现代偿性下鼻甲肥大，进而出现双侧鼻阻。鼻阻带来的问题就是鼻腔通气不良及头痛，并进而影响睡眠。长期鼻阻、张口呼吸，易发生感冒和上呼吸道感染，并可在睡眠时发生严重鼾声。飞行学员和飞行员的训练过程非常紧张，长期鼻阻会使训练效能低下，甚至因不断治疗而贻误训练，不能按时完成训练计划。

高位鼻中隔偏曲时，中鼻甲因受挤压变小，中鼻道狭窄，堵塞鼻窦开口，在飞机上升或下降过程中，气压发生剧烈变化，鼻窦内气压不能迅速达到平衡，可以引起气压损伤性鼻窦炎。其表现为额部、眶区及上牙区疼痛，鼻腔分泌物增多，流泪，结膜充血，视物模糊等，严重者疼痛剧烈可以导致空中失能，甚至发生休克，危及飞行安全。

咽鼓管咽口位于下鼻甲后端附着缘后方约 1cm 处，靠近鼻腔后端的偏曲如果挤压咽鼓管口，在飞行过程中气压剧烈变化时，可以引起气压损伤性中耳炎，表现为耳痛、头痛、听力减退和耳鸣，严重者甚至引起变压性眩晕。

有报道称鼻中隔棘突向鼻腔突出的程度与嗅觉减退发生率成正比，这是因为鼻中隔棘突向鼻腔突出越严重，鼻腔通气越差，气流越难以到达嗅区，从而影响嗅觉。

五、技术操作规范

目前应用的检查方法及步骤：减充血剂充分收缩鼻腔，或减充血剂喷鼻并同时做蹲下起立运动 50 次，笔者观察发现，后者收缩鼻腔速度更快，收缩更完全，平均收缩时间较前者快约 5min，尤其在寒冷季节体检时这种优势更为明显。对于每天大样本量的体检，节约收缩时间意味着提高工作效率。前鼻镜下观察鼻中隔偏曲部位、形状、程度，观察一定要认真细致，尤其对于某些高位鼻中隔偏曲者，不仔细观察容易误把钩突看作是中鼻甲，从而导致误判。必要时在内镜下观察，以进一步确定偏曲程度、中鼻甲和钩突的位置及偏曲对窦口鼻道复合体的影响。

在招飞体检标准中关于鼻中隔偏曲的规定比较宽泛，在实际工作中没有量化的指标，更多的是需要经验来把握，容易引起争论和非议。因此，对于招飞体检中鼻中隔偏曲标准的掌握是飞行学员医学选拔耳鼻喉科工作的重要环节。

在长期的工作中，经过每年数以万计的大样本量的筛查，招飞体检耳鼻喉科医师对于鼻中隔偏曲标准的理解和把握达成了一定的共识。目前，对于鼻中隔偏曲的掌握遵循以下几个原则：①对于重度高位鼻中隔偏曲应该从严。高位鼻中隔偏曲主要指中鼻甲下缘以上区域的鼻中隔偏曲。经减充血剂充分收缩鼻腔后，中鼻甲仍然大部分被挤压，中鼻道狭窄，影响窦口鼻道复合体引流者应予以淘汰。该类患者常在前鼻镜下不能窥及中鼻甲或仅能窥及小部分，内镜下可见中鼻甲受压变小，中鼻甲及中鼻道黏膜水肿，中鼻道拥挤，鼻窦引流障碍。有部分个体 X 线拍片可见伴有鼻窦炎。②对于鼻中隔嵴突，从前到后横贯于鼻中隔，通常影响鼻腔通气较重，又常伴有尖棘，压迫下鼻甲或中鼻甲，经减充血剂充分收缩鼻腔后仍然难以分开，此类鼻中隔偏曲也应予以从严结论。③鼻中隔棘，较长而基底较宽的棘突挤压下鼻甲或中鼻甲，经减充血剂充分收缩鼻腔后仍然难以分开，易引起反射性头痛，并在一定程度上影响鼻腔通气，应予以从严结论。④鼻中隔前段偏曲尤其靠近鼻阈的偏曲，因对鼻腔通气功能影响较大，且容易引发反复鼻出血，一般从严掌握。笔者以为，鼻腔完全收缩后，前鼻镜下偏曲部位投影占据鼻阈平面 2/3 以上即应引起重视，即便此时鼻中隔与鼻腔外侧壁未接触。

　　近年来，由于应征青年绝对数量的减少、青少年体质的下降及录取分数线的提高，招飞工作遭遇了前所未有的危机。基于以下几点考虑，我们对于一部分鼻中隔偏曲者适当予以从宽结论。第一，并不是所有形态上有鼻中隔偏曲者都有症状，那些偏曲不严重、症状不明显或经过详细的鼻腔鼻窦检查认为在短期内对鼻腔鼻窦功能影响不大的鼻中隔偏曲可以适当予以从宽结论。这部分应征者鼻中隔偏曲程度通常处于合格和不合格的边缘状态。本书所展示的鼻中隔偏曲有大部分属于此类。第二，鼻中隔偏曲矫正术已是非常成熟的手术，手术并发症发生率低，住院时间不超过 1 周，手术恢复时间一般只需 2 周到 1 个月，本着自愿的原则，对部分影响鼻腔鼻窦生理功能的鼻中隔偏曲者可在高考前施行手术矫正，高考后复查手术矫正偏曲的效果再做结论。考虑到高位鼻中隔偏曲手术并发症发生率明显高于单纯中低位偏曲、单纯嵴或棘术后并发症发生率，因此对于重度高位鼻中隔偏曲一般不建议手术治疗。

　　这个检测和判断过程是需要经验积累的，从另一个角度说这也会带有一定的主观性，因此如何改进检测方法以使检测过程和结果判定更具有客观性是目前需要努力探索的课题。目前，已经出现了一些有意义的尝试，比如呼气流量仪测量最大呼气量、鼻测压计法、鼻声反射测量法及用 CT 和 MRI 测量鼻气道的横截面积等。但是所有方法目前都缺乏统一的正常参考值，距离实际应用还有大量的工作需要做。在所有检查中，鼻测压计法是目前最为客观和被普遍使用的方法，值得更进一步的探索。

六、异常图谱

　　本书展示的图片（图 1-2-2 ～图 1-2-108）中鼻中隔偏曲的形态千差万别，影响鼻腔通气和引流功能的鼻中隔偏曲主要表现在以下几个方面：①鼻中隔与下鼻甲相挤压，减充血剂充分收缩鼻腔后仍不能分开，影响鼻腔通气；②鼻中隔高位偏曲，挤压中鼻甲及中鼻道，影响鼻窦引流功能；③鼻中隔前段偏曲，靠近鼻阈，对鼻腔通气影响大，且容易引起反复鼻出血；④鼻中隔偏曲伴有变应性鼻炎或鼻窦炎或伴窦口鼻道复合体结构异常。

　　有一部分鼻中隔偏曲部分影响鼻腔通气和引流功能：①鼻中隔嵴突面积较小，与下鼻甲虽有接触，但挤压不明显，对鼻腔通气有一定影响；②鼻中隔高位偏曲，前鼻镜下中鼻甲可见大部分，中鼻道引流尚可；③鼻中隔后段棘或嵴，与中鼻甲相接触，中鼻道引流功能尚可，且前段偏曲不甚明显。

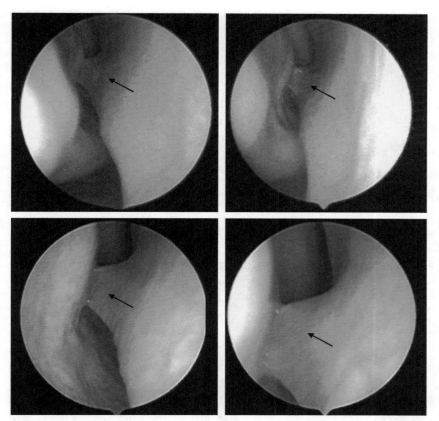

图 1-2-2　鼻中隔（箭头示）右侧长棘突，基底较宽，从前到后，下鼻甲受挤压变形，充分收缩鼻腔后
不能分开，影响鼻腔通气

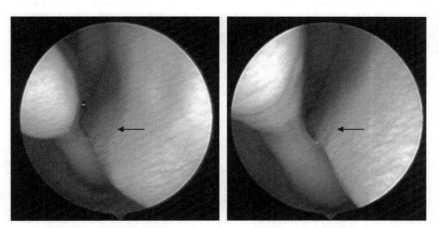

图 1-2-3　鼻中隔右侧嵴突，与下鼻甲接触面积较大，影响鼻腔通气

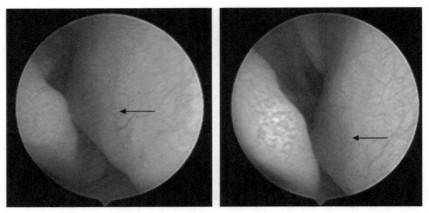

图 1-2-4　鼻中隔（箭头示）整体偏右伴右侧嵴突，挤压下鼻甲，偏曲靠近鼻腔前段，影响鼻腔通气

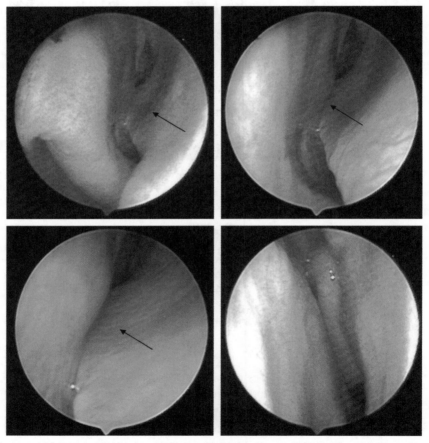

图 1-2-5　鼻中隔（箭头示）整体偏右，低位嵴突挤压下鼻甲，总鼻道狭窄，影响鼻腔通气；高位偏曲挤压中鼻甲及中鼻道，前鼻镜下中鼻甲仅能见小部分，中鼻甲轻度水肿，中鼻道变窄，影响鼻窦引流功能

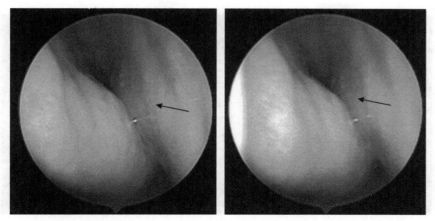

图 1-2-6　鼻中隔（箭头示）整体偏右，与下鼻甲相挤压，影响鼻腔通气

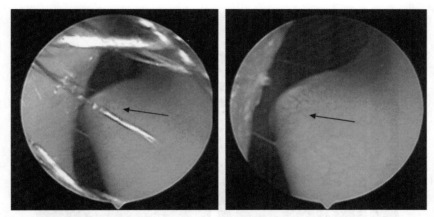

图 1-2-7　鼻中隔（箭头示）右侧前段"C"形偏曲，靠近鼻阈，偏曲部位投影占据鼻阈平面 2/3 以上，
完全堵塞右侧鼻腔，对鼻腔通气影响大，前段偏曲易引起反复鼻出血

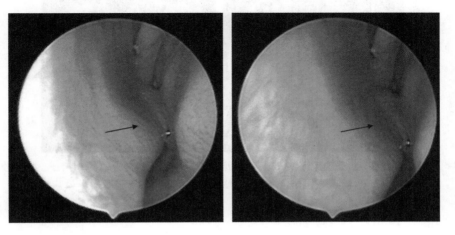

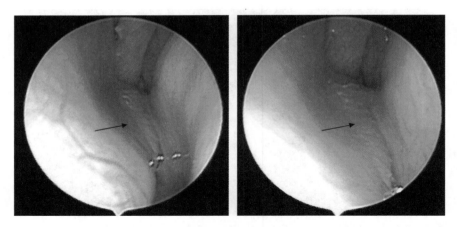

图 1-2-8　鼻中隔（箭头示）左侧长嵴突，从鼻腔前段延伸到鼻腔后段，与下鼻甲相挤压，接触面积较大，堵塞总鼻道，影响鼻腔通气

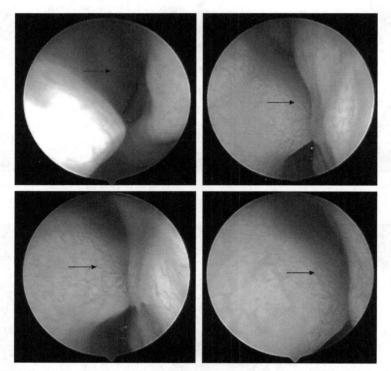

图 1-2-9　鼻中隔（箭头示）左嵴突，从鼻腔前段延伸到鼻腔后段，与下鼻甲相挤压，充分收缩鼻腔后与下鼻甲仍不能分开，总鼻道狭窄，影响鼻腔通气

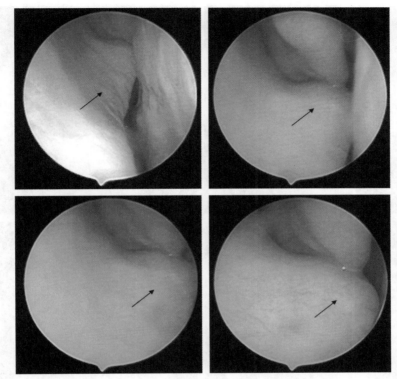

图 1-2-10　鼻中隔（箭头示）左侧长嵴突，嵴突后段与下鼻甲后段及中鼻甲下端相挤压，影响鼻腔通气

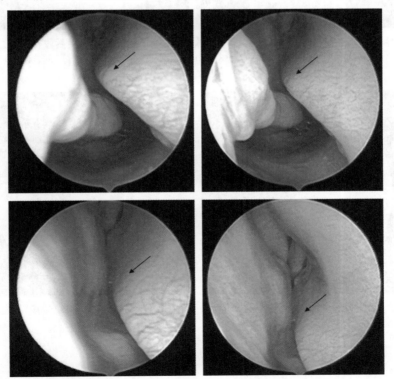

图 1-2-11　鼻中隔（箭头示）右侧嵴突，与下鼻甲相挤压，接触面积较大；高位偏右，遮挡大部分中鼻甲，
影响鼻窦引流

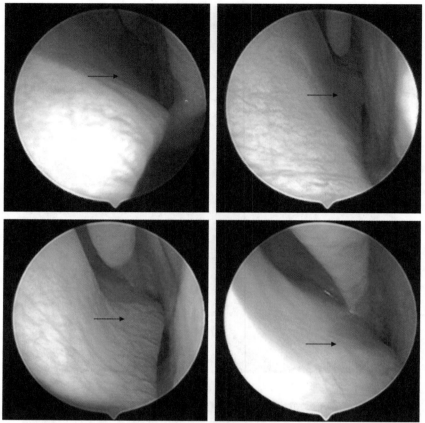

图 1-2-12　鼻中隔（箭头示）左侧嵴突，前段与下鼻甲相接触，后段与中鼻甲后段相挤压，左侧鼻腔拥挤，
影响鼻腔通气

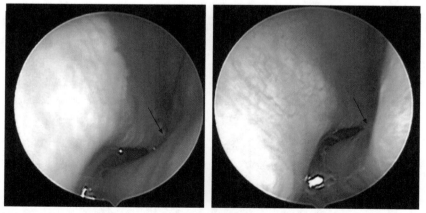

图 1-2-13　鼻中隔（箭头示）整体偏左伴左嵴突，挤压下鼻甲，左侧鼻腔狭窄。同时鼻腔有黏性分泌物，
鼻中隔偏曲常诱发感冒、上呼吸道感染及鼻窦炎

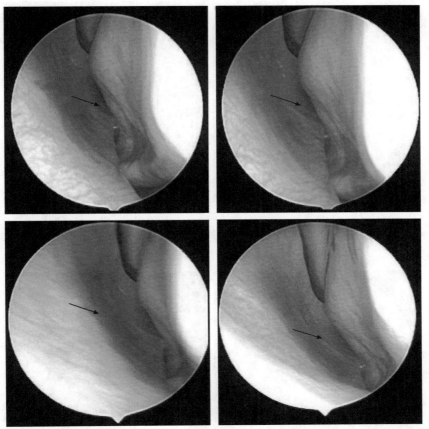

图 1-2-14　鼻中隔（箭头示）左侧嵴突，较长，完全堵塞下鼻道，嵴突后段与下鼻甲相挤压，经减充血剂充分收缩仍不能分开，影响鼻腔通气

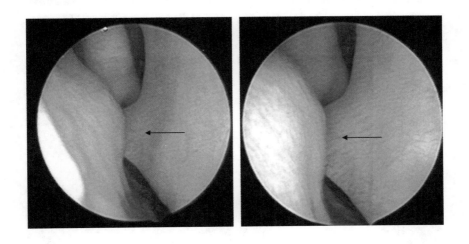

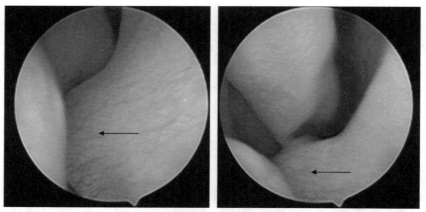

图 1-2-15 鼻中隔（箭头示）右长棘，伸入右侧中鼻道，与中鼻甲下缘及鼻腔外侧壁相触，影响中鼻道
引流并容易导致反射性头痛

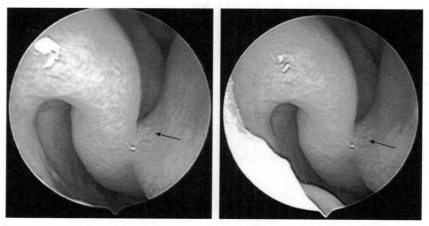

图 1-2-16 鼻中隔（箭头示）右棘突，靠近鼻腔前段，与下鼻甲挤压，前段偏曲对鼻腔通气功能影响较大，
且容易引起反复鼻出血

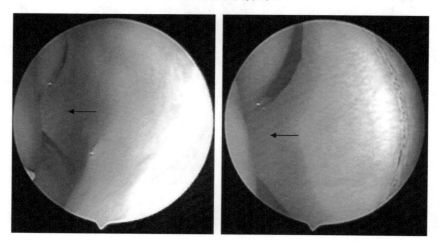

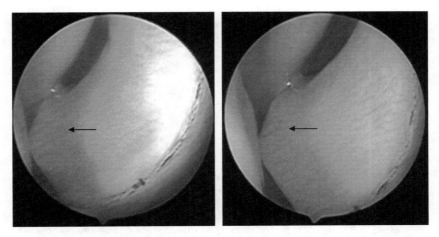

图 1-2-17　该例与图 1-2-15 非常相似，但偏曲较上一例更重，鼻中隔（箭头示）整体偏右伴右侧嵴突，总鼻道明显狭窄，嵴突尖端伸入中鼻道，与下鼻甲上缘及中鼻甲下缘相接触，中鼻道比较拥挤

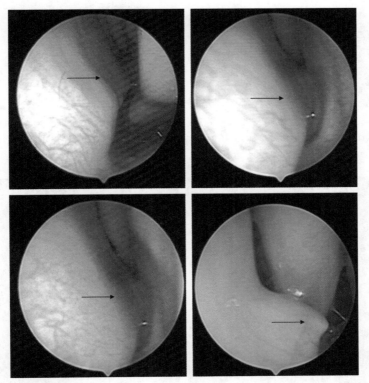

图 1-2-18　鼻中隔（箭头示）左嵴，从鼻腔前段延伸到后段，影响鼻腔通气。后段与中鼻甲相触，中鼻道有少量黏涕。鼻中隔偏曲常引起鼻窦炎，且因影响鼻窦引流而易使鼻窦炎慢性化

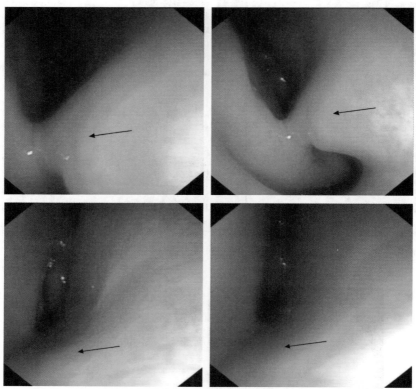

图 1-2-19　鼻中隔（箭头示）整体偏右伴右侧嵴突，右侧嵴突从前到后均与下鼻甲相挤压。鼻腔黏膜明显苍白水肿，下鼻甲接近于息肉样变，应为长期变应性鼻炎的体征。有一些变应性鼻炎伴发鼻中隔偏曲，行鼻中隔偏曲矫正术后变应性鼻炎也会减轻或消失，机制尚需进一步探讨

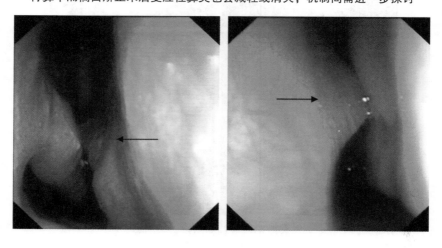

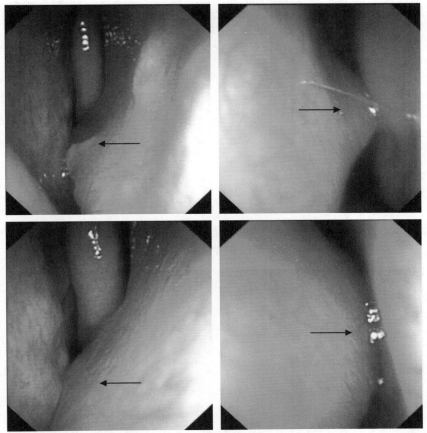

图 1-2-20　左列为鼻中隔（箭头示）右嵴，与下鼻甲相挤压；右列为鼻中隔左棘，与下鼻甲相挤压

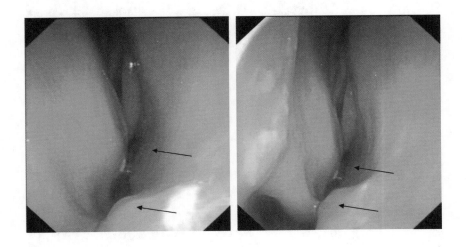

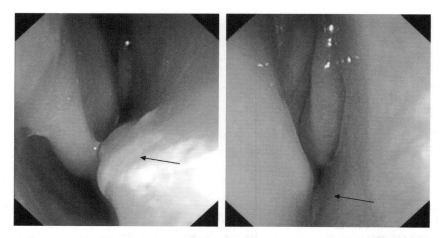

图 1-2-21　鼻中隔（箭头示）右侧长嵴突，前段和后段均与下鼻甲相挤压，严重影响鼻腔通气，并有导致反射性头痛的潜在可能性

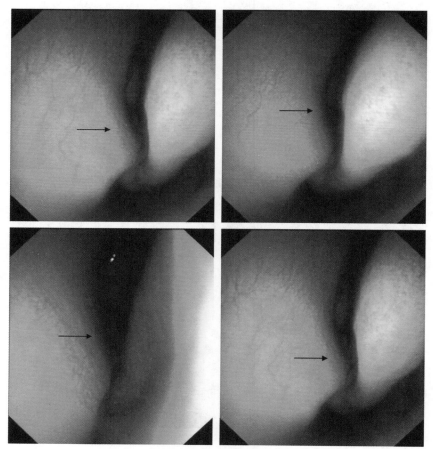

图 1-2-22　鼻中隔（箭头示）整体偏左伴左侧嵴突，左侧鼻腔拥挤，嵴突与下鼻甲相挤压，鼻腔通气不良

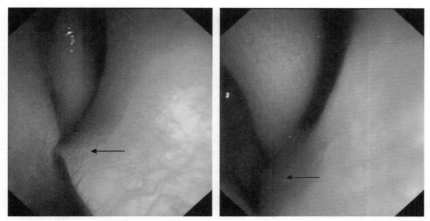

图 1-2-23 鼻中隔（箭头示）右侧嵴突，挤压下鼻甲后段及中鼻甲下端，右侧中鼻道拥挤，容易引起反射性头痛，影响鼻腔通气及鼻窦引流

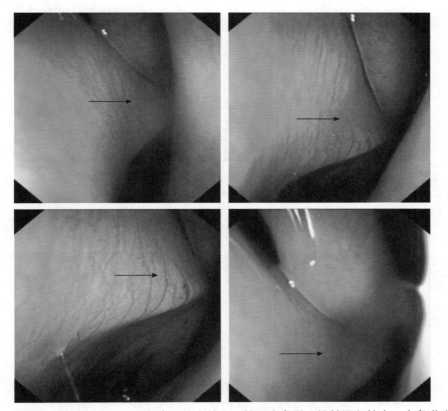

图 1-2-24 鼻中隔（箭头示）左侧中部高位宽大嵴突，挤压中鼻甲，接触面积较大，中鼻道比较拥挤，影响鼻窦引流，此种解剖结构易导致感冒、急性鼻炎及鼻窦炎。应征检查时中鼻道有少许黏性分泌物，中鼻甲轻度水肿

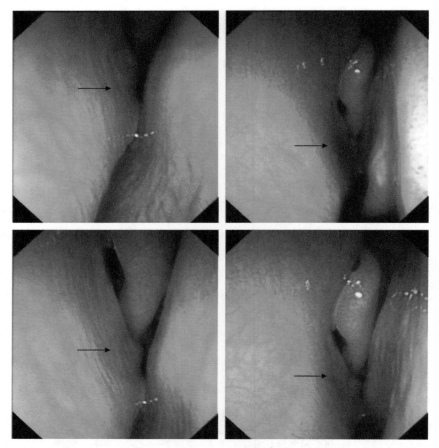

图 1-2-25　鼻中隔（箭头示）整体左偏伴左侧嵴突，与下鼻甲相挤压，影响鼻腔通气。该侧中鼻甲曲线反常，也称中鼻甲"反向弯曲"。在正常情况下，中鼻甲凹面向外，如果中鼻甲向外侧突出，凹面朝向鼻中隔，即为中鼻甲反向弯曲。中鼻甲反向弯曲常可阻塞中鼻道入口，是鼻窦感染的原因之一

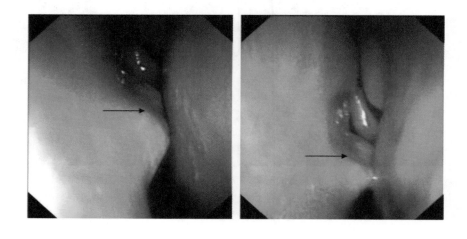

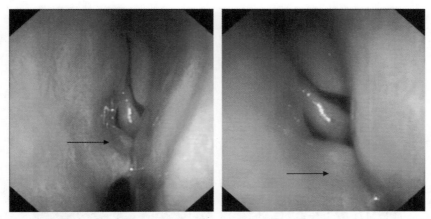

图 1-2-26 鼻中隔（箭头示）高位左偏及左侧嵴突，左侧钩突大，中鼻甲前段不能窥及，鼻中隔嵴与下
鼻甲相触及，影响鼻腔通气及引流功能

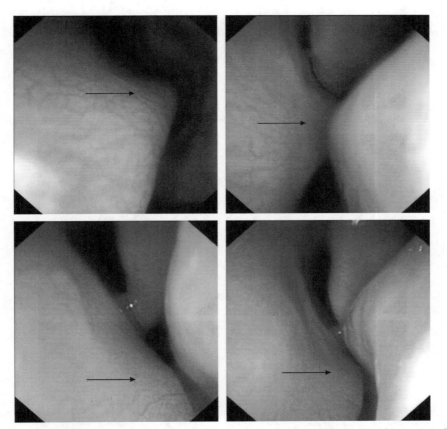

图 1-2-27 鼻中隔（箭头示）左侧嵴突，长且宽大，下鼻甲受压变形，后段挤压中鼻甲，左侧鼻腔拥挤，
影响鼻腔通气功能，易致反射性头痛

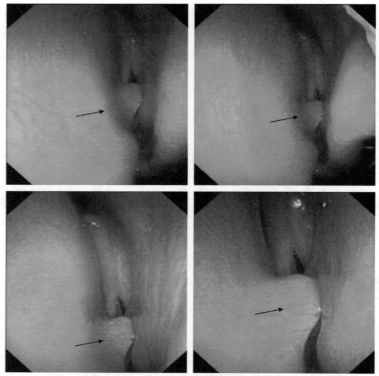

图 1-2-28 鼻中隔（箭头示）整体偏左并有左侧棘突，中鼻甲被遮挡，仅能见到边缘，棘突挤压下鼻甲

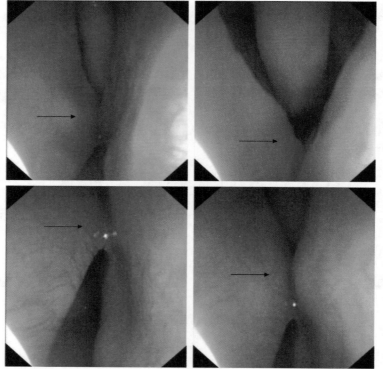

图 1-2-29 鼻中隔（箭头示）左侧山嵴样凸起，并与下鼻甲紧密挤压，影响鼻腔通气功能，并可能导致反射性头痛

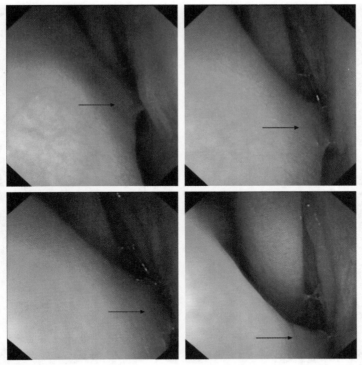

图 1-2-30　鼻中隔（箭头示）左侧长嵴突，从鼻腔前段延伸到鼻腔后段，后段伸入中鼻道下端，左侧中鼻道内有黄色黏稠鼻涕如"胶冻"状，应来自上颌窦，此种性状鼻涕应为长期慢性鼻窦炎所致

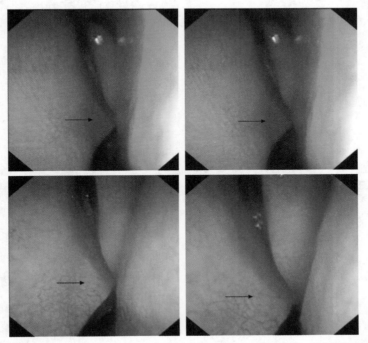

图 1-2-31　鼻中隔（箭头示）左侧嵴突，与中鼻甲内侧相挤压，挤压紧密，接触面积较大，嗅裂及中鼻道拥挤，影响中鼻道引流功能。嗅裂有少许黏脓涕，后组筛窦及蝶窦炎时脓涕引流至此。鼻中隔偏曲因影响鼻窦引流常易引起鼻窦炎反复发作，迁延不愈

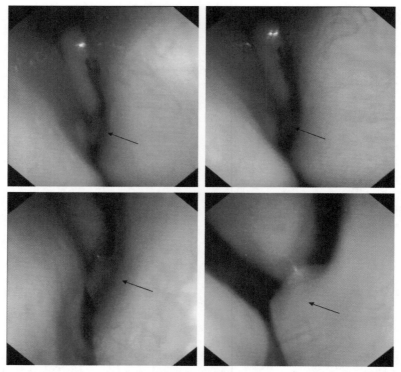

图 1-2-32　鼻中隔（箭头示）右侧嵴突并整体偏右，后段与中鼻甲下缘相触，右侧鼻腔窄，影响鼻腔通气

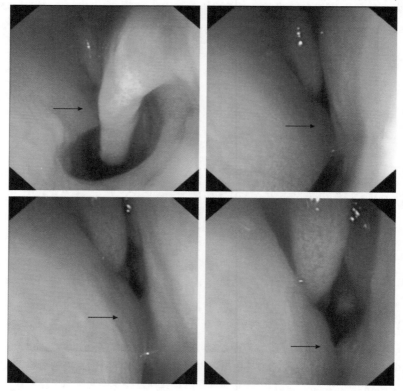

图 1-2-33　鼻中隔（箭头示）左侧长嵴突，后段挤压下鼻甲，减充血剂充分收缩仍不能完全分开

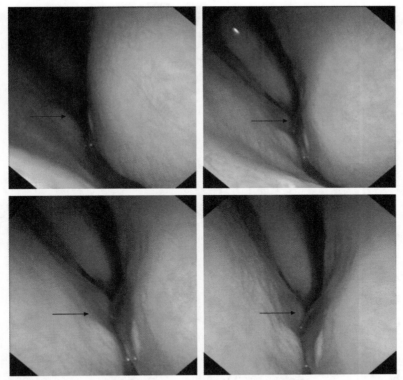

图 1-2-34　鼻中隔（箭头示）左嵴突，与下鼻甲相接触，充分收缩鼻腔仍不能分开，接触面积较大，影响鼻腔通气

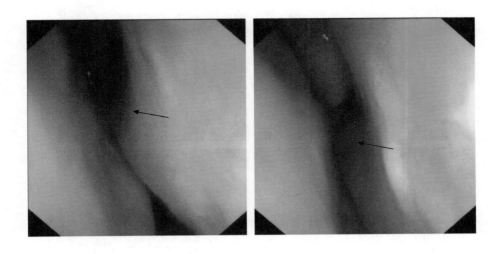

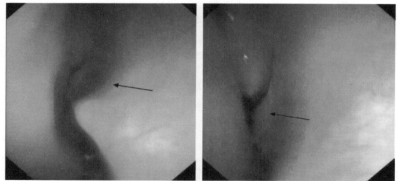

图 1-2-35　上下两例均为鼻中隔（箭头示）右侧长嵴突，虽与下鼻甲未完全挤压在一起，但嵴突较长，
右侧总鼻道空间狭小，此类偏曲对鼻腔通气功能影响较大

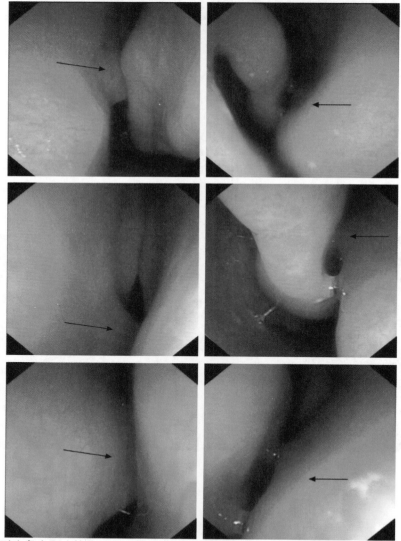

图 1-2-36　左列为鼻中隔（箭头示）左嵴，右列为鼻中隔右嵴，两例嵴突均较长，与下鼻甲挤压紧密，
总鼻道狭窄，影响鼻腔通气

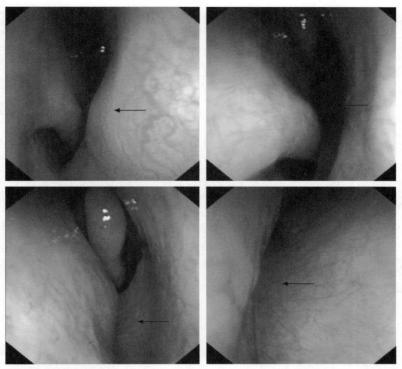

图 1-2-37 　鼻中隔（箭头示）整体偏右并有右侧长嵴突，与下鼻甲挤压紧密，经充分收缩后仍嵌压在一起，总鼻道变窄，影响鼻腔通气，且易引起反射性头痛

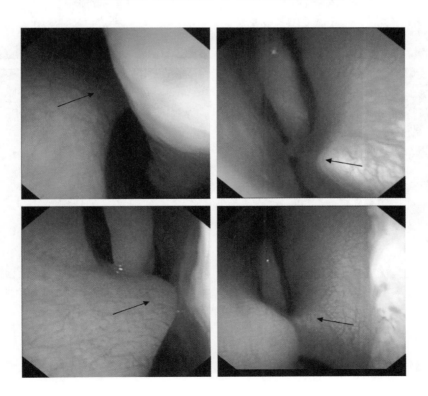

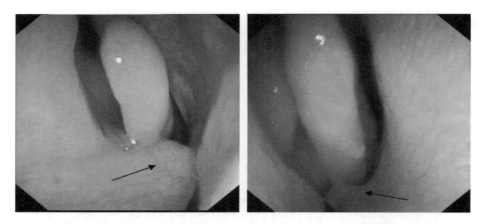

图 1-2-38　左列为鼻中隔（箭头示）左嵴，右列为鼻中隔右嵴，均为从鼻腔前段到后段的长嵴突，总鼻道变窄，对鼻腔通气功能影响明显。左列嵴尖与中鼻甲挤压紧密，右列嵴尖伸入中鼻道

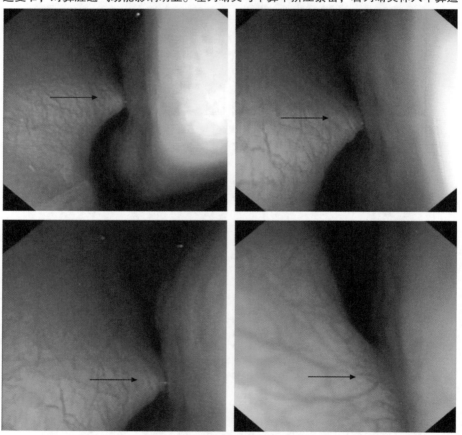

图 1-2-39　鼻中隔（箭头示）整体偏左并有从鼻腔前部延伸到后部的长嵴突，与下鼻甲挤压紧密，下鼻甲有明显挤压切迹，总鼻道狭窄，严重影响左侧鼻腔通气功能

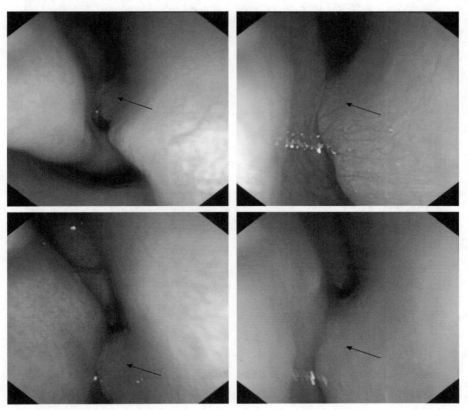

图 1-2-40 鼻中隔（箭头示）高位偏右并有右侧巨大嵴突，中鼻甲仅能窥及小部分，中鼻道拥挤，鼻中
隔嵴突与下鼻甲挤压紧密，且接触面积较大，影响鼻腔通气及引流功能

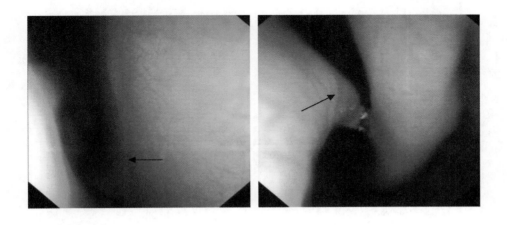

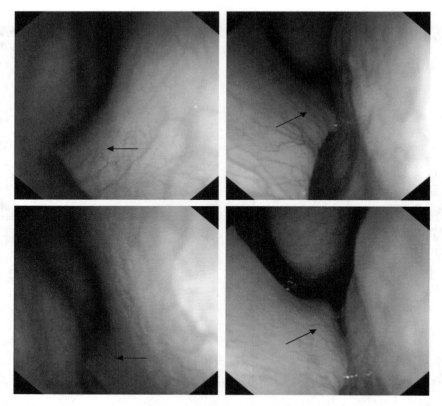

图 1-2-41　左列为鼻中隔（箭头示）右嵴，右列为鼻中隔左嵴，均为鼻腔从前到后的长嵴突，充分收缩
后与下鼻甲不能分开，严重影响鼻腔通气功能

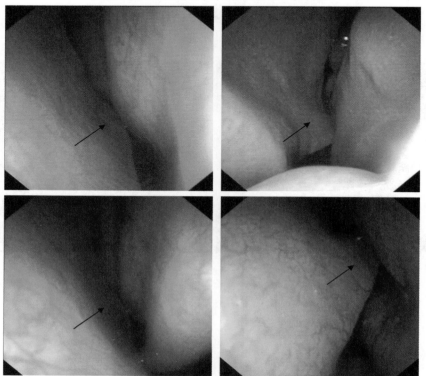

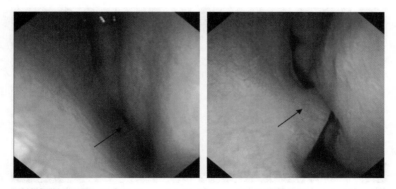

图 1-2-42　左列鼻中隔（箭头示）整体偏左且有长嵴突，右列高位偏左且有长棘，下鼻甲有挤压切迹，
与下鼻甲不能分开，影响鼻腔通气

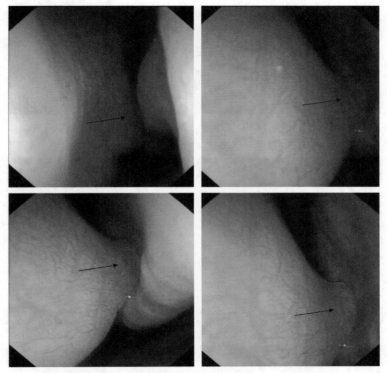

图 1-2-43　鼻中隔（箭头示）左侧棘突，与下鼻甲中部紧密挤压，充分收缩鼻腔后仍不能分开。第一张
图相当于前鼻镜下看的影像，整体上看左侧鼻腔比较拥挤，后三张图是内镜前行逐渐靠近棘突尖的影像。
此种棘突易致反射性头痛，也影响鼻腔通气

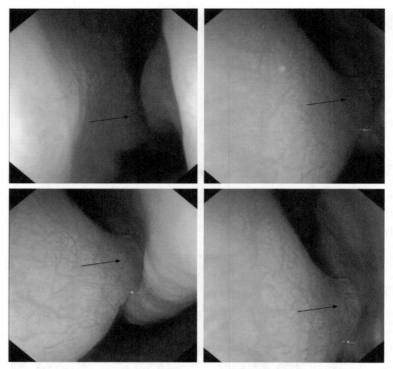

图 1-2-44　鼻中隔（箭头示）整体偏左伴左侧嵴突，与下鼻甲挤压紧密，鼻腔充分收缩后挤压处仍不能
分开，接触面积大，鼻腔狭窄，对鼻腔通气功能影响大

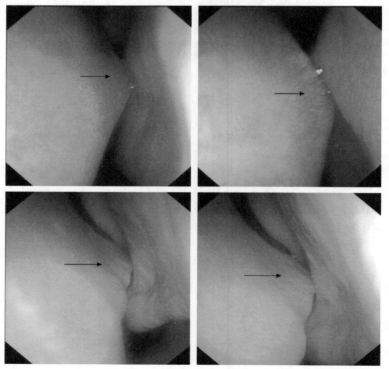

图 1-2-45　上下两列均为鼻中隔（箭头示）左侧嵴突，挤压下鼻甲，充分收缩后仍不能分开。嵴突较长，
鼻腔狭窄，影响鼻腔通气功能

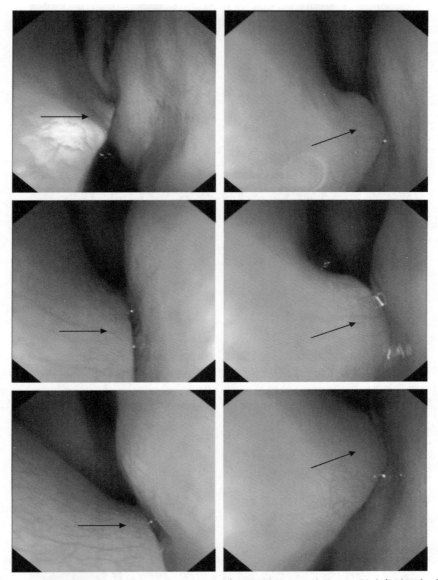

图 1-2-46 鼻中隔（箭头示）左侧嵴突，与下鼻甲相挤压，不能分开，影响鼻腔通气功能

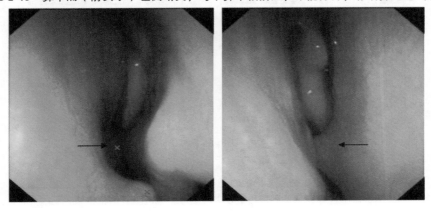

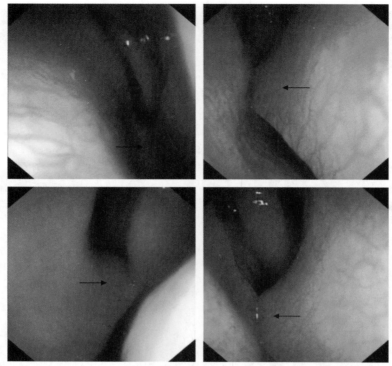

图 1-2-47　左列为鼻中隔（箭头示）左侧前端棘突与下鼻甲之间尚有空隙，后端嵴突与中鼻甲相挤压，鼻腔整体比较狭窄；右列为鼻中隔右嵴，尖端与下鼻甲相挤压，嵴突较长，影响通气；两列均有中鼻甲反向

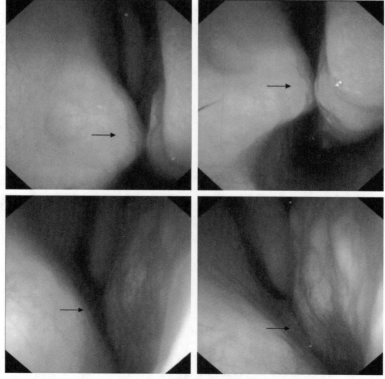

图 1-2-48　鼻中隔（箭头示）左嵴，从鼻腔前段延及鼻腔后段，均与下鼻甲相挤压，不能分开，总鼻道狭窄

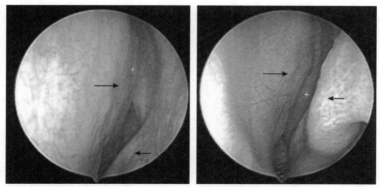

图 1-2-49　鼻中隔（箭头示）高位偏左，中鼻甲仅见边缘，中鼻道受挤压变窄。左侧箭头示鼻中隔，右侧箭头示下鼻甲，绿星为中鼻甲

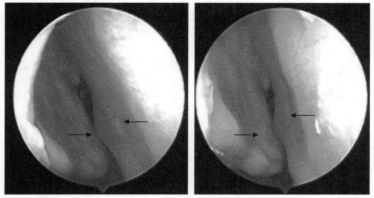

图 1-2-50　鼻中隔（箭头示）高位偏右，前鼻镜下右侧中鼻甲完全不能窥及，0° 内镜下中鼻道仅见缝隙，影响鼻窦引流功能，左侧箭头示下鼻甲，右侧箭头示鼻中隔

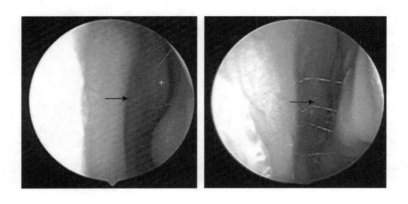

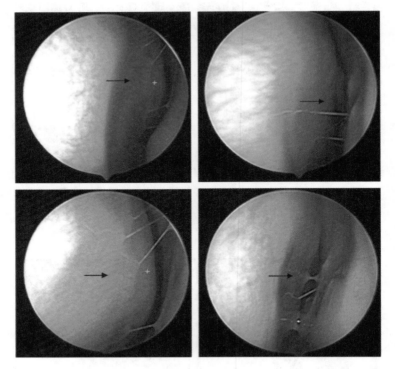

图 1-2-51　左右两列均为鼻中隔（箭头示）高位偏左，左列尚可见小部分中鼻甲，右列中鼻甲不能窥及，两列鼻腔均有少量黏涕。高位偏曲常影响鼻窦引流，易反复发生鼻窦炎。箭头示鼻中隔，绿星示中鼻甲

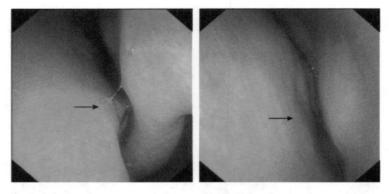

图 1-2-52　鼻中隔（箭头示）左嵴伴高位偏左，鼻中隔与下鼻甲紧密挤压，中鼻甲受阻挡完全不能窥及

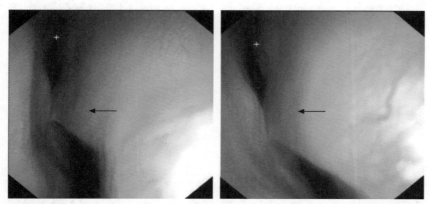

图 1-2-53 鼻中隔（箭头示）高位偏右，中鼻甲仅见边缘，中鼻道狭窄，影响鼻窦引流。箭头示鼻中隔，
绿星示中鼻甲

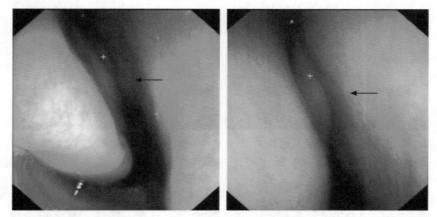

图 1-2-54 鼻中隔（箭头示）整体偏右，高位偏曲重，挤压中鼻甲，前鼻镜下中鼻甲仅见小部分。箭头
示鼻中隔，绿星示中鼻甲

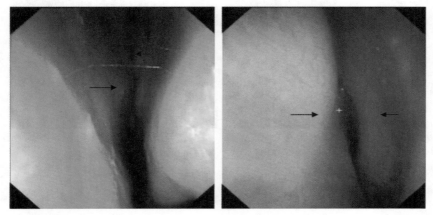

图 1-2-55 鼻中隔（箭头示）左嵴伴高位偏左。左列图的右侧箭头所示为钩突，易被误认为是中鼻甲；
右列图近窥可证实右侧箭头所示为钩突，中鼻甲仅见小部分边缘（绿星所示）

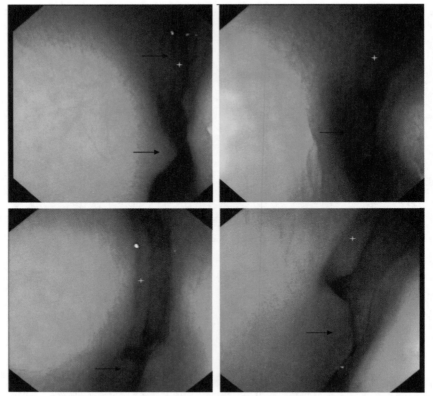

图 1-2-56　鼻中隔（箭头示）左嵴伴高位偏左,左侧鼻腔整体上比较狭窄,嵴突从鼻腔前段延及鼻腔后段,尖端伸入中鼻道，中鼻甲仅能见边缘，影响鼻腔通气及鼻窦引流功能，箭头所示为偏曲的鼻中隔，绿星所示为中鼻甲

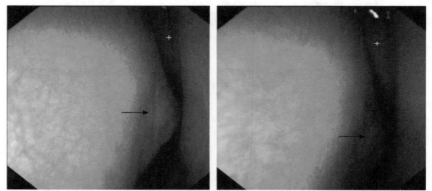

图 1-2-57　鼻中隔（箭头示）左棘伴高位偏左，棘突宽大，与鼻腔外侧壁相接触，中鼻甲仅见部分，中鼻道狭窄，难以完全显露。箭头所示为鼻中隔棘，绿星示中鼻甲

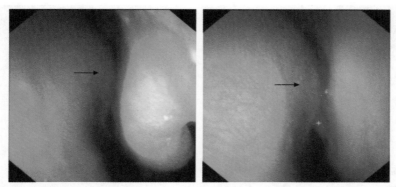

图 1-2-58　鼻中隔（箭头示）右嵴伴高位偏左，偏曲部位靠鼻腔前段，中鼻甲仅可见后端小部分。箭头
示鼻中隔高位偏曲部分，绿星示显露的中鼻甲后端

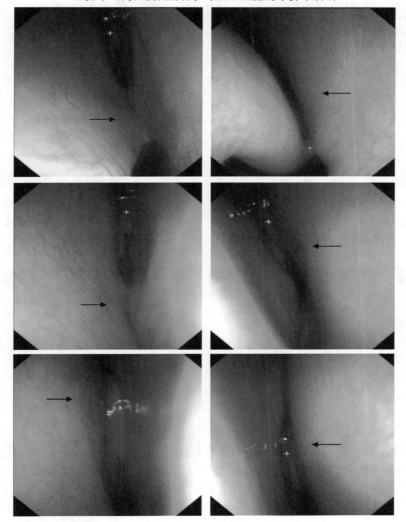

图 1-2-59　左列为鼻中隔（箭头示）左嵴伴高位偏左，嵴突与下鼻甲相挤压，中鼻甲水肿且仅见小部分；
右列为鼻中隔右嵴伴高位偏右，嵴突与下鼻甲相挤压，中鼻甲仅见小部边缘，绿星示中鼻甲

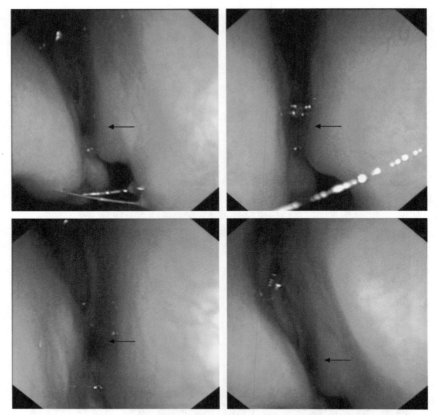

图 1-2-60　鼻中隔（箭头示）右嵴伴高位偏右，鼻中隔与下鼻甲相挤压，中鼻甲受压仅见小部分。图中可见下鼻甲后端轻度息肉样变，减充血剂收缩欠佳，为慢性肥厚性鼻炎的表现。鼻中隔偏曲常与慢性鼻炎伴发存在，更加重鼻腔通气障碍，甚至影响鼻窦气压功能及耳气压功能

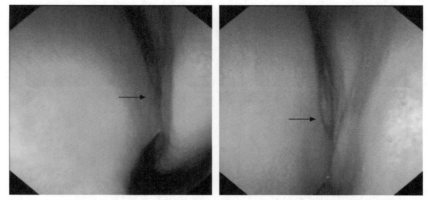

图 1-2-61　鼻中隔（箭头示）高位偏左与鼻腔外侧壁相挤压，中鼻甲、中鼻道几乎完全受压，不能窥及，影响鼻窦引流功能

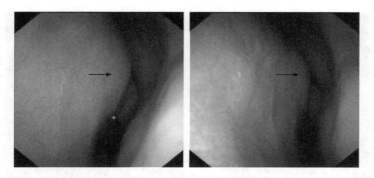

图 1-2-62　鼻中隔（箭头示）高位偏左，前鼻镜下完全不能窥及中鼻甲，0° 内镜下仅能见到中鼻甲（绿
　　　　　星示）后部边缘，嗅裂不能暴露，鼻腔结构不良，影响鼻窦引流

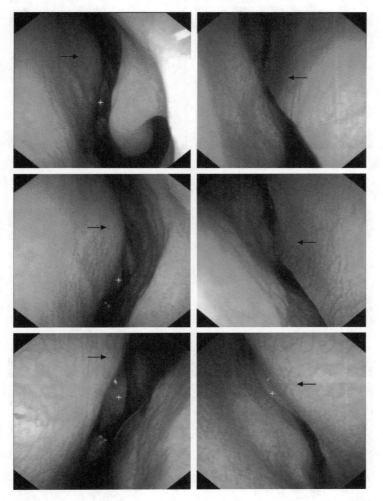

图 1-2-63　左列鼻中隔（箭头示）整体偏左，鼻腔狭窄，高位偏曲尤重，中鼻甲（绿星示）明显受压变小。
　　　　　右列鼻中隔嵴状偏右，完全堵塞右鼻腔，中鼻甲仅见小部分边缘。两列均影响鼻腔通气及鼻窦引流

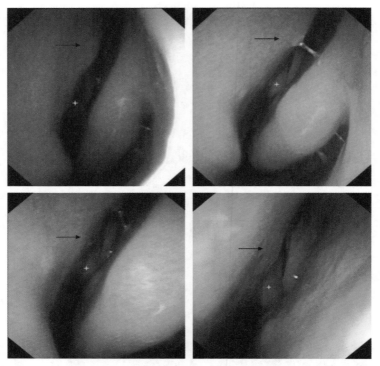

图 1-2-64　鼻中隔（箭头示）整体偏左且表面不平整,从整体看,鼻腔明显狭窄,呈缝隙状,高位偏曲尤重,近中鼻甲处看，中鼻甲明显受压变小，前端不能窥及，仅能见到后段小部分，影响鼻腔通气及鼻窦引流功能，绿星示中鼻甲

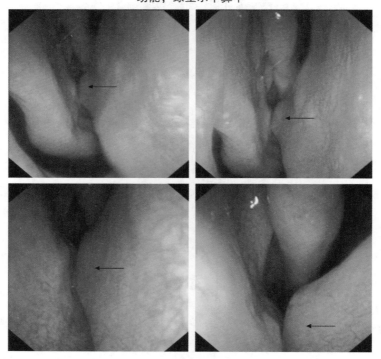

图 1-2-65　鼻中隔（箭头示）右侧嵴突，充分收缩后嵴尖仍与下鼻甲相接触，但接触面积较小，与不合格者相比，鼻腔受挤压相对稍轻，对鼻腔通气有一定影响。中鼻甲形态正常，中鼻道结构正常，引流良好

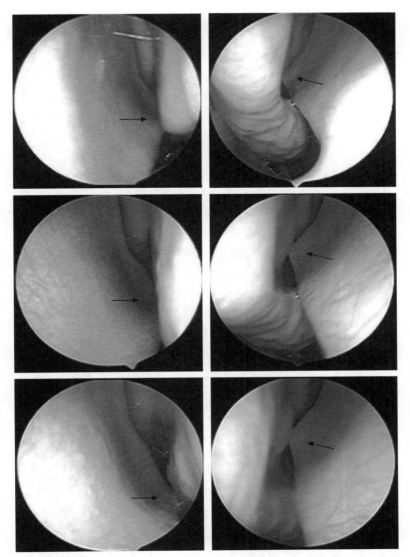

图 1-2-66 左列为鼻中隔（箭头示）左嵴，右列为鼻中隔右嵴，与不合格者相比，两列鼻中隔偏曲与下鼻甲之间可见窄小空隙，鼻腔整体受堵塞程度稍轻

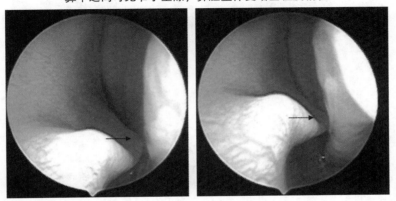

图 1-2-67 鼻中隔（箭头示）左嵴，犹如平台，嵴突较薄，中鼻甲、中鼻道暴露充分，与下鼻甲之间有窄小空隙，下鼻道受阻但未被完全堵塞

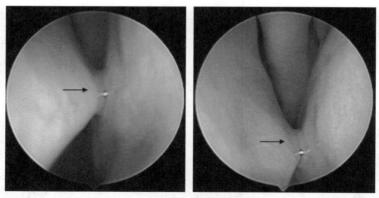

图 1-2-68　鼻中隔（箭头示）左嵴，与下鼻甲相触，但是接触面积较小，接触也不是十分紧密，鼻腔整体变窄，鼻腔被堵塞程度稍轻。中鼻甲形态正常，中鼻道引流好

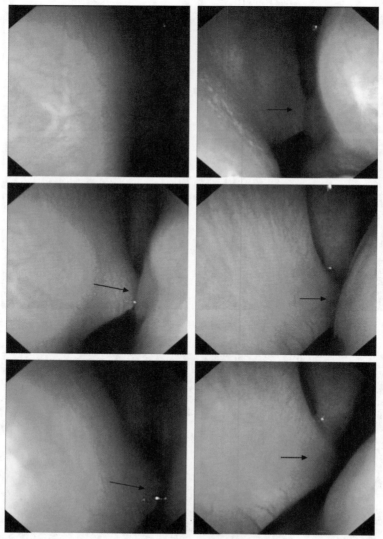

图 1-2-69　两列均为鼻中隔（箭头示）左棘，左列与下鼻甲相触，接触面积不大；右列与中鼻甲下缘相触，中鼻道引流尚可

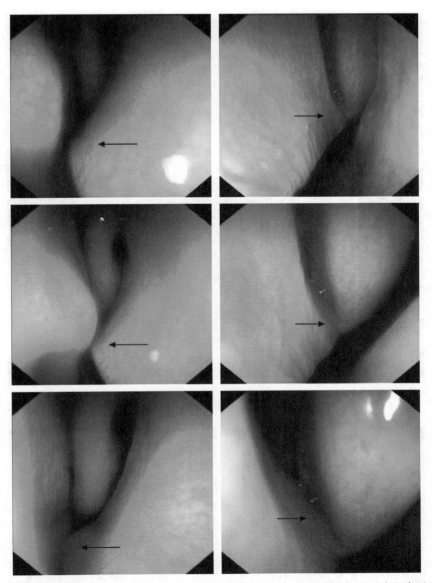

图 1-2-70 左列鼻中隔（箭头示）右嵴，与下鼻甲虽未完全接触，但是嵴突较长对右侧鼻腔通气有较大影响。右列鼻中隔左棘，与中鼻甲相挤压，中鼻道引流尚可，下鼻道也比较通畅

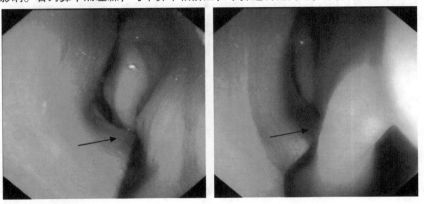

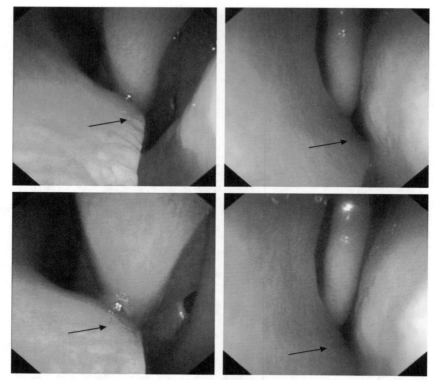

图 1-2-71　左列鼻中隔（箭头示）左嵴，与中鼻甲下缘相接触，中鼻道引流通畅，可见上颌窦开口；右列鼻中隔左嵴，与下鼻甲轻触，下鼻道稍窄

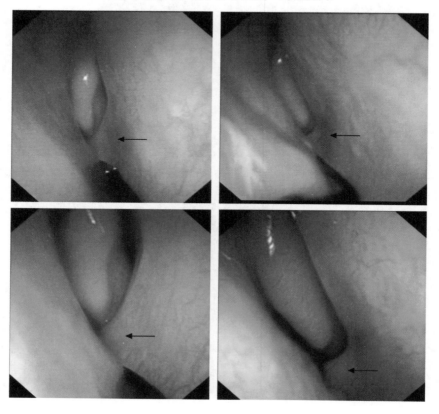

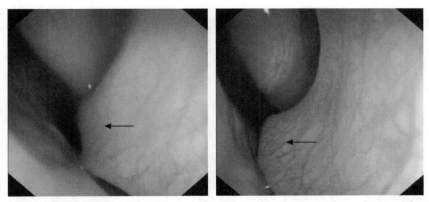

图 1-2-72　两列棘突形状非常相似，鼻中隔（箭头示）右棘，棘尖较细，伸入中鼻道，中鼻道引流尚可

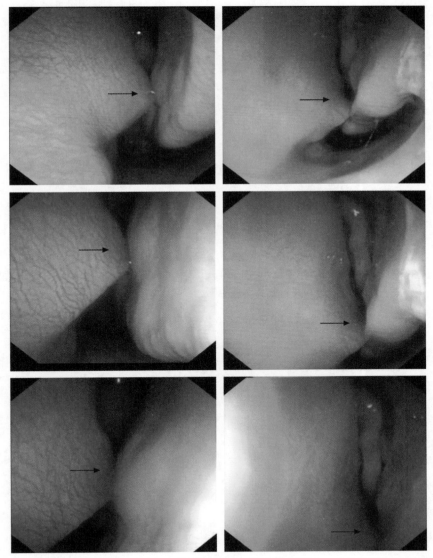

图 1-2-73　鼻中隔（箭头示）左嵴，虽与下鼻甲相触，但接触面积不大，总体看下鼻道比较通畅，对通
气有一定影响

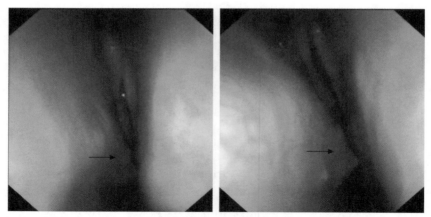

图 1-2-74　鼻中隔（箭头示）左棘伴高位偏左，棘突与下鼻甲可分开，中鼻甲可见大部分，中鼻道无明
显受压狭窄

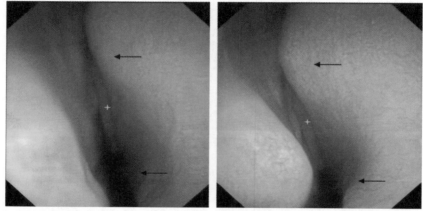

图 1-2-75　鼻中隔（箭头示）右嵴伴高位偏右，嵴与下鼻甲可分开，中鼻甲暴露部分边缘，中鼻道大致
可见。箭头示鼻中隔，绿星示中鼻甲

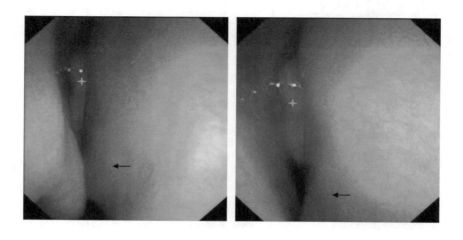

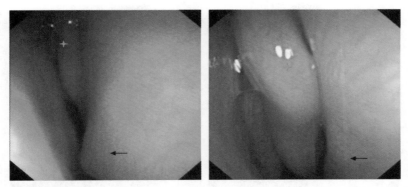

图 1-2-76 　鼻中隔（箭头示）右嵴伴高位偏右，嵴突与下鼻甲可分开，前鼻镜下中鼻甲大部分可见，中鼻甲黏膜轻度水肿，有少量黏涕，中鼻道引流尚可。考虑鼻中隔偏曲同时中鼻甲水肿，黑箭头示鼻中隔，绿星示中鼻甲

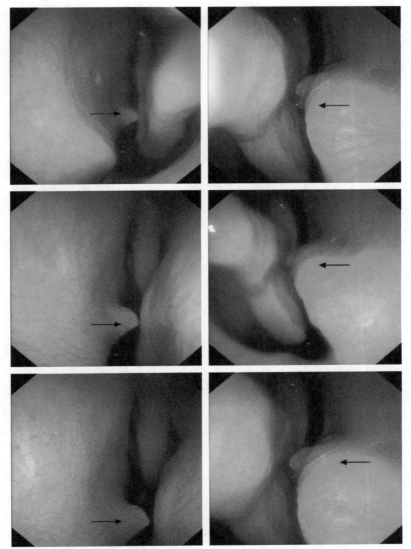

图 1-2-77 　左列为鼻中隔（箭头示）左棘，右列为鼻中隔右嵴，收缩后与下鼻甲之间均有明确的空隙，下鼻甲、中鼻甲形态正常，下鼻道、中鼻道均比较通畅

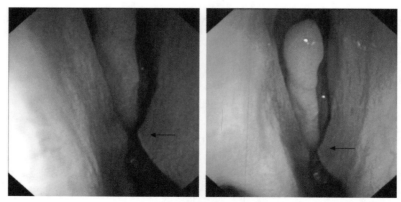

图 1-2-78 鼻中隔（箭头示）左嵴，与下鼻甲、中鼻甲均无接触且有较大距离，中鼻甲、中鼻道形态正常

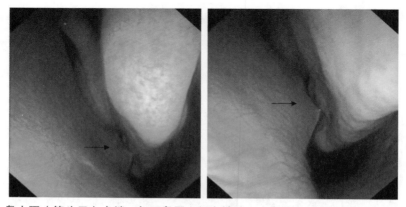

图 1-2-79 鼻中隔（箭头示）右嵴，与下鼻甲之间有缝隙，中鼻甲、下鼻甲形态正常，下鼻道通畅

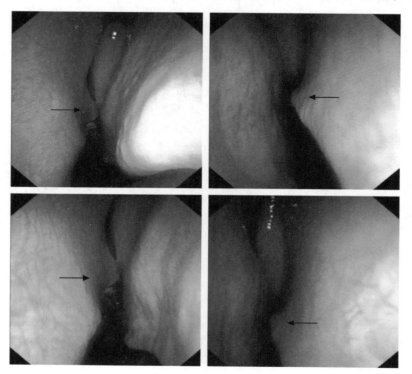

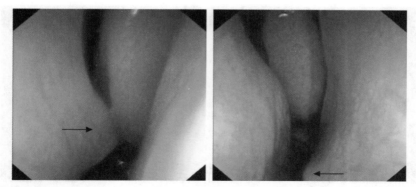

图 1-2-80　左列鼻中隔（箭头示）左嵴，嵴尖虽与中鼻甲相触，但是可以看到接触面积较小，下鼻道通畅，中鼻甲形态正常。右列鼻中隔右嵴，与下鼻甲之间有较大空间

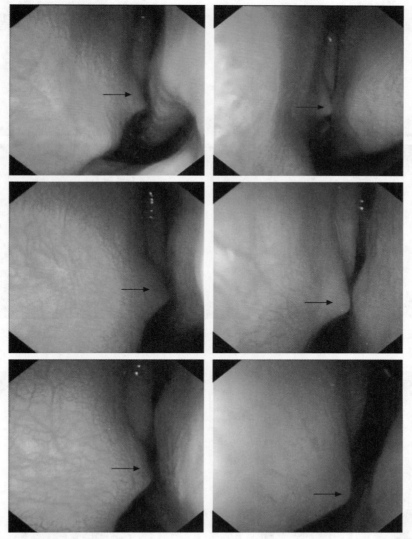

图 1-2-81　左列鼻中隔（箭头示）左嵴，从鼻腔前端延伸到鼻腔后端，嵴尖与下鼻甲之间有缝隙，中鼻甲、中鼻道暴露好；右列鼻中隔左嵴伴高位偏左，嵴与下鼻甲之间有空隙，中鼻甲大部可见，中鼻道引流好

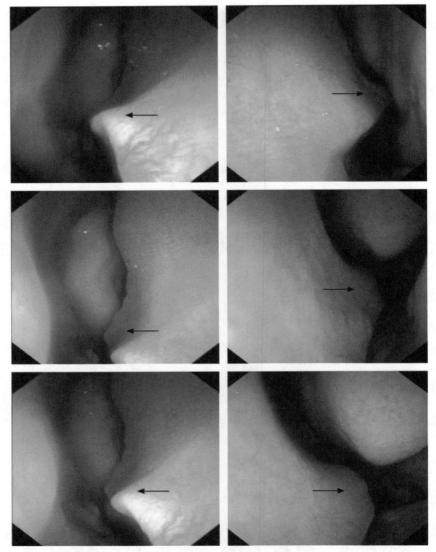

图 1-2-82　左列鼻中隔（箭头示）右嵴，与下鼻甲可分开，下鼻甲形态正常；右列鼻中隔左嵴，较长，前鼻镜下似乎与下鼻甲不可分开，内镜下看嵴尖伸入中鼻道，与下鼻甲、中鼻甲均有间隙，中鼻道引流好

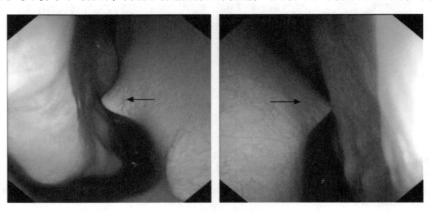

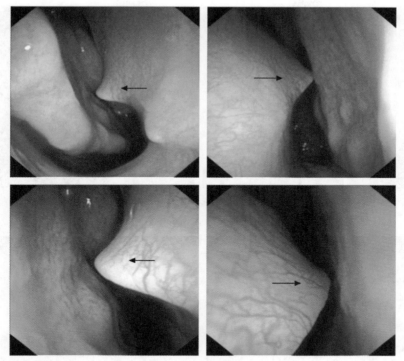

图 1-2-83　左列鼻中隔（箭头示）右棘，伴高位偏右，与下鼻甲可分开，中鼻甲可见，中鼻道引流好；
　　　　　　右列鼻中隔左嵴，与下鼻甲间有缝隙，下鼻甲无明显压迹，下鼻道通畅

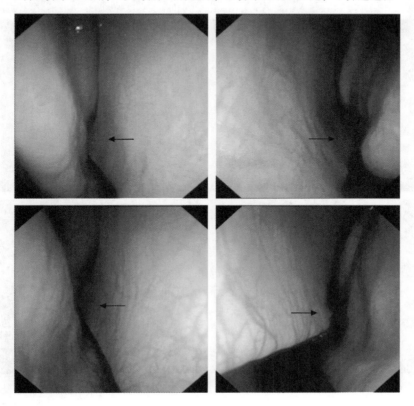

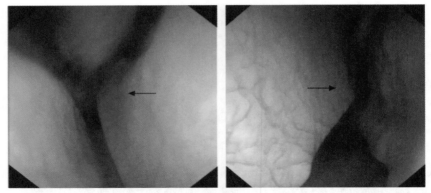

图 1-2-84　左列鼻中隔（箭头示）右嵴，嵴尖伸入中鼻道，与中鼻甲、下鼻甲均有空隙，中鼻道引流通畅；
右列鼻中隔左嵴，与下鼻甲可分开，下鼻甲有轻度压迹，下鼻道通畅

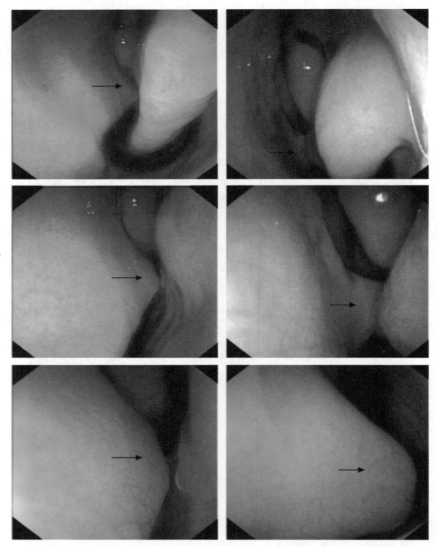

图 1-2-85　左列鼻中隔（箭头示）左嵴，与下鼻甲之间有空隙，中鼻甲形态正常，下鼻道及中鼻道通畅；
右列鼻中隔后段尖棘，伸入中鼻道，与下鼻甲、中鼻甲未接触，中鼻甲形态正常，中鼻道通畅

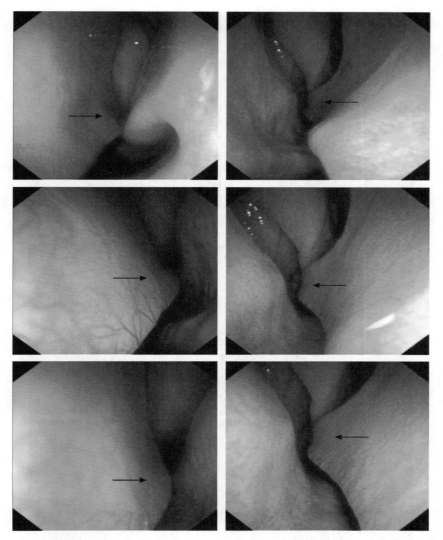

图 1-2-86　左列鼻中隔（箭头示）左嵴，下鼻甲虽有轻度压迹，但与鼻中隔仍有较大空隙；右列鼻中隔右嵴，从鼻腔前段延伸到后段，嵴尖伸入中鼻道，下鼻甲有轻度压迹，但鼻中隔与下鼻甲可明确分开，总鼻道通畅

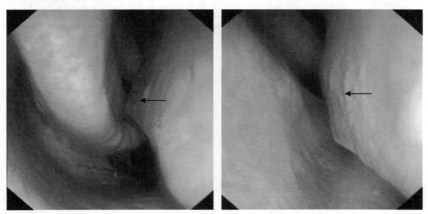

图 1-2-87　鼻中隔（箭头示）低位右嵴，下鼻甲有轻压迹，嵴突与下鼻甲可完全分开，下鼻道通畅

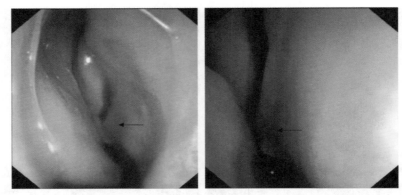

图 1-2-88　鼻中隔（箭头示）右后棘伴高位偏右，棘突面积较小，与鼻腔外侧壁可分开，中鼻甲仅前端被部分遮挡，大部分可见，中鼻甲形态基本正常

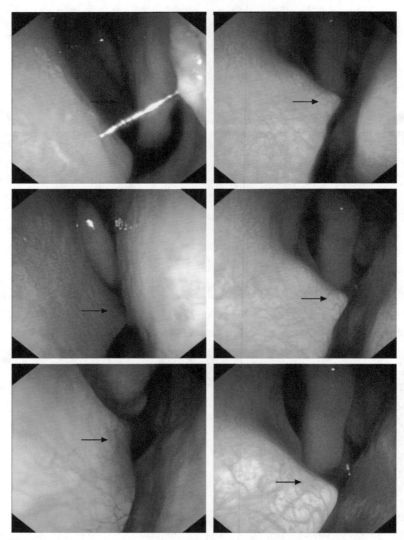

图 1-2-89　左列鼻中隔（箭头示）左嵴，前鼻镜下看，嵴突与下鼻甲似乎相挤压，内镜下见嵴突伸入中鼻道，中鼻道引流通畅；右列鼻中隔左棘，下鼻甲、中鼻甲形态正常，中鼻道通畅

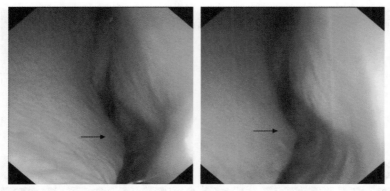

图 1-2-90 鼻中隔（箭头示）左嵴伴高位偏左，与下鼻甲可分开，中鼻甲大部分可见，中鼻道引流尚可

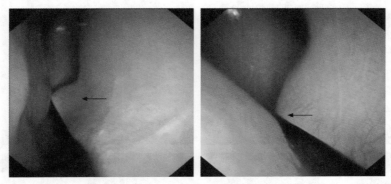

图 1-2-91 鼻中隔（箭头示）右嵴，嵴尖伸入中鼻道，下鼻道通畅，嵴尖面积小，对中鼻道引流影响不大

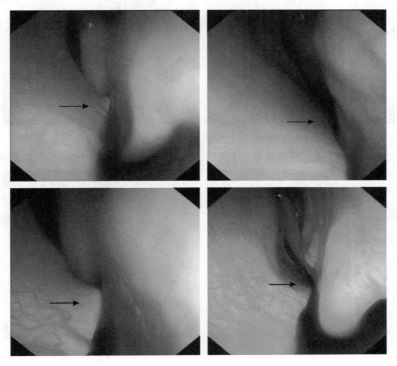

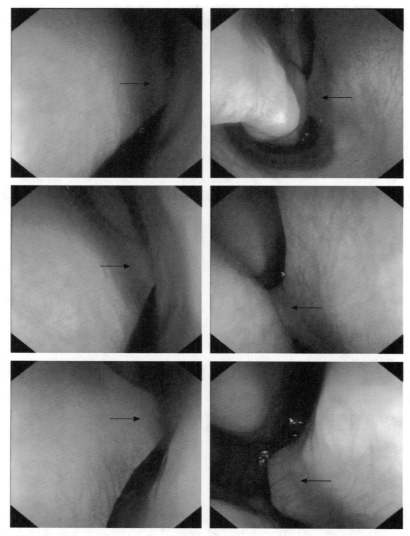

图 1-2-92　左列鼻中隔（箭头示）左棘；右列鼻中隔右棘。两图比较相似，棘突面积不大，靠近鼻腔后段，
　　　　　　棘尖伸入中鼻道，与下鼻甲及中鼻甲均可分开，中鼻道引流好，下鼻道通畅

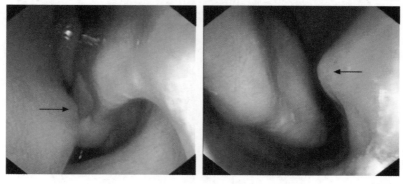

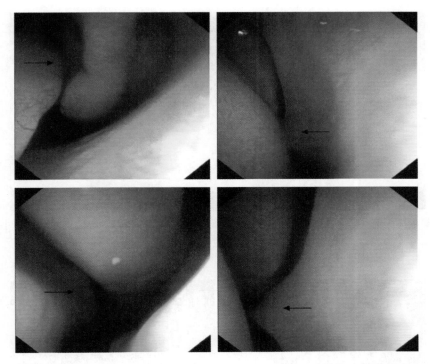

图 1-2-93 左列为鼻中隔（箭头示）左棘，与下鼻甲之间有空隙，与中鼻甲内侧有接触，下鼻道、中鼻道均通畅；右列为鼻中隔右嵴，前端嵴突圆钝，与下鼻甲之间有较大距离，后段嵴突较尖锐，靠近中鼻道，可分开

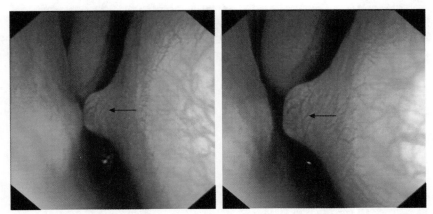

图 1-2-94 鼻中隔（箭头示）右棘，面积小，靠近中鼻道，与下鼻甲及中鼻甲均可分开，鼻腔整体比较通畅，前鼻镜下从下鼻道可以看到鼻咽部

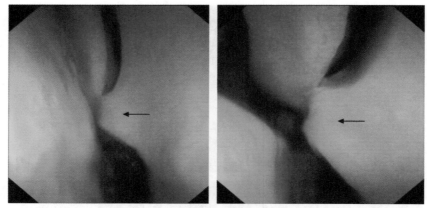

图 1-2-95　鼻中隔（箭头示）右棘，棘突较小，靠近鼻腔后段，与下鼻甲有距离，与中鼻甲有小面积接触，
中鼻道通畅

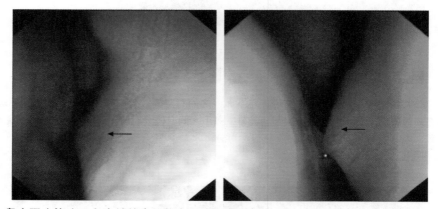

图 1-2-96　鼻中隔（箭头示）右嵴伴高位偏右，嵴尖靠近鼻腔后段，面积较小，与下鼻甲可分开，中鼻
甲大部可见

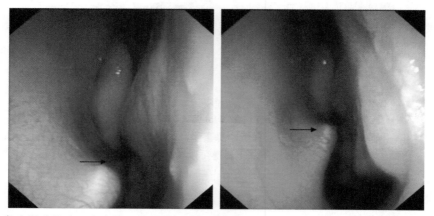

图 1-2-97　鼻中隔（箭头示）左嵴，前端较钝，后端较尖，与下鼻甲之间有空隙，中鼻甲形态正常，中
鼻道可见，下鼻道通畅

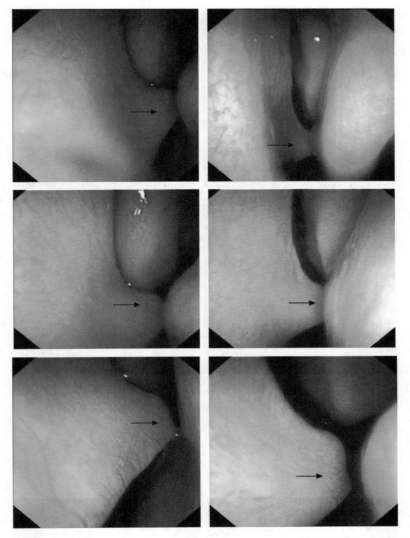

图 1-2-98 两列比较相似，鼻中隔（箭头示）左侧后段棘突，较细，靠近中鼻道，与下鼻甲及中鼻甲均无接触

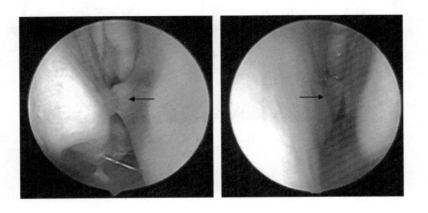

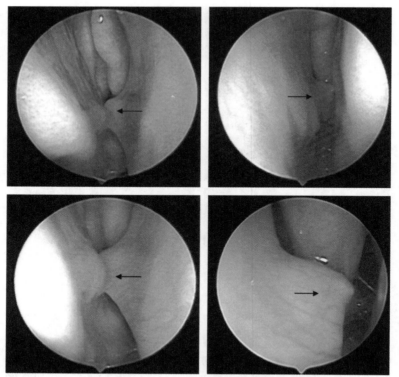

图 1-2-99　左列为鼻中隔（箭头示）右棘，下鼻道有少量黏涕；右列为鼻中隔左棘，中鼻道有少量黏涕。两者共同点：靠近鼻腔后段，较细，中鼻道引流好，鼻腔整体比较通畅，鼻腔黏涕比较稀薄，量少

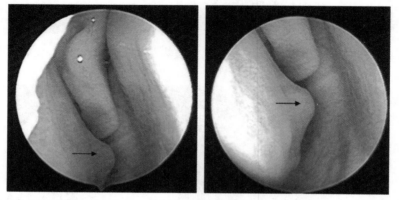

图 1-2-100　鼻中隔（箭头示）左棘，与鼻腔外侧壁有间隙，中鼻甲形态正常，中鼻道引流通畅

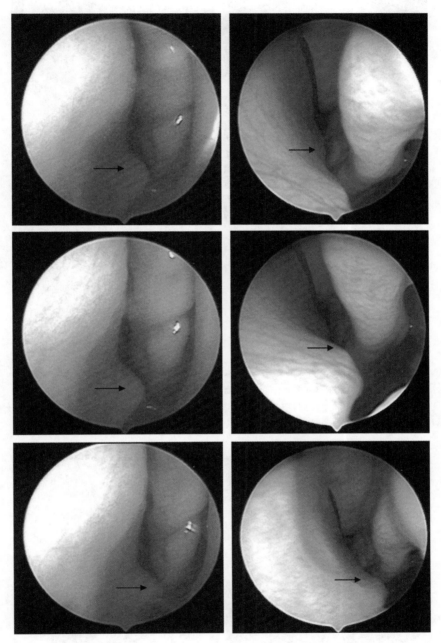

图 1-2-101 左列为鼻中隔（箭头示）左棘，与鼻腔外侧壁无接触，中鼻甲有横形切迹，中鼻道通畅。
右列为鼻中隔左侧横行嵴突，与下鼻甲可分开，下鼻道通畅

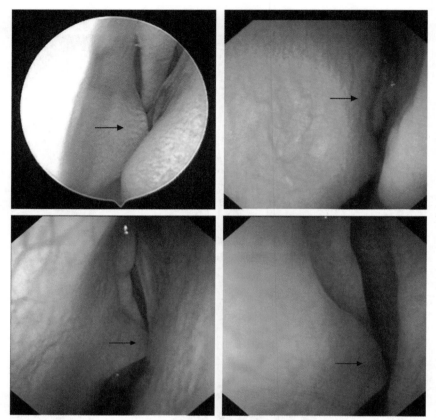

图 1-2-102 鼻中隔（箭头示）左棘伴高位偏左,靠近鼻腔后段,与鼻腔外侧壁有空隙,中鼻甲大部分可见, 中鼻道、下鼻道通畅

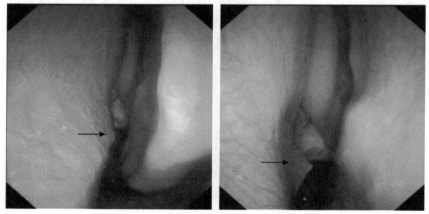

图 1-2-103 鼻中隔（箭头示）左嵴伴高位偏左, 嵴突与下鼻甲之间有较大距离, 中鼻甲大部分可见, 中鼻道引流通畅

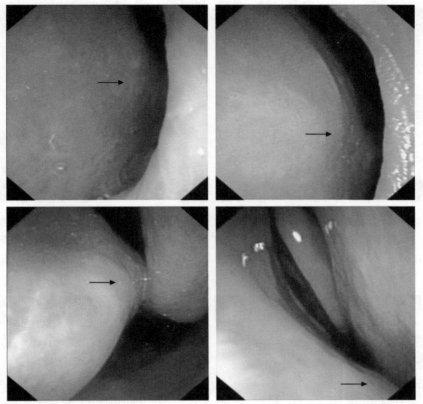

图 1-2-104　鼻中隔（箭头示）偏左，前段偏曲重，左侧前鼻孔只留下一条缝隙，后段嵴突，与下鼻甲相挤压。前段偏曲使鼻腔黏膜敏感性增加，该例应征者在体检过程中连续打喷嚏，流清水鼻涕。鼻腔通气主要依赖于下鼻道通畅，该应征者左侧下鼻道几乎完全堵塞，自述左侧鼻塞重至少 3 年

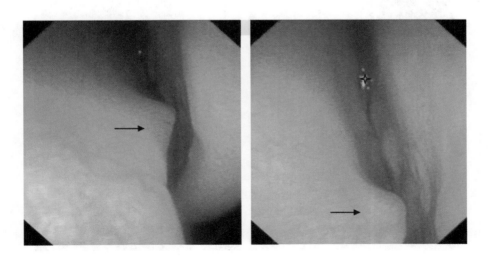

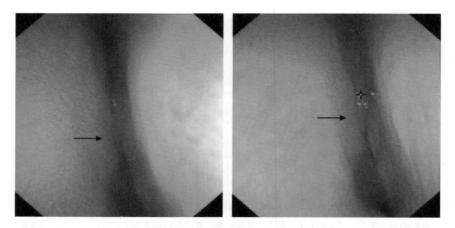

图 1-2-105　鼻中隔（箭头示）左侧长嵴突，嵴突前段与下鼻甲可分开，前鼻镜下看不到后段嵴突，内镜下见后段嵴突与下鼻甲难以分开，高位偏左，左侧中鼻甲仅可见小部分边缘，中鼻道拥挤，鼻中隔与鼻腔外侧壁之间狭窄，以至于内镜难以继续向前移动。有左侧鼻塞至少 1 年，否认头痛及流涕。重度鼻中隔偏曲影响鼻腔通气及鼻窦引流功能

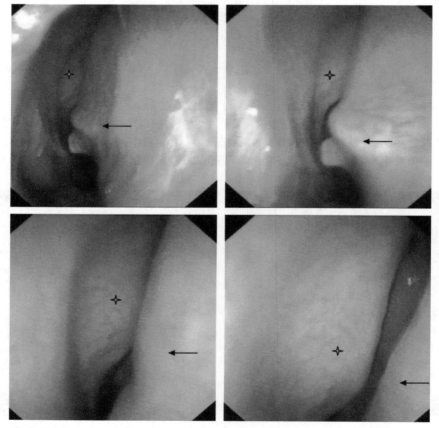

图 1-2-106　鼻中隔（箭头示）高位偏右，前鼻镜下可见钩突较大，不能窥及中鼻甲及中鼻道。内镜下绕过鼻中隔偏曲部位，可见中鼻甲受压变小，中鼻道狭窄。有右侧鼻塞，感冒时加重，自述"感冒"好转至少需要 2 周。影响鼻窦引流功能，箭头示鼻中隔，绿星示钩突，蓝星示中鼻甲

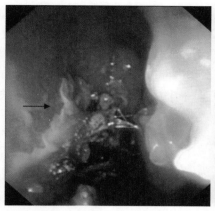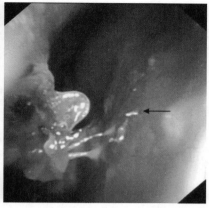

图 1-2-107 该组图片为行鼻中隔（箭头示）偏曲矫正术后 14d 鼻腔所见，箭头所指为鼻中隔，左列图为左侧鼻腔，右列图为右侧鼻腔，图中可见鼻中隔双侧黏膜表面及双侧下鼻甲前端均有大量干痂，左侧尤重。在这种情况下并不能确定鼻中隔黏膜能够完全恢复正常，也不能排除最终发生鼻中隔穿孔或鼻腔粘连的可能性，仍需鼻腔换药并观察黏膜恢复情况，并在 2 周后复查得出结论

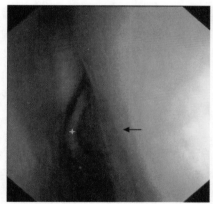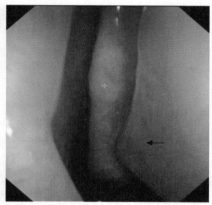

图 1-2-108 鼻中隔（箭头示）高位偏右，中鼻甲受挤压发育得较正常为小，黏膜苍白，水肿不明显，中鼻道引流尚可

（马晓莉 张往石）

第三节 鼻窦炎及鼻息肉

鼻炎（rhinitis）是指鼻腔黏膜的炎症，鼻窦炎（sinusitis）是指鼻窦黏膜的炎症。目前用鼻-鼻窦炎（rhinosinusitis）来代替鼻窦炎的概念，是因为所有的鼻窦炎都同时伴有鼻腔黏膜的炎症，而且很多鼻窦炎是从鼻腔黏膜的炎症开始的，这个概念应该和鼻炎的概念相区分，鼻炎是指单纯局限于鼻腔的炎症。鼻-鼻窦炎又有急性和慢性之分，急性鼻-鼻窦炎为急性化脓性鼻窦炎，就是鼻窦黏膜的急性化脓性感染。慢性鼻-鼻窦炎（chronic rhinosinusitis，CRS）是一组病症，特点是鼻和鼻窦黏膜的炎症，症状持续时间在 12 周以上。本节所讲述的主要为慢性鼻-鼻窦炎。

中华医学会耳鼻咽喉-头颈外科学分会鼻科学组和《中华耳鼻咽喉头颈外科杂志》编委会鼻科组制订的 2008 年南昌版及 2012 年昆明版"慢性鼻-鼻窦炎诊断和治疗指南"将慢性鼻-鼻窦炎的临床分型分为以下两型：①慢性鼻-鼻窦炎不伴鼻息肉（chronic rhinosinusitis without nasal polyps，CRSsNP）；②慢性鼻-鼻窦炎伴有鼻息肉（chronic rhinosinusitis with nasal polyps，CRSwNP）。因此对于中鼻甲、钩突、筛泡黏膜息肉样变及鼻息肉的图片资料在本节一并展示。

一、流行病学

慢性鼻-鼻窦炎是耳鼻喉科最常见的疾病之一，美国 1999 年的调查资料显示，慢性鼻-鼻窦炎在影响雇员身体健康和增加雇主负担的前 10 位疾病中占第 9 位，每年约有 3100 万人罹患该病，发病率超过了关节炎和高血压。陈群涛等报道中国自然人群中慢性鼻-鼻窦炎发病率约为 14%。有一项研究结果证实，患有慢性鼻-鼻窦炎的成人其过敏性鼻炎的患病率为 40% ～ 84%，两者常合并存在。

在飞行人员中该病的发病率为 1.3%，远低于自然人群，这可能与招飞体检时的严格选拔及飞行人员医疗保健及时到位有密切关系，也间接证明在招飞选拔过程中，对于与慢性鼻-鼻窦炎发病相关的鼻中隔偏曲，中鼻甲、钩突、筛泡的肥大及息肉样变，变应性鼻炎等进行严格检查是有意义的。

慢性鼻-鼻窦炎的发病原因：①急性鼻-鼻窦炎迁延而来，急性鼻-鼻窦炎常继发于急性鼻炎，因鼻腔黏膜与鼻窦黏膜互相连续，便于炎症侵入鼻窦。急性鼻-鼻窦炎如果治疗不当，会导致炎症反复发作、迁延不愈，从而转为慢性。这是慢性鼻-鼻窦炎的首要发病因素。②阻塞性病因，如鼻中隔偏曲、鼻甲肥大、鼻息肉、鼻腔肿瘤、鼻腔填塞等阻碍鼻窦通气引流的因素，是慢性鼻-鼻窦炎的重要发病因素。③致病菌毒力，某些致病菌毒力较强，如致猩红热的乙型溶血性链球菌所导致的急性鼻-鼻窦炎更容易转为慢性。④牙源性感染，上列磨牙的慢性化脓性感染易蔓延至上颌窦，引起牙源性慢性上颌窦炎。⑤外伤和异物，如上颌骨骨折、鼻腔异物存留等治疗不及时也会导致慢性鼻窦炎。⑥鼻窦解剖因素，在所有鼻窦中，首先是上颌窦，上颌窦更容易遭受感染，因其自然开口位置高，窦腔大开口小，两者比例悬殊，引流条件差。其次为筛窦，筛房分隔多，每个筛房均很小，犹如蜂房，一旦感染，不易引流。再次为额窦，因额窦引流管即鼻额管弯曲而狭长，黏膜稍有肿胀就会完全堵塞，从而影响额窦的通气引流，出现额窦炎症。单纯的蝶窦炎非常少见，大部分都是与后组筛窦炎症合并存在。⑦全身性因素，如全身性慢性疾病、烟酒过度和过度疲劳等引起的机体抵抗力低下；近年来变应性因素对鼻窦炎发病的影响也日益受到重视；支气管扩张也常与慢性鼻窦炎伴发存在。

二、诊断和鉴别诊断

慢性鼻-鼻窦炎可进一步分为慢性迁延型和慢性复发型，其中后者通常需要大量抗生素对症治疗。慢性鼻-鼻窦炎的诊断依赖于详细的病史询问，并结合症状及体征，以及鼻内镜检查、鼻窦 CT 检查结果并予以仔细分析：是否有鼻源性头痛、脓涕的性质、鼻塞的时间特性等。

慢性鼻 - 鼻窦炎的临床表现：①全身症状，慢性鼻窦炎的全身症状较缓或不明显，一般可有头晕、易倦、萎靡不振、食欲缺乏、失眠、记忆力减退、注意力不集中、工作效率降低等症状。②局部症状，流脓涕为慢性鼻窦炎的主要症状之一，脓量多少不定，色黄或灰绿。如果窦口阻塞引流不好，鼻窦炎可以很重但脓涕反而不多。鼻塞为慢性鼻窦炎的另一个主要症状，鼻甲黏膜肿胀、黏膜息肉样变、鼻息肉形成、脓涕多或黏稠都会引起鼻塞。嗅觉障碍也是鼻窦炎的一个常见症状，表现为嗅觉减退、失嗅或恶嗅觉，通常为可逆性的，但是长期慢性鼻窦炎及鼻息肉，使嗅区黏膜发生退行性变，也可以永久失嗅。头痛常伴随着鼻窦炎发生，常为头钝痛、闷胀感或头压迫感。此外，上颌窦炎常伴随着上列牙痛，筛窦或蝶窦炎症可有眼部不适、畏光、羞明等症状。

慢性鼻 - 鼻窦炎体征：前、后鼻镜检查观察鼻腔分泌物的来源，下鼻道的大量脓性分泌物通常提示上颌窦炎；中鼻道的分泌物通常来自于额窦、上颌窦和前组筛窦；嗅裂和上鼻道及鼻咽部的分泌物通常来自于蝶窦和后组筛窦；观察钩突和筛泡的大小及黏膜色泽，中鼻道拥挤，黏膜水肿，是否有息肉样变或息肉形成。

慢性鼻 - 鼻窦炎需与非变应性的慢性鼻炎相鉴别，慢性鼻炎鼻塞重，脓涕少，且脓涕多局限于下鼻道，可以此来鉴别，在鼻内镜检查及鼻窦 CT 检查下不难分辨。另外，慢性鼻 - 鼻窦炎还应与真菌性鼻窦炎及鼻腔鼻窦内翻性乳头状瘤相鉴别。真菌性鼻窦炎临床表现与慢性鼻窦炎、鼻息肉相类似，但是长期反复发作，常规抗炎治疗效果不佳，单侧发病多见，鼻窦 X 线拍片或鼻窦 CT 检查可见病变窦腔模糊，可见不规则的软组织影，一般无骨质破坏，窦腔内有散在的主要由病灶内的金属元素形成的不透 X 线致密影，MRI 检查中 T_1 信号减低，T_2 信号明显减低，借此与细菌性炎性组织（高信号）及肿瘤组织（多为中等信号）相鉴别。鼻腔鼻窦内翻性乳头状瘤表现为鼻腔鼻窦的肿块，伴有流脓涕，可以有涕中带血，也可以有嗅觉障碍和头痛。查体可见肿瘤外观呈息肉样，表面不平，质地较硬，易出血。外观极似鼻息肉，容易误诊。CT 检查可见单侧发病，窦壁骨质可有破坏，可有窦口扩大，确诊依赖于病理检查。

三、航空医学考虑

患有慢性鼻 - 鼻窦炎的飞行人员，由于鼻窦开口被脓涕或息肉阻塞，在飞行上升或下降时鼻窦内外气压不能迅速达到平衡，引起气压损伤性鼻窦炎几乎是必然的，表现为额部、眶区及上列牙齿疼痛，鼻腔分泌物增多，流泪，结膜充血，视物模糊等，严重者疼痛剧烈甚至发生休克而导致空中失能。

后鼻孔息肉或炎性分泌物堵塞咽鼓管咽口，或因炎症波及咽鼓管咽口，导致咽鼓管咽口黏膜肿胀，进而引起咽鼓管功能障碍，在气压变化的过程中引起气压损伤性中耳炎，表现为耳痛、头痛、听力减退和耳鸣，飞行过程中会分散注意力，并会影响空中通信，严重者可引起变压性眩晕及前庭自主神经反应。

有文献报道，对于慢性鼻 - 鼻窦炎伴反复继发性耳气压伤者，常因耳气压功能难以最终恢复而停飞。慢性鼻窦炎伴反复鼻窦气压伤也有较高的停飞率。空军总医院 1966～2007 年空勤人员共有 73 人因鼻窦气压伤住院，其中 9 人停飞，停飞率（12.33%）明显高于本科其他疾病停飞率。近年来，随着功能性鼻内镜手术的普及和技术日臻成熟，慢性鼻窦炎伴反复鼻窦气压伤的飞行人员手术后复飞的比率大大提高。空军总医院 1997～2007 年 10 年间 65 例鼻腔鼻窦疾病行功能性鼻内镜手术后 62 例治愈，其中 61 例飞行合格（93.8%）；1 例因其他科疾病停飞；3 例因治疗效果欠佳致永久停飞（4.6%）。在现阶段，慢性鼻－鼻窦炎功能性鼻窦手术仍有一定的失败率，术后随访时间不低于半年，意味着在术后至少半年内需反复门诊复查治疗，可能会影响正常训练和执行任务。周兵、韩德民等报道 268 例少年儿童（平均年龄 14.3 岁）慢性鼻窦炎 FESS 术后随访 12～54 个月治愈率为 70.2%。因治疗慢性鼻窦炎而住院、疗养、复查也会严重影响训练和完成任务，缩短实际飞行寿命，因此在飞行学员选拔阶段对慢性鼻窦炎应予以淘汰。

慢性鼻－鼻窦炎患者常伴有嗅觉功能障碍，在飞行过程中如果燃料蒸气、润滑剂等物质出现异常泄露或发生火灾，可能会因为嗅觉异常导致不能及时察觉危险，会存在飞行安全隐患。

四、技术操作规范

体检中遇到鼻腔有分泌物时要仔细甄别鼻－鼻窦炎是急性抑或是慢性。出于现实的考虑，很多应征青年并不能提供准确的病史并否认所有症状的存在，因此鉴别工作就依赖于体格检查、内镜检查所见及进一步的影像学检查。一般急性鼻窦炎分泌物为黏液脓性或脓性，脓涕量多，鼻黏膜充血明显，可以伴有鼻出血，常伴有全身症状。而慢性鼻窦炎脓涕色黄或灰绿，量多少不定，鼻黏膜充血不明显，多因炎症长期反复发作黏膜苍白水肿或失去光泽，可伴有息肉，全身症状不明显。通常在体检时急性鼻窦炎并不多见，而慢性鼻窦炎的急性发作是常见的。①单纯中鼻道或下鼻道少量黏液性分泌物，窦口鼻道复合体功能正常，中鼻甲无明显水肿，可以从轻结论。②单纯钩突或筛泡大，黏膜光滑无水肿，中鼻道引流通畅可以合格。③疑及急性鼻窦炎时，可以给予不超过 1 周的治疗观察时间，经治疗后鼻腔分泌物完全消失，窦口鼻道复合体功能正常，可予以从轻结论。④疑似慢性鼻窦炎者，可进行鼻腔内镜和影像学检查，并结合上述检查结果进行判定。X 线检查单纯上颌窦和筛窦密度增高，CT 证实为轻度黏膜肥厚，且鼻内镜检查中鼻甲、钩突、筛泡黏膜无明显水肿，中鼻道引流通畅，可予以从轻结论。⑤嗅裂及上鼻道的脓性分泌物，大多来源于后组鼻窦。其自然开口均较隐蔽，正常情况下引流较差，炎症较难恢复。单纯后组鼻窦的急性鼻窦炎非常少见，多为慢性鼻窦炎，应从重结论。⑥鼻腔虽然分泌物不多，但是中鼻甲、钩突、筛泡水肿明显，中鼻道拥挤，引流不畅，应从重结论。⑦无论鼻腔是否有分泌物，下鼻甲、中鼻甲、筛泡、钩突息肉样变或有明确的鼻腔息肉均应从重结论。

检查方法及操作步骤：鼻窦炎检查方法众多，对于每天大样本量的招飞体检来讲，很多检查方法并不具有实用性。目前应用的检查方法及程序步骤如下。

（1）收缩鼻腔之前首先在前鼻镜下观察鼻黏膜色泽，急性鼻窦炎鼻黏膜充血明显，慢性鼻窦炎鼻黏膜可以苍白、水肿，常失去红润光泽，严重者息肉样变。同时初步观察下鼻道、中鼻道、嗅裂是否有分泌物及分泌物的性质。息肉样变是变态反应或炎症长期刺激所致的不可逆性水肿样改变。中鼻甲、筛泡、钩突息肉样变多为慢性鼻窦炎长期刺激引起。检查时应特别注意其黏膜色泽、硬度和移动性，若黏膜苍白、水肿、发亮、触之较软、移动性大，应判定为息肉样变。疑似息肉样变者，可进行鼻腔内镜和影像学检查，并结合上述检查结果进行判定。

（2）减充血剂充分收缩鼻腔，或减充血剂喷鼻并同时做蹲下起立运动 50 次。

（3）前鼻镜下再次观察鼻黏膜色泽是否有变化，有一些轻度鼻黏膜水肿经鼻腔收缩后颜色恢复正常的粉红色；进一步观察鼻腔分泌物的来源，下鼻道的大量脓性分泌物通常提示上颌窦炎；中鼻道的分泌物通常来自于额窦、上颌窦和前组筛窦，嗅裂和上鼻道及鼻咽部的分泌物通常来自于蝶窦和后组筛窦；观察钩突和筛泡的大小和黏膜色泽，单纯钩突和筛泡大、黏膜光滑无水肿可以从宽掌握。

（4）疑及鼻窦炎但是鼻腔分泌物不多时可以行头位引流，要在收缩鼻腔后进行。嘱被检者将头倾倒固定在一定位置上，保持 15min 左右，再次检查鼻腔黏膜色泽并观察分泌物的来源。检查一侧上颌窦时头偏向另一侧，使拟检查侧上颌窦居于上方；检查前组筛窦时头微向后仰，检查后组筛窦时头稍向前倾；检查额窦时头直立；检查蝶窦时需要低头，面向下额部或鼻尖抵在桌面上。

（5）必要时在内镜下观察，以进一步确定分泌物的来源，观察窦口鼻道复合体有无结构性阻塞（钩突肥大、筛泡大、中鼻甲异形、中隔高位偏曲等）情况，有无慢性炎性及增生性阻塞（鼻息肉，中鼻甲、筛泡、钩突的慢性炎性水肿及息肉样变等）情况。排除中鼻道隐藏的细小息肉及后鼻孔息肉，观察鼻咽部是否有分泌物。

（6）鼻窦 X 线检查，主要是科氏位即鼻额位和瓦氏位即鼻颏位片，对于窦口鼻道复合体比较拥挤但分泌物不多的应征者，在没有条件行鼻窦 CT 检查时可以行鼻窦 X 线检查协助诊断，双上颌窦 X 线片透光度应与眶内相同，高于眶内密度者可考虑为上颌窦炎。

（7）鼻窦 CT 检查：可以清晰显示鼻窦内情况，观察是否有黏膜增厚、窦腔积液和钙化，是否有囊肿及囊肿大小、位置。对于后组筛窦和蝶窦的炎症要从严掌握。除应观察窦腔黏膜有无增生外，还应观察上颌窦开口的引流情况。最后结合鼻腔检查所见综合评定并得出结论。

五、异常图谱

本部分所展示的均是在飞行学员医学选拔过程中碰到的伴或不伴鼻息肉的各种鼻窦炎的图片，另外考虑到中鼻道引流与窦口鼻道复合体功能关系密切，因此也包括一些筛泡、钩突、中鼻甲等的解剖变异，并在图解中一并描述（图 1-3-1 ～图 1-3-62）。

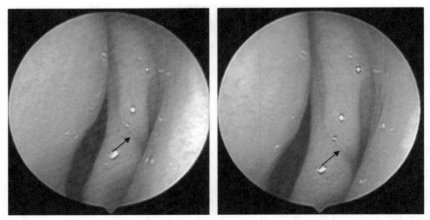

图 1-3-1　该图为左侧中鼻甲，可见中鼻甲上有一斜行切迹，为中鼻甲分叶，这是一种解剖变异，临床
　　　　 上未发现有特殊意义。如果单纯中鼻甲分叶，黏膜光滑无水肿，中鼻道无分泌物，可视同正常结构

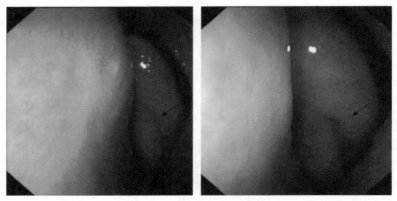

图 1-3-2　中鼻甲分叶形状多种多样。该图为中鼻甲后段纵行分叶，黏膜光滑无水肿，中鼻道引流通畅

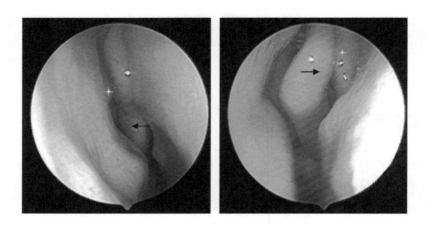

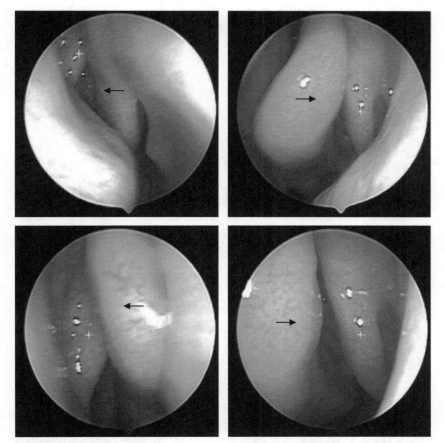

图 1-3-3　图中黑箭头示中鼻甲，绿星示钩突，可见钩突肥大，尤其左列图钩突肥大犹如中鼻甲，但中鼻甲及钩突黏膜光滑无水肿，中鼻道引流通畅，无分泌物，不视为异常

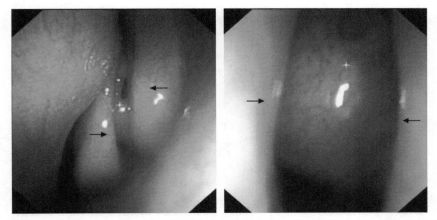

图 1-3-4　图中所示为左侧钩突和筛泡大，筛泡上有一自然开口，筛泡位于钩突与中鼻甲之间。中鼻甲、钩突、筛泡黏膜光滑无水肿。绿星示筛泡，左侧箭头示钩突，右侧箭头示中鼻甲

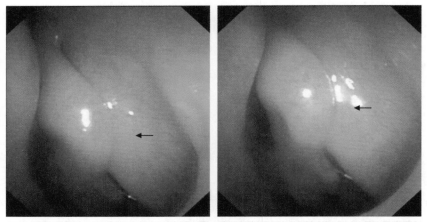

图 1-3-5　患者左侧钩突大，中鼻道有少量黏涕，引流通畅，中鼻甲、钩突黏膜光滑无水肿

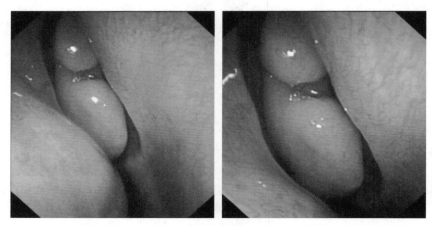

图 1-3-6　中鼻甲横行分叶，黏膜光滑无水肿。绿星示中鼻甲。其上有横行沟裂

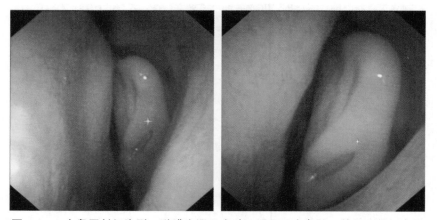

图 1-3-7　中鼻甲斜行沟裂，黏膜光滑无水肿。绿星示中鼻甲，其下为斜行沟裂

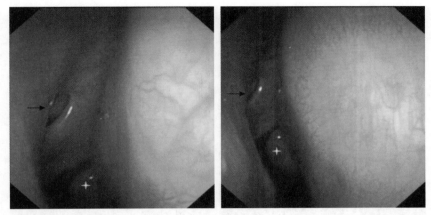

图 1-3-8　该图主要展示上颌窦副口。通常上颌窦副口或位于中鼻道筛漏斗最后下部，或位于漏斗下中鼻道外侧壁。此例鼻中隔高位偏右，中鼻甲前端位置偏后，副口位于中鼻甲前端鼻腔外侧壁上。中鼻道引流通畅。黑箭头示上颌窦副口，绿星示中鼻甲前端

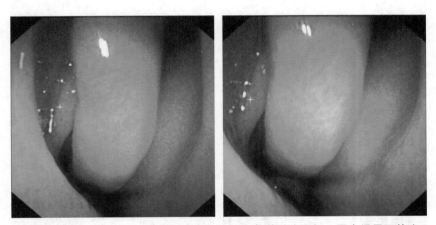

图 1-3-9　右侧钩突大，黏膜光滑无水肿，中鼻道引流通畅。图中绿星示钩突

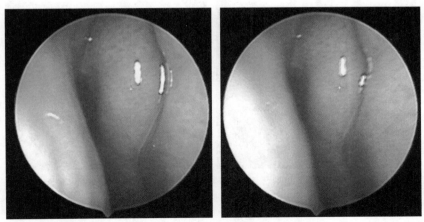

图 1-3-10　中鼻甲明显水肿，中鼻道被完全堵塞，减充血剂收缩效果欠佳。绿星所示为中鼻甲

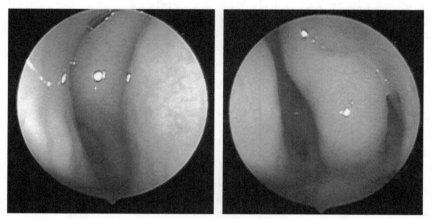

图 1-3-11　该例为同一应征者的双侧鼻腔，可见中鼻甲黏膜水肿明显，右侧为重，部分黏膜轻度息肉样变。
绿星所示为中鼻甲，左列图为右侧鼻腔，右列图为左侧鼻腔

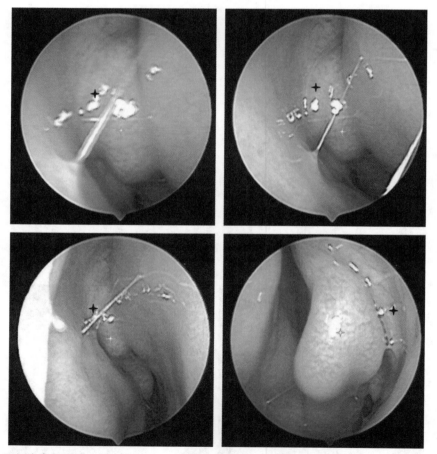

图 1-3-12　双侧中鼻甲黏膜水肿，右侧重，右侧中鼻甲黏膜与水肿的钩突黏膜挤压在一起，中鼻甲反向，
中鼻道拥挤，鼻腔有黏液性分泌物。前三张图为右侧鼻腔，最后一张图为左侧鼻腔，绿星所示为中鼻甲，
黑星所示为钩突

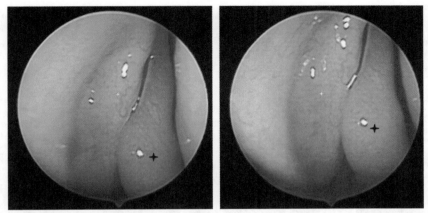

图 1-3-13　钩突大，中鼻甲及钩突黏膜尚光滑，轻度充血水肿。可观察 3d 以排除急性鼻炎或急性鼻窦炎，
3d 后复查，观察黏膜水肿是否消失或明显减轻。绿星所示为钩突，黑星所示为中鼻甲

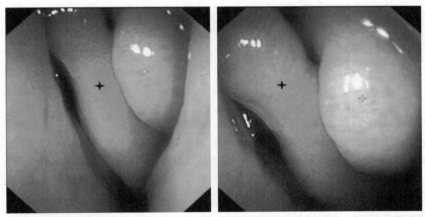

图 1-3-14　中鼻甲及钩突黏膜水肿，局部息肉样变，嗅裂有少量黏涕。绿星所示为钩突，黑星所示为中
鼻甲

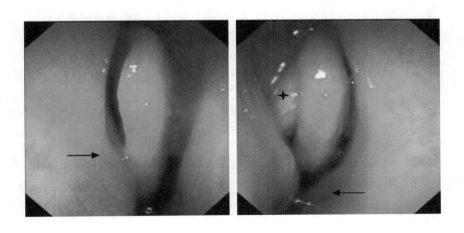

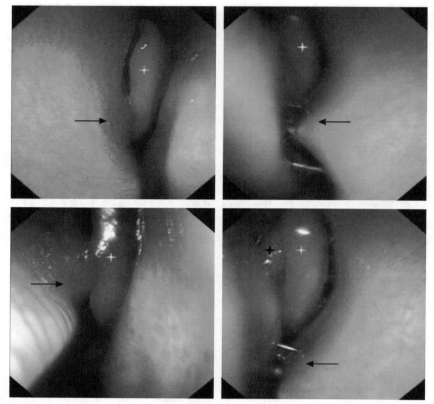

图 1-3-15 左列图为左侧鼻腔，中鼻甲反向，黏膜水肿，鼻中隔偏左，与中鼻甲相触。右列图为鼻中隔右嵴，与下鼻甲相挤压，钩突大，中鼻甲黏膜水肿，中鼻道及嗅裂有脓性分泌物，该例从鼻中隔偏曲或慢性鼻窦炎的角度均应从严结论。箭头示鼻中隔，绿星示中鼻甲，黑星示钩突

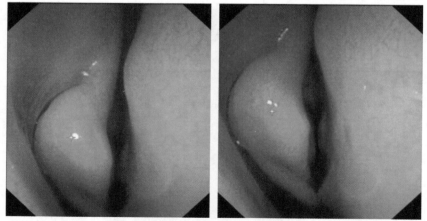

图 1-3-16 该图为右侧鼻腔，可见中鼻甲下端有斜行分叶，黏膜明显水肿，中鼻道拥挤。绿星示中鼻甲

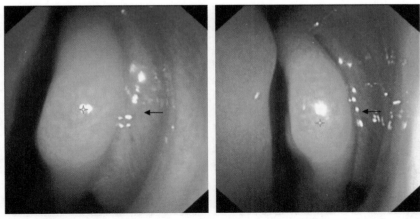

图 1-3-17 该图为左侧鼻腔，可见中鼻甲及钩突黏膜水肿，钩突黏膜苍白，息肉样变，中鼻道拥挤。绿星示中鼻甲，黑箭头示钩突

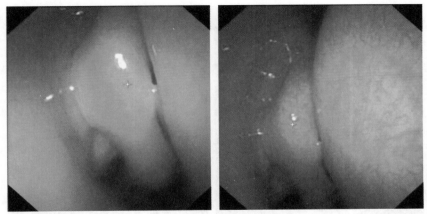

图 1-3-18 该图为右侧鼻腔，中鼻甲黏膜明显水肿，部分颜色苍白，中鼻道拥挤。绿星示中鼻甲

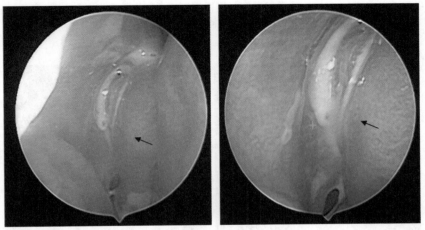

图 1-3-19 中鼻道大量黏脓涕，钩突黏膜水肿明显，局部息肉样变，中鼻甲和钩突表面大量黏脓涕，中鼻道拥挤。右列图为左列图的局部放大，黑箭头示中鼻甲，绿星示钩突

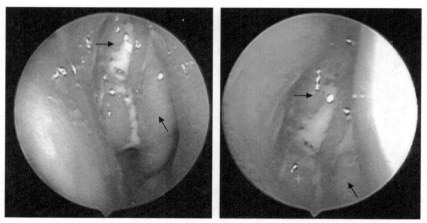

图 1-3-20　中鼻甲、钩突黏膜水肿，钩突上方已有息肉形成，中鼻道大量黏脓涕，慢性鼻窦炎伴鼻息肉。
左侧箭头示鼻息肉，右侧箭头示中鼻甲，绿星示钩突

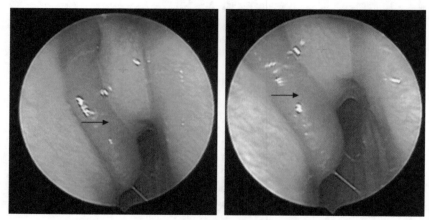

图 1-3-21　中鼻道息肉形成，鼻息肉是鼻腔鼻窦长期慢性炎症或变应性鼻炎所致，鼻腔鼻窦黏膜炎症水肿、
息肉样变、鼻息肉形成，箭头示鼻息肉，绿星示中鼻甲

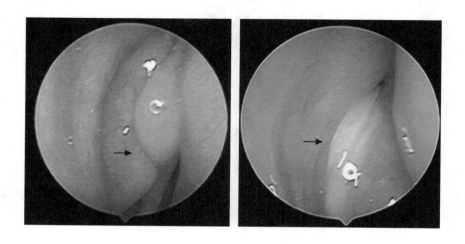

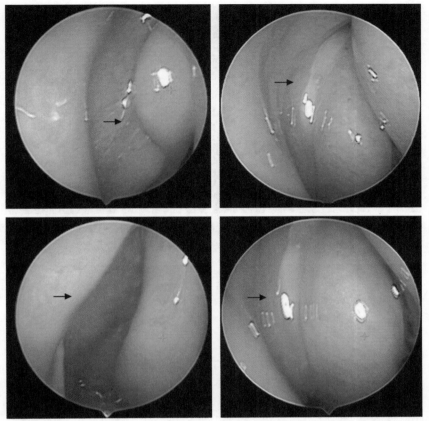

图 1-3-22　左列图钩突大，中鼻甲、钩突黏膜水肿，在钩突下缘可见中鼻道有脓性分泌物（第三张图）。右列图中鼻道大量黏性分泌物，中鼻甲、钩突黏膜水肿。绿星示鼻甲，箭头示钩突

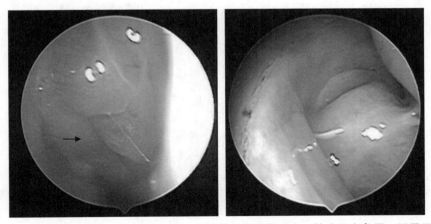

图 1-3-23　中鼻道息肉形成，大量黏脓涕，慢性鼻窦炎伴鼻息肉。箭头示中鼻甲，绿星示鼻息肉

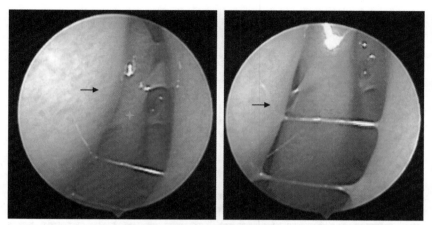

图 1-3-24　中鼻道大量黏涕，中鼻甲黏膜水肿不明显，轻度充血，可给予抗炎对症治疗，至少治疗 3d 后复查，观察脓涕是否消失，黏膜是否恢复光滑无水肿

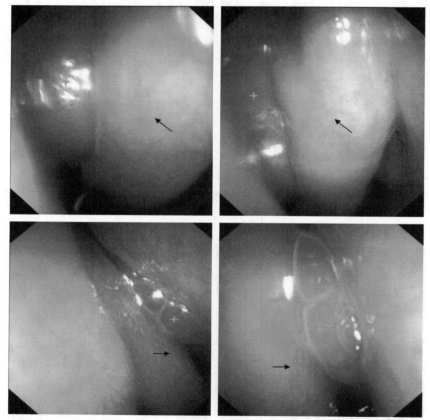

图 1-3-25　该图为同一应征者的双侧鼻腔，上列图为右侧鼻腔，下列图为左侧鼻腔，双侧中鼻道息肉形成，并有少量黏涕，中鼻道拥挤。黑箭头示中鼻甲，绿星示鼻息肉

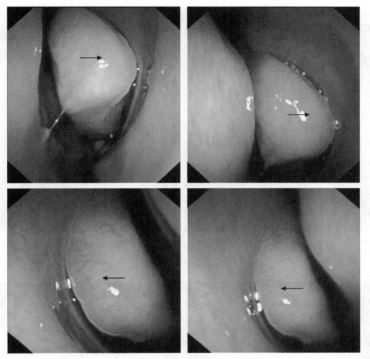

图 1-3-26　该图为同一应征者的双侧鼻腔，可见双侧中鼻甲黏膜明显水肿，部分息肉样变，右侧较重，中鼻道有少许黏涕。上列两图为左侧鼻腔，下列两图为右侧鼻腔，箭头所示为中鼻甲

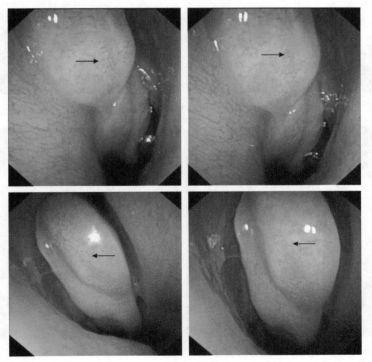

图 1-3-27　该图为同一应征者的双侧鼻腔，上列图为左侧鼻腔，下列图为右侧鼻腔，箭头所示为中鼻甲。图中可见双侧中鼻甲黏膜水肿，局部黏膜息肉样变。该例在前鼻镜下观察时息肉样变的黏膜极其像鼻腔

分泌物，用长棉签擦拭后发现与中鼻甲是连续的，不能分开，实为息肉样变的黏膜

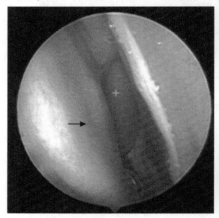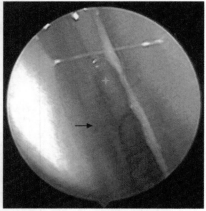

图 1-3-28　右侧鼻腔，绿星示中鼻甲，箭头所示为下鼻甲，图中可见中鼻道及嗅裂均有黏脓涕，中鼻甲
黏膜水肿

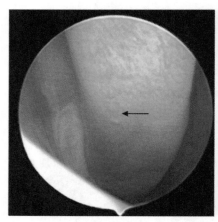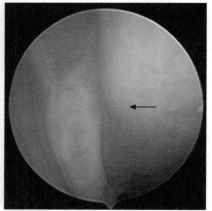

图 1-3-29　右侧鼻腔，箭头所示为中鼻甲，图中可见中鼻道大量黏脓涕，中鼻道拥挤，黏膜水肿

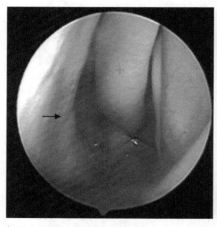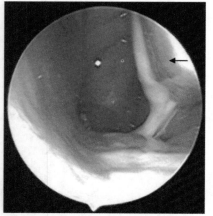

图 1-3-30　该图为同一应征者的双侧鼻腔后段，左列图为右侧鼻腔，右列图为左侧鼻腔，绿星示中鼻甲，
箭头所示为下鼻甲。图中可见右侧嗅裂、左侧后鼻孔均见大量黏脓涕，后鼻孔处的黏脓涕通常来自于后
组筛窦和蝶窦，后组鼻窦炎症不易引流

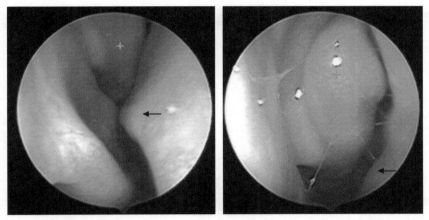

图 1-3-31　鼻中隔右侧嵴突，与下鼻甲可分开，中鼻道少量黏脓涕，中鼻甲充血，可治疗 3 ～ 6d 后复查，观察黏涕是否消失、中鼻甲黏膜色泽是否恢复正常

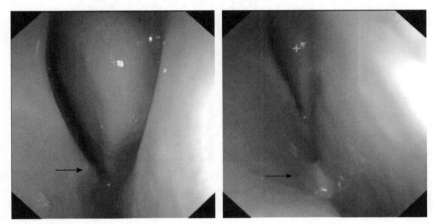

图 1-3-32　鼻中隔左嵴，与下鼻甲相挤压，鼻腔黏膜苍白水肿，中鼻道有黏涕。无论从鼻中隔偏曲的角度还是慢性鼻窦炎的角度都应从严结论。箭头示鼻中隔，绿星示中鼻甲

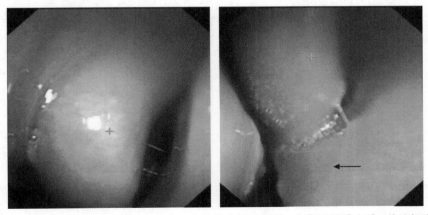

图 1-3-33　鼻中隔右嵴，与中鼻甲下端相挤压，中鼻道少量黏脓涕，中鼻甲黏膜水肿，前端轻度息肉样变。箭头所示为鼻中隔，绿星所示为中鼻甲

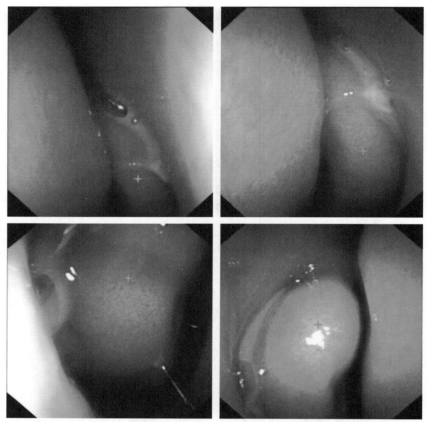

图 1-3-34　该图为同一应征者的双侧鼻腔，上列图为左侧鼻腔，下列图为右侧鼻腔，绿星示中鼻甲。图
　　　　　　中可见双侧中鼻甲黏膜水肿，中鼻道拥挤，有大量黏涕

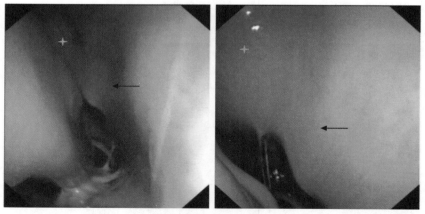

图 1-3-35　右侧鼻腔，鼻中隔偏右，与中鼻甲相挤压，中鼻甲黏膜明显水肿，局部息肉样变，大量黏脓
　　　　　　涕从中鼻道流入下鼻道。绿星示中鼻甲，黑箭头示鼻中隔

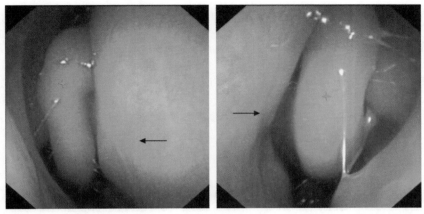

图 1-3-36 该图为同一应征者的双侧鼻腔，绿星示中鼻甲，黑箭头示鼻中隔，图中可见双侧中鼻道少量黏脓涕，筛泡稍大，中鼻甲及筛泡黏膜光滑无明显水肿，应予以治疗 3 ～ 6d 后下结论

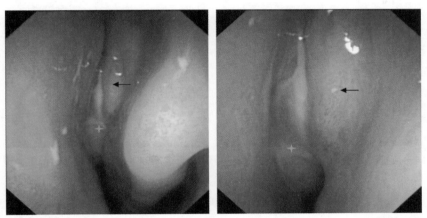

图 1-3-37 左侧鼻腔，钩突大，中鼻甲及钩突黏膜水肿，部分黏膜息肉样变，中鼻道拥挤，结构紊乱，有黏脓涕。黑箭头示钩突，绿星示中鼻甲

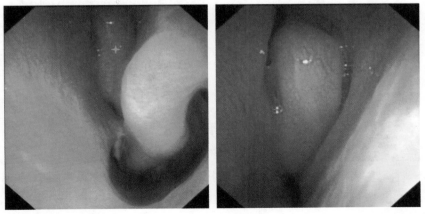

图 1-3-38 左侧鼻腔，鼻中隔左后棘与下鼻甲相触，鼻腔后段有黏涕，中鼻甲大，黏膜水肿，中鼻道拥挤。绿星示中鼻甲

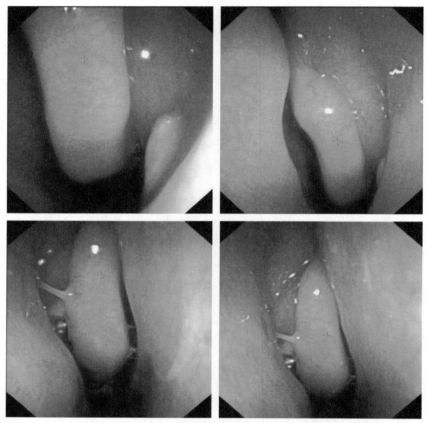

图 1-3-39 同一应征者的双侧鼻腔，上列图为左侧鼻腔，下列图为右侧鼻腔，绿星示中鼻甲，双侧中鼻甲黏膜无明显水肿，轻度充血，双侧中鼻道有少量黏涕，中鼻道黏膜轻度水肿，可治疗 3 ～ 6d 复查，观察治疗后脓涕是否消失，中鼻道黏膜水肿是否消退

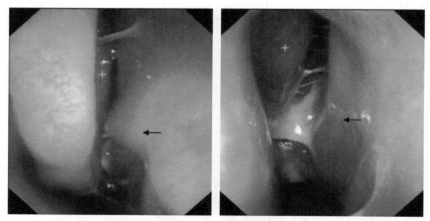

图 1-3-40 右侧鼻腔，绿星示中鼻甲，黑箭头示鼻中隔，图中可见右侧嗅裂及中鼻道黏脓涕，嗅裂的脓涕多来自于后组鼻窦，后组鼻窦炎症不易引流，容易反复发作，迁延不愈

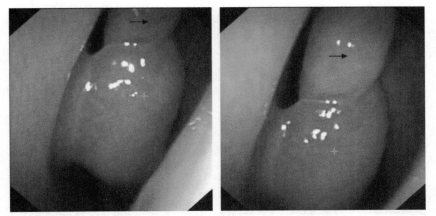

图 1-3-41 左侧鼻腔，黑箭头示中鼻甲，绿星示鼻息肉，中鼻甲黏膜水肿，下端息肉形成

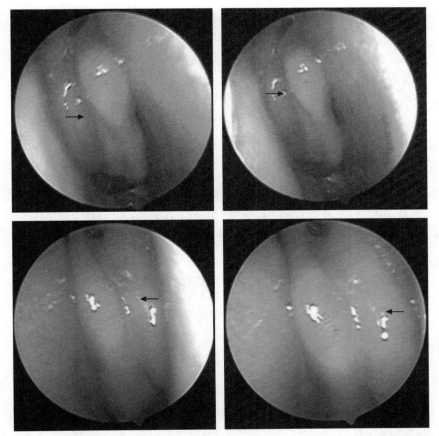

图 1-3-42 该图为同一应征者的双侧鼻腔，上列图为右侧鼻腔，下列图为左侧鼻腔，绿星示中鼻甲，黑箭头示钩突。图中可见双侧钩突大，黏膜明显水肿，部分黏膜息肉样变，并与水肿的中鼻甲挤压在一起，中鼻道拥挤

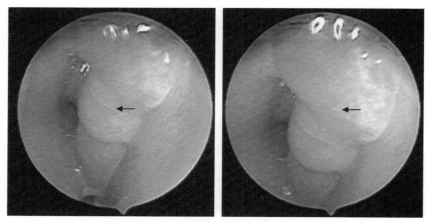

图 1-3-43　右侧鼻腔，中鼻甲黏膜息肉样变，并有息肉形成。箭头示息肉样变的中鼻甲

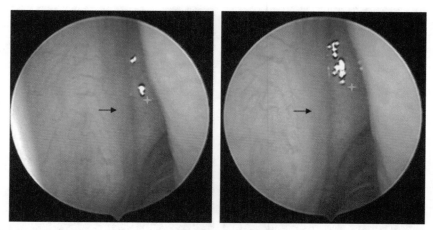

图 1-3-44　右侧鼻腔，箭头示钩突，绿星示筛泡，图中可见筛泡大，黏膜明显水肿并息肉样变

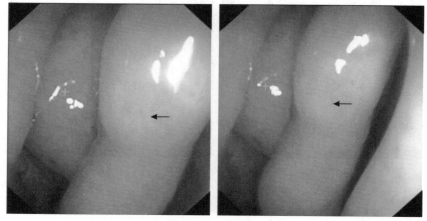

图 1-3-45　右侧鼻腔，中鼻甲、鼻腔外侧壁黏膜弥漫苍白水肿，边界不清，中鼻道息肉形成。黑箭头示
中鼻甲，绿星示鼻息肉

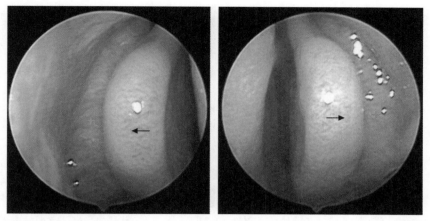

图 1-3-46 该图为同一应征者双侧鼻腔，左列图为右侧鼻腔，右列图为左侧鼻腔，绿星示钩突，黑箭头示中鼻甲。图中可见双侧钩突肥大，黏膜水肿，左侧重，黏膜息肉样变

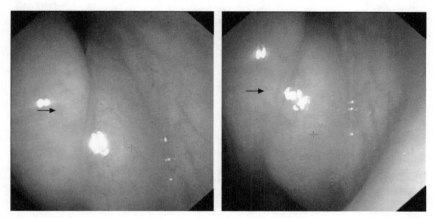

图 1-3-47 左侧鼻腔，绿星示钩突，黑箭头示中鼻甲，鼻黏膜弥漫苍白水肿，中鼻甲及钩突黏膜息肉样变

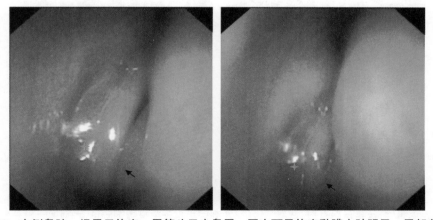

图 1-3-48 右侧鼻腔，绿星示钩突，黑箭头示中鼻甲，图中可见钩突黏膜水肿明显，局部息肉形成

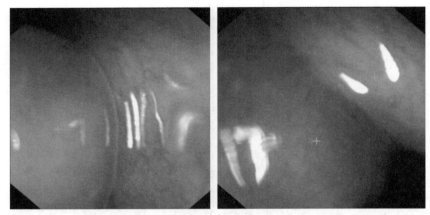

图 1-3-49　该图显示的为典型的鼻息肉，如绿星所示，犹如荔枝肉，表面有少量血管纹

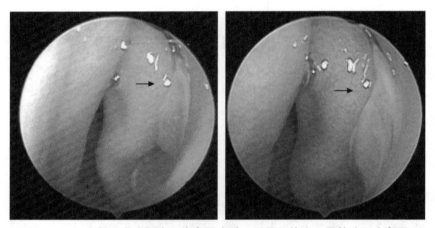

图 1-3-50　左钩突息肉样变，中鼻甲水肿。绿星示钩突，黑箭头示中鼻甲

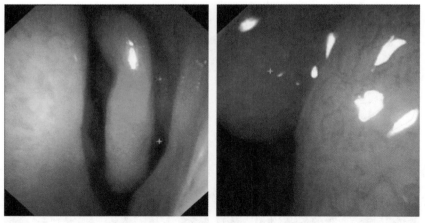

图 1-3-51　左侧鼻腔，绿星示鼻息肉，蓝星示钩突。左列图相当于前鼻镜下所见，右列图为鼻息肉局部放大，
本例的鼻息肉非常细小，如果前鼻镜下不仔细观察，极易漏诊

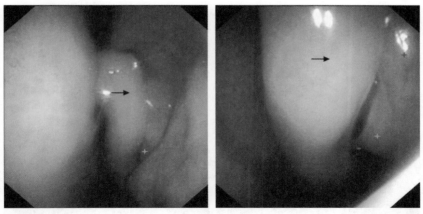

图 1-3-52　左侧鼻腔,蓝星示钩突,绿星示鼻息肉,黑箭头示中鼻甲。图中可见中鼻甲前端水肿,钩突肥大,
下端息肉样变,中鼻道可见细小息肉

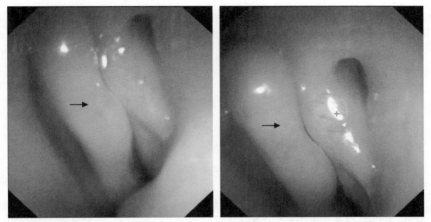

图 1-3-53　左侧鼻腔,钩突肥大,中鼻甲及钩突黏膜苍白水肿,局部息肉样变,中鼻道拥挤。绿星示钩突,
黑箭头示中鼻甲

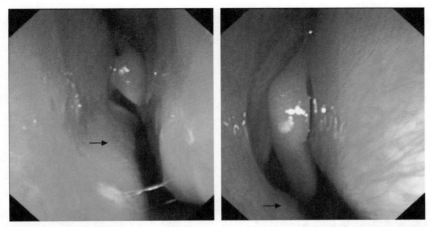

图 1-3-54　左侧鼻腔,鼻中隔左嵴,与下鼻甲可分开,中鼻甲反向,鼻腔有少量黏涕,中鼻甲黏膜水肿,
局部息肉样变。中鼻甲反向、鼻中隔偏曲都是导致慢性鼻窦炎的解剖因素之一。绿星示中鼻甲,黑箭头
示鼻中隔

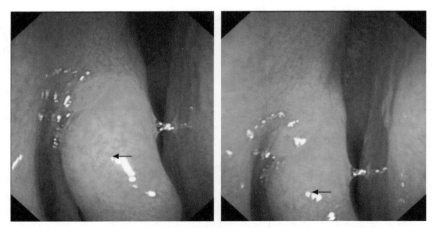

图 1-3-55　右侧鼻腔，双侧中鼻甲黏膜水肿，前端有小息肉形成，鼻腔有少量黏涕。绿星示鼻息肉，黑箭头示中鼻甲

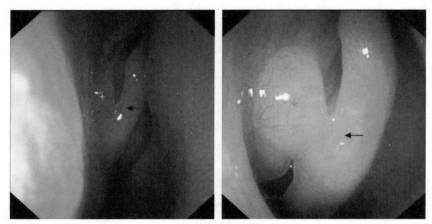

图 1-3-56　右侧鼻腔，钩突肥大，中鼻甲及钩突黏膜明显水肿，部分息肉样变，中鼻道有少量黏涕。绿星示钩突，黑箭头示中鼻甲

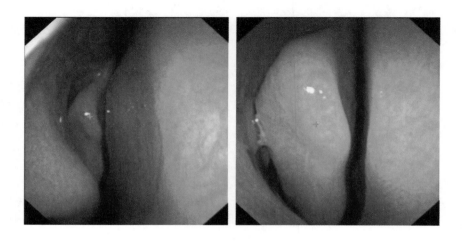

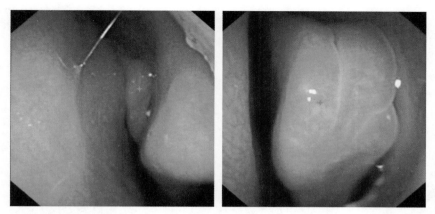

图 1-3-57　同一应征者的双侧鼻腔，绿星示中鼻甲。图中可见双侧中鼻甲反向，外侧黏膜明显水肿并息肉样变，中鼻道拥挤。前鼻镜下观察黏膜息肉样变并不明显，但可见到中鼻道拥挤，这时应进一步在内镜下观察，以防漏诊

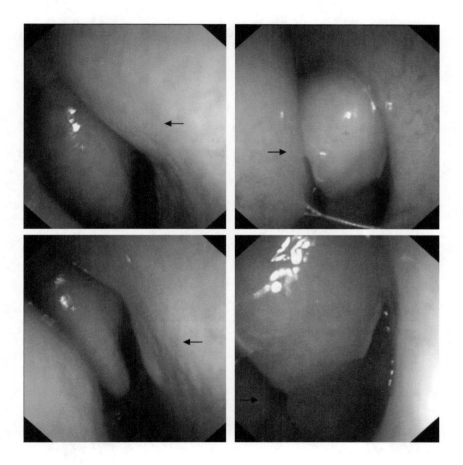

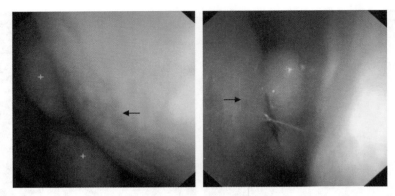

图 1-3-58　同一应征者的双侧鼻腔，左列图为右鼻腔，右列图为左鼻腔，绿星示中鼻甲，黑箭头示鼻中隔。
图中可见双侧中鼻甲黏膜苍白水肿，左侧更重，局部黏膜息肉样变

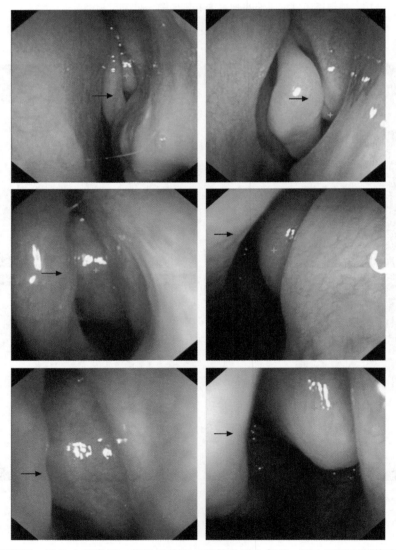

图 1-3-59　两图相似，均为左侧鼻腔，绿星示筛泡，黑箭头示中鼻甲。图中可见双侧筛泡肥大，黏膜苍
白水肿伴息肉样变。筛泡黏膜息肉样变比较隐蔽，需仔细观察并在内镜下证实

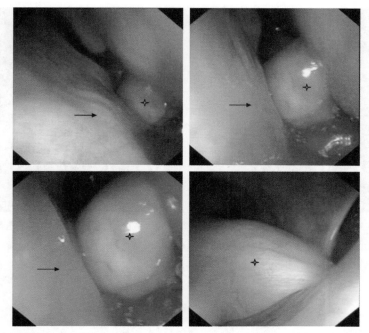

图 1-3-60 上颌窦后鼻孔息肉。需充分收缩鼻腔后仔细观察方可发现，内镜下见鼻息肉蒂在上颌窦内，
最后一张图可见息肉从上颌窦口脱出

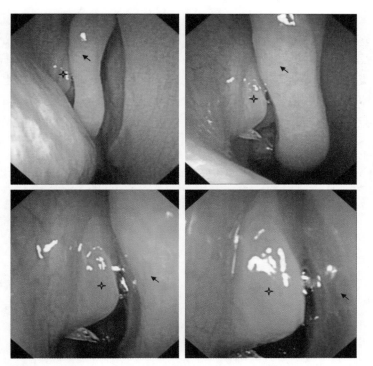

图 1-3-61 右侧钩突黏膜息肉样变。绿星显示的是钩突，黑箭头所在部位为中鼻甲。第一张图为前鼻镜
下所见，需充分收缩鼻腔后仔细观察方能看到，内镜下用探针触碰证实钩突表面黏膜水肿、息肉样变，
黏膜失去弹性，为鼻腔、鼻窦慢性炎症或变应性鼻炎长期刺激所致

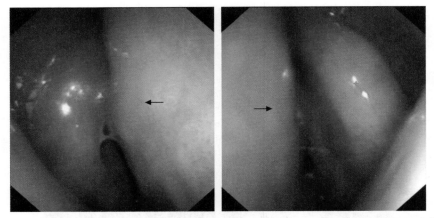

图 1-3-62　同一应征者的双侧鼻腔，绿星示中鼻甲，黑箭头示鼻中隔，图中可见双侧中鼻甲黏膜苍白水肿，右侧重，局部息肉样变，中鼻道拥挤

（马晓莉　赵　霆）

第四节　变应性鼻炎

变应性鼻炎（allergic rhinitis，AR）又称过敏性鼻炎，是指某些个体接触特应性致敏原后引起的由 IgE 介导的介质（主要是组胺）释放，同时有多种免疫活性细胞和细胞因子等参与的鼻黏膜非感染性炎性疾病。其主要症状为鼻痒、打喷嚏、大量清水样鼻涕、鼻塞等。血管运动性鼻炎和非过敏性鼻炎伴嗜酸性粒细胞增多症与变应性鼻炎症状极其相似，治疗及转归也大体相同，在招收飞行学员时的结论也是相同的，列出表 1-4-1 对三种疾病的相同点和不同点做一概述。本节以变应性鼻炎为主讲述，对三种疾病在异常图谱中并不做严格区分。

表 1-4-1　变应性鼻炎、非过敏性鼻炎伴嗜酸性粒细胞增多症和血管运动性鼻炎的区别

	变应性鼻炎	非过敏性鼻炎伴嗜酸性粒细胞增多症	血管运动性鼻炎
病因	Ⅰ型变态反应	不明	自主神经平衡失调
鼻分泌物量	多	多	多
鼻分泌物嗜酸性粒细胞	多	大量	无
鼻分泌物 IgE	增高	不高	不高
皮肤试验	阳性	阴性	阴性
激发因素	特异性致敏物	不明，与环境（气候、湿度等）有关	与机体内环境及情绪有关
喷嚏	多	多	多
色甘酸钠治疗	有效	无效	无效
抗组胺药治疗	有效	无效	有效
局部类固醇激素治疗	有效	有效	有效

一、流行病学

变应性鼻炎是耳鼻喉科的常见病，是危害身体健康的全球性的慢性疾病之一。据世界卫生组织（WHO）"变应性鼻炎及对哮喘的影响"（allergic rhinitis and its impact on asthma，ARIA）工作小组（2001 年）报道，全世界 10% ~ 25% 的人口罹患变应性鼻炎。在我国不同地区、不同年龄阶段人群及不同调查方式下（问卷调查或电话调查）发病率也不尽相同，5% 到 40% 均有报道。近年来，随着中国城市化进程的加快，工业化造成环境污染及生活方式的改变，变应性鼻炎的患病率也在逐渐升高。

变应性鼻炎与慢性鼻窦炎鼻息肉及支气管哮喘的发生息息相关。据报道，慢性鼻 - 鼻窦炎及鼻息肉伴发变应性鼻炎的比例约有 74%，变应性鼻炎伴发慢性鼻 - 鼻窦炎及鼻息肉的比例约是 37%；伴有变应性鼻炎的慢性鼻 - 鼻窦炎及鼻息肉术后 18 个月复发率约为 58%，而不伴有变应性鼻炎的慢性鼻 - 鼻窦炎及鼻息肉术后 18 个月复发率约为 9%。支气管哮喘并发变应性鼻炎的比例高达 60% 左右。变应性鼻炎合并支气管哮喘的比例在 15% 左右。

AR 是由各种变应原引起的由 IgE 介导的 I 型变态反应，也称作超敏反应。变应原种类很多，包括屋尘、螨虫、花粉、真菌、各种昆虫、动物的羽毛、上皮、烟草粉尘、蓖麻子、各种化学物质、植物纤维等。特应性个体第一次接触特应性抗原（各种变应原）后，产生相应的免疫球蛋白 IgE，并附着于介质细胞（主要是肥大细胞和嗜碱性粒细胞）的表面，机体这时就处于致敏状态。当相同抗原再次进入体内，就会与这些介质细胞表面的 IgE 桥联，触发超敏反应，介质细胞脱颗粒，从颗粒中和细胞内释放出一系列介质，主要是组胺、白三烯、缓激肽等。这些介质引起毛细血管扩张，血管通透性增加、腺体分泌增加、平滑肌收缩等，这时机体处于超敏状态，表现为鼻塞、流清涕、打喷嚏、鼻痒等症状。主要病理变化可见鼻黏膜内毛细血管扩张、血管通透性增加、腺体分泌增加及嗜酸性粒细胞聚集。这种病理改变在缓解期可以消失，但是经过反复发作后，可以出现鼻黏膜增厚及黏膜息肉样变。

二、诊断和鉴别诊断

中华医学会耳鼻咽喉 - 头颈外科学分会和《中华耳鼻咽喉头颈外科杂志》编委会先后发布过 4 个"变应性鼻炎诊断和治疗指南"作为全国标准。最近的一个版本是 2015 年在天津制定的。下面关于诊断和治疗的内容节选摘录自该指南。

根据症状持续时间将变应性鼻炎分为间歇性变应性鼻炎和持续性变应性鼻炎。间歇性：症状每周 <4d，或连续发作 <4 周；持续性：症状每周 ≥ 4d，且连续发作 ≥ 4 周。

根据患者症状的严重程度，以及是否影响患者生活质量（包括睡眠、日常生活、工作和学习），将变应性鼻炎分为轻度和中 - 重度。轻度：症状较轻，对生活质量尚未产生影响；中 - 重度：症状明显或严重，对生活质量产生影响。

诊断：①临床症状：喷嚏、清水样涕、鼻塞、鼻痒等症状出现 2 项以上（含 2 项），每天症状持续或累计在 1h 以上，可伴有眼痒、结膜充血等眼部症状。②体征：常见鼻黏膜苍白、水肿、鼻腔水样分泌物。酌情行鼻内镜和鼻窦 CT 等检查。③皮肤点刺试验（skin prick test，SPT）：使用标准化变应原试剂，在前臂掌侧皮肤点刺，20min 后观察结果，每次试验均应进行阳性和阴性对照，阳性对照采用组胺，阴性对照采用变应原溶媒。按相应的标准化变应原试剂说明书判定结果。皮肤点刺试验应在停用抗组胺药物至少 7d 后进行。④血清特异性 IgE 检测，可作为变应性鼻炎诊断的实验室指标之一。确诊变应性鼻炎需临床表现与皮肤点刺试验或血清特异性 IgE 检测结果相符。

鉴别诊断包括病毒性上呼吸道感染（URI）、非变应性鼻炎、鼻窦炎和药物性鼻炎。这些疾病通过详细的病史询问和前后鼻镜检查都不难排除。鼻中隔偏曲作为一个慢性鼻塞的原因也应排除。慢性鼻炎和鼻窦炎通过鼻窦 CT 和（或）鼻内镜检查很容易排除。

三、航空医学考虑

对于普通人来说，AR 只是个小麻烦，而对于空勤人员则会是严重并有可能致命的疾病。空勤人员会因这种病而受到暂时的飞行工作限制从而影响工作，并且在飞行中突然发病会削弱飞行操作能力。一项美国海岸警卫队航空站的研究发现飞行人员飞行总天数中 5.7% 被限制飞行的原因就是因为过敏（变应性鼻炎和哮喘）。目前，可接受的治疗方式为鼻用类固醇和肥大细胞稳定剂、一些第二代抗组胺药、抗白三烯类药物（孟鲁司特）和免疫疗法，总体上来说是有效的。然而，考虑到暂时的飞行工作限制，AR 对任务执行效率的实际影响是未知的。AR 已经显示出会比那些没有 AR 的患者有更多的医疗占用及花费。

变应性鼻炎为伴随终生的疾病，与特应性体质有关，反复发作，目前的治疗措施并不能够完全根治，只能改善症状或部分减少发作。如前所述，变应性鼻炎与慢性鼻窦炎鼻息肉及支气管哮喘的发生息息相关。因此变应性鼻炎患者的治疗常常是长期的、终身的。对于飞行学员来说，反复发病、就诊、治疗会影响训练和执行任务，不能按时完成训练计划，降低飞行学员成才率，从而浪费大批人力、财力和物力。

飞行人员变应性鼻炎发作时会严重影响鼻窦气压功能和耳气压功能。跨区域飞行更容易意外接触变应原而导致突然发病，飞行中鼻黏膜水肿而引发气压性损伤。排除并发哮喘和慢性鼻 - 鼻窦炎、鼻息肉导致停飞的情况，单纯变应性鼻炎也有较高的停飞率。空军总医院 1966 ～ 2006 年住院飞行人员患变应性鼻炎 53 例，其中 9 例永久停飞，停飞原因多为常年性变应性鼻炎，或伴发反复继发性气压伤。

四、技术操作规范

变应性鼻炎与血管运动性鼻炎的病理变化是不同的，但是在临床症状、体征的表现上是基本相同的，那就是阵发性喷嚏、大量清水样鼻涕、鼻塞、鼻痒和流泪等症状，查体见鼻腔黏膜水肿，颜色苍白、淡白、灰白、淡紫，下鼻道有大量清水样分泌物或黏性分泌物。

（1）询问病史：病史调查在变应性鼻炎与血管运动性鼻炎的诊断中具有重要价值，对于该病史的认定要非常谨慎。病史调查要本着实事求是的原则，防止两种倾向，一是应征者因体检过程中改变主意不想飞行而编造变应性鼻炎的病史或因医疗条件不好、医学知识缺乏而错误判定自己有变应性鼻炎病史。对于这一类情况，应该详细询问就诊时的症状、就诊时所做的检查、就诊后所做的治疗，以及治疗后的结果、所就诊的医院的等级等，并结合体格检查及实验室检查结果判定。二是因担心被淘汰而隐瞒变应性鼻炎的病史，对于这一类应征者甄别出变应性鼻炎的个体要完全依赖体格检查及实验室检查结果所见。

（2）观察鼻腔黏膜有无苍白、水肿等变应性鼻炎及血管运动性鼻炎体征。鼻腔观察在对应征者行减充血剂喷鼻前即应进行，因经过减充血剂喷鼻及蹲起运动后鼻黏膜的色泽会发生改变，鼻黏膜水肿常会明显减轻而导致漏诊。

（3）有可疑体征时应同时查看血常规中嗜酸性粒细胞数值，如果伴随嗜酸性粒细胞升高者应予以从严结论。

（4）急性鼻炎与变应性鼻炎症状相似，但是查体见鼻黏膜充血，而不是苍白，可据此鉴别。

（5）对于部分可疑应试者行血清或分泌物特异性 sIgE 检测，现在有很多检测试剂盒，灵敏性和特异性都很高，已经比较普遍地应用于科研和临床，可同时检测 20 种特异性变应原的 sIgE，但目前还没有应用于招飞体检工作。该检测方法的缺陷是检测前需停用激素类和抗组胺药物 2 周以上，对于某些正在用药的应征者来说检测结果呈假阴性，这也是在招飞体检中迟迟未常规开展此项检测的原因之一。但是，无论如何，检测结果阳性是有意义的，在不能明确诊断时仍可以此检查结果作为诊断依据。

（6）实际工作中可能存在这样的问题：就是在医院已经诊断为变应性鼻炎的应征者，正在使用激素类或抗组胺药物，症状完全消失，否认变应性鼻炎病史；或间歇性变应性鼻炎不在发作期。对于这两类应征者还是以体格检查结果为准，鼻腔黏膜明显苍白水肿，应从严掌握；鼻腔黏膜无明显苍白水肿可认为治疗有效或症状较轻，可以从轻掌握。

五、异常图谱

见图 1-4-1 ～图 1-4-6。

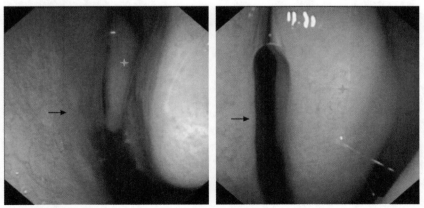

图 1-4-1　鼻黏膜苍白水肿，部分息肉样变，鼻腔大量清水样涕。绿星示中鼻甲，黑箭头示鼻中隔

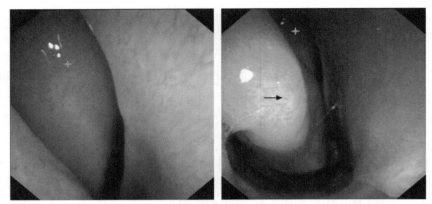

图 1-4-2　黑箭头示右侧下鼻甲，绿星示右侧中鼻甲。图中可见鼻黏膜水肿明显，尤以下鼻甲后端和中鼻甲黏膜为重，鼻腔存在大量清水样涕

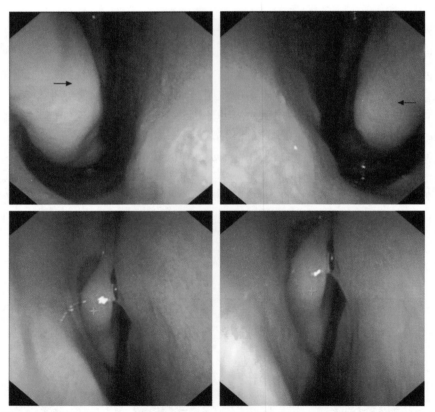

图 1-4-3　左上图为右侧鼻腔，右上图为左侧鼻腔，双下图显示右侧中鼻甲。可见双侧中鼻甲、下鼻甲黏膜水肿明显，颜色苍白，中鼻道、下鼻道大量清水样涕。追问病史，患者有反复发作性喷嚏、大量清水样涕、鼻塞、鼻痒的病史 2 年，并曾在当地医院就诊，口服"西替利嗪"后好转

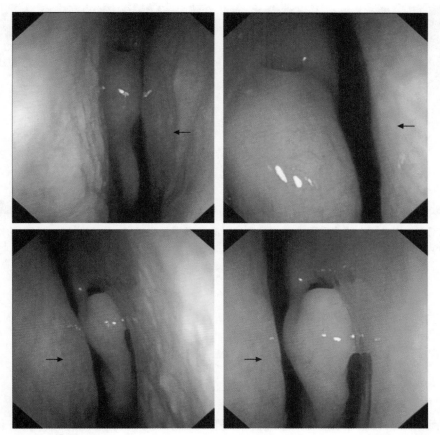

图 1-4-4　同一应征者的双侧鼻腔，上列图为右鼻腔，下列图为左鼻腔，绿星示中鼻甲，黑箭头示鼻中隔。图中可见双侧中鼻甲黏膜苍白水肿，左侧更重，中鼻甲前端黏膜息肉样变，中鼻道拥挤。有变应性鼻炎病史

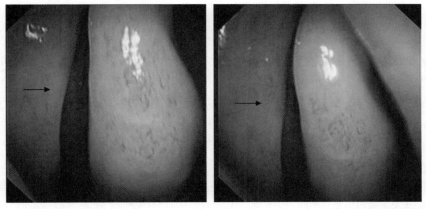

图 1-4-5　该图示鼻黏膜水肿，灰白色，弥漫性息肉样变，此为长期变应性鼻炎之鼻黏膜改变。黑箭头示钩突，绿星示中鼻甲

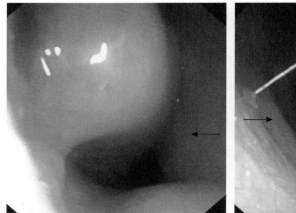
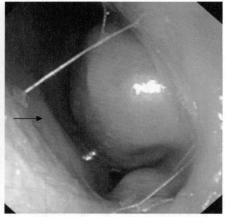

图 1-4-6　箭头示鼻中隔，绿星示下鼻甲。可见肥大的下鼻甲呈淡紫色，弥漫水肿，鼻腔有水样涕。该应征学员每到季节变换时即出现鼻痒、打喷嚏、流清涕、鼻塞症状，平时亦有鼻塞。符合变应性鼻炎的诊断

（马晓莉　张　威）

第五节　慢性鼻炎

鼻腔黏膜或黏膜下的炎症反复发作或持续数月以上，发作间歇期也不能恢复正常，且没有明确的致病微生物感染，表现为不同程度的鼻塞、鼻腔分泌物增多，查体见鼻黏膜肿胀或增厚，称为慢性鼻炎（chronic rhinitis）。目前临床上所讲述的慢性鼻炎分为慢性单纯性鼻炎和慢性肥厚性鼻炎。

一、流行病学

单纯针对慢性鼻炎的流行病学调查资料很少。有健康体检资料报告慢性鼻炎检出率约为 7.9%。汪运坤所作的招飞体检鼻科疾病谱显示在招飞体检阶段慢性鼻炎约占 2.46%，在飞行人员年度体检中慢性鼻炎的发病率约为 26.68%。发病率差别如此之大，与慢性鼻炎分类方法及诊断标准不完全相同有关。在招飞体检阶段，由于慢性单纯性鼻炎是合格的，所以一般在体检记录中并不做记录，默认为正常，而慢性肥厚性鼻炎是不合格的，所以慢性肥厚性鼻炎一定会留下记录，且在招飞体检中应征者通常不会承认任何相关病史和症状，因此在招飞体检资料统计中慢性鼻炎发病率远较实际情况为低。而在飞行人员年度体检中，慢性鼻炎并不影响飞行人员体检结论，被检查者通常会如实告知医生病史，因此年度体检时慢性鼻炎的发病率应该比较接近实际情况。

引起慢性鼻炎的因素众多，以下各种原因均可引起慢性鼻炎。

1. 局部因素

（1）急性鼻炎反复发作或未彻底治愈迁延而来，鼻黏膜不能完全恢复正常。

（2）局部解剖因素，如鼻中隔偏曲、鼻翼塌陷、鼻小柱脱位、硬腭高拱、腭裂等，鼻腔长期通气不良，黏膜容易反复发生炎症，而且不容易完全恢复正常。还有一种先天性呼吸道黏膜纤毛运动不良与本病的发生也有关系。

（3）鼻腔及鼻窦慢性疾病的影响，如慢性化脓性鼻窦炎的患者鼻黏膜长期受到脓液的刺激，炎症反复发作，不易恢复。

（4）邻近感染病灶的影响，如慢性扁桃体炎、腺样体肥大等。

（5）鼻腔用药不当或全身用药的影响。

2. 职业和环境因素　如吸入粉尘和有害化学气体；生活或生产环境中温度和湿度的剧烈变化等，均可导致本病。

3. 全身因素

（1）许多慢性疾病如糖尿病、贫血、结核、痛风、风湿热、急性传染病后、便秘，以及心脏、肝、肾的疾病等，常引起鼻黏膜淤血和反射性充血。

（2）营养不良，如已知维生素 A 和维生素 C 的缺乏，可以导致鼻黏膜肥厚和腺体退化。

（3）内分泌改变，如女性月经期和妊娠期及绝经期鼻黏膜充血，甲状腺功能减退和甲状腺功能亢进也会导致鼻黏膜充血或水肿。

（4）烟酒过度或长期过度疲劳，会导致鼻黏膜血管舒缩功能障碍。

（5）免疫功能障碍，如自身免疫性疾病和艾滋病等。

慢性单纯性鼻炎的病理变化表现为鼻腔黏膜深层动脉和静脉尤其是下鼻甲深层海绵状血管组织呈慢性扩张，血管和腺体周围有以淋巴细胞和浆细胞为主的炎性细胞浸润，黏液腺分泌增多，下鼻甲肿大。慢性肥厚性鼻炎病变在前述基础上继续加重，血管通透性增高，黏膜水肿，黏膜血管周围纤维组织增生，黏膜肥厚，继之增生的纤维组织压迫血管，血管回流受阻，局部黏膜水肿，发展为黏膜息肉样变或息肉，黏膜纤毛系统失去活性。病变继续发展，炎症累及骨膜，产生成骨细胞，鼻甲骨可以增生肥大。

二、诊断和鉴别诊断

慢性鼻炎的诊断依赖于症状和体征。主要鉴别诊断在于分清慢性单纯性鼻炎和慢性肥厚性鼻炎。其他需要鉴别诊断的疾病如鼻窦炎、变应性鼻炎、药物依赖性鼻炎、萎缩性鼻炎等通过详细的病史收集及前后鼻镜检查均可较易做出鉴别。

慢性鼻炎的常见症状：

（1）鼻塞：慢性单纯性鼻炎表现为间歇性或交替性鼻塞，慢性肥厚性鼻炎则为持续性鼻塞，且伴有闭塞性鼻音，可以有嗅觉减退。

（2）多涕：多为黏液性或黏脓性鼻涕。

（3）邻近器官受累症状：肥大的下鼻甲后端压迫咽鼓管咽口，可以导致咽鼓管功能障碍；下鼻甲前端黏膜肥厚可以压迫甚至堵塞鼻泪管开口，引起溢泪或反复发作泪囊炎、结膜炎等。

（4）慢性咽喉炎：因鼻塞而长期张口呼吸或鼻腔分泌物的长期刺激都会导致咽喉的慢性炎症。

（5）全身症状：头痛、头晕、失眠、精神萎靡等，另外长期鼻塞会引起阻塞性睡眠呼吸暂停低通气综合征。

体格检查可见下鼻甲增生肥厚，呈暗红色或淡紫红色，慢性单纯性鼻炎下鼻甲黏膜表面光滑，黏膜弹性好，减充血剂收缩效果好。慢性肥厚性鼻炎下鼻甲表面不平，呈桑葚状或结节状，黏膜弹性不好，减充血剂收缩不良，甚至存在息肉样变或鼻息肉形成。

三、航空医学考虑

慢性肥厚性鼻炎可以行下鼻甲硬化剂注射治疗，以及下鼻甲等离子消融、激光、射频、冷冻、微波治疗等，治疗效果不佳时还可考虑下鼻甲部分切除术、下鼻甲黏骨膜下切除术及中鼻甲部分切除术。必须注意的是，手术不可切除过多黏膜，以免术后发生干燥性鼻炎或萎缩性鼻炎甚至空鼻综合征。虽经上述治疗，但是术后创面被结缔组织和扁平上皮修复，修复组织失去正常黏膜的功能，黏液纤毛清除能力大大降低。

高空环境下，空气温度、湿度、大气压力的变化会使鼻腔黏膜充血更加明显，加重鼻塞。患慢性肥厚性鼻炎时，鼻黏膜内的血管舒缩功能发生障碍，调温保湿作用受到影响，张口呼吸更使鼻腔对空气的清洁、加温、湿润功能缺失，容易罹患感冒和上呼吸道感染。

慢性鼻炎影响鼻腔通气，尤以慢性肥厚性鼻炎为重，患者精神萎靡、头痛、头晕、睡眠障碍，且常伴有鼾声，影响室友休息，使训练效率低下甚至不能按质按量完成训练计划。

肥厚的下鼻甲后端堵塞咽鼓管咽口，从而引起耳气压功能障碍，发生航空性中耳炎甚至变压性眩晕。下鼻甲肥大或高拱。与鼻中隔接触或影响上颌窦的通气引流，飞行中引起气压损伤性鼻窦炎。

四、技术操作规范

慢性肥厚性鼻炎有以下几个特征：①鼻黏膜颜色呈暗红或淡紫红色，下鼻甲黏膜肥厚，失去光泽，与鼻中隔黏膜接触；②下鼻甲黏膜表面不平，呈结节状或桑葚状；③减充血剂收缩，下鼻甲无明显变小；④探针触诊鼻甲黏膜比较硬实，没有凹陷，或有凹陷但不容易马上恢复；⑤下鼻甲黏膜息肉样变或鼻息肉形成。这些改变以下鼻甲前端或下鼻甲游离缘变化明显。

五、异常图谱

见图 1-5-1，图 1-5-2。

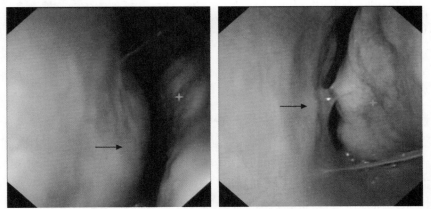

图 1-5-1　左侧鼻腔，黑色箭头示鼻中隔，绿星示下鼻甲后段。图片均是经过充分收缩后所拍，减充血剂鼻腔喷鼻并完成蹲下起立动作 50 个，反复 3 次，前后耗时约 20min，可见鼻黏膜收缩不良，下鼻甲与鼻中隔黏膜水肿肥厚，黏膜失去光泽，呈结节状，下鼻道有黏性涕。符合慢性肥厚性鼻炎的诊断

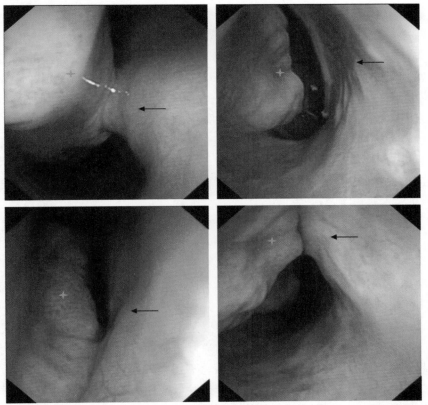

图 1-5-2　左侧鼻腔，下鼻甲肥大，虽经充分收缩，下鼻甲黏膜仍与鼻中隔接触，黏膜收缩不良，结节状，淡紫红色，失去正常光泽，以下鼻甲后段和游离缘为主。诊断为慢性肥厚性鼻炎。黑箭头示鼻中隔，绿星示下鼻甲

第六节　萎缩性鼻炎

萎缩性鼻炎（atrophic rhinitis）是一种发展缓慢的鼻腔慢性炎性疾病，女性较多，大多从青春期开始发病。萎缩性鼻炎的轻症者表现为鼻腔干燥结痂，又称干燥性鼻炎。重症者又称"臭鼻症"。

一、流行病学

萎缩性鼻炎在不同国家和地区发病率差别很大，发达国家已经日益少见，在发展中国家仍然有较高的发病率。在我国该病也已经逐渐少见，但在某些偏远山区和贫困地区仍然可见。一般体格瘦弱的人较健壮的人更容易发病，女性多见。

某些特殊的工作和生活环境下比如高温、干燥、多粉尘等，发病率会升高。

萎缩性鼻炎分为原发性和继发性两种，原发性者目前病因并不十分清楚，继发性者通常都有明确的病因。

1. 原发性　目前普遍认为本病是全身性疾病的一种局部表现，可能与自主神经功能紊乱、内分泌失调、维生素及微量元素缺乏（维生素 A、维生素 B、维生素 D、维生素 E、锌、铁等）、遗传因素等有关。

2. 继发性　①慢性鼻炎、鼻腔肿瘤等行鼻腔手术后鼻甲黏膜切除过多，组织损伤严重，鼻腔宽敞，黏膜纤毛系统的作用减弱。②局部长期受到有害气体或粉尘的刺激，或长期暴露于干燥高温的环境中。③慢性肥厚性鼻炎或慢性鼻窦炎，黏膜受到脓性分泌物的长期刺激，黏膜下纤维组织增生，发生闭塞性血管内膜炎，黏膜的营养发生障碍以至于萎缩。④某些特殊传染病的后遗症，比如梅毒、麻风、结核、天花等。

萎缩性鼻炎按病变程度分为轻型和重型，轻型者鼻黏膜干燥、结痂、上皮变性，称为干燥性鼻炎。重型伴有黏膜和鼻甲骨的萎缩，假复层纤毛柱状上皮变成鳞状上皮。鼻黏膜表面被覆大量脓痂，脓痂中由于臭鼻杆菌及其他腐败菌的感染而味道奇臭。萎缩性病变可向咽腔、喉腔及咽鼓管发展。

二、诊断和鉴别诊断

萎缩性鼻炎的诊断主要依靠鼻黏膜萎缩、嗅觉减退或消失、鼻腔大量脓痂、呼气臭味等症状体征相结合来完成。

1. 临床症状　①鼻及鼻咽部干燥感，主要是由于鼻黏膜萎缩、腺体分泌减少及长期张口呼吸所致。②鼻塞，萎缩性鼻炎所致的鼻塞与肥厚性鼻炎不同，主要是大量脓痂堵塞鼻腔引起，也有鼻黏膜内神经纤维萎缩感觉不到空气通过的原因。③鼻出血，一般出血量不多，主要是由于鼻腔黏膜萎缩变薄，在挖鼻或用力擤鼻清除鼻腔脓痂时鼻黏膜毛细血管损伤所致。④嗅觉障碍。嗅区黏膜萎缩甚至嗅神经发生萎缩，大量脓痂阻挡气味分子到达嗅区黏膜，这些都是导致嗅觉减退甚至消失的原因之一。⑤恶臭味，患者常常自己不能闻到自己的臭味，而周围的人都能闻到。⑥其他症状，如头痛、头晕；侵及咽鼓管时会发生非化脓性中耳炎，出现耳鸣、听力减退等症状；侵及咽喉部会有咽喉不适、声嘶、刺激性干咳等。⑦自幼发病外鼻可有特殊的形状——鞍鼻，表现为鼻梁宽平，鼻尖上方轻度凹陷，前鼻孔扁圆，鼻翼掀起。

2. 体征　查体时轻者仅在下鼻甲、中鼻甲及鼻中隔前端或嗅裂处有少许痂皮，重者整个鼻腔黏膜被覆大量灰绿色脓痂，恶臭味，清除后可见少许积脓，鼻黏膜充血、苍白或有出血点。下鼻甲萎缩变小，鼻腔宽敞，从前鼻孔可以看到鼻咽部，部分患者咽喉部亦有脓痂附着。

三、航空医学考虑

萎缩性鼻炎目前还没有特效治疗办法，病程长，持续加重。通常行局部加全身综合治疗，必要时可行手术治疗，但总体效果欠佳。全身治疗主要是改善个人卫生和环境卫生，加强营养，可大剂量补充维生素 A、维生素 B、维生素 D、维生素 E 及微量元素锌、铁等制剂，部分患者症状或可改善。局部治疗包括温热生理盐水鼻腔冲洗去除痂皮，1%链霉素滴鼻，复方薄荷脑滴鼻液滴鼻，25% 葡萄糖甘油滴鼻等。非手术治疗无效时可以手术治疗，手术目的是缩小鼻腔、降低鼻腔通气量、减少鼻腔水分蒸发、减轻鼻黏膜干燥和结痂形成。手术方式有鼻腔外侧壁内移加固定术、鼻腔黏 - 骨膜下埋藏术及前鼻孔闭合术等。

干燥性鼻炎及重度萎缩性鼻炎患者鼻腔黏膜对空气的防尘、调温、加湿作用消失，在高空飞行环境中空气更加干燥，会使患者症状加重，容易罹患上呼吸道感染，头痛、头晕的全身症状也会使训练效率低下。特有的呼气恶臭味会使同伴有恶劣的心理体验，进而影响患者本身的心理状态，妨碍协作和共同完成任务。

萎缩性鼻炎有向咽喉蔓延的倾向，引起咽喉不适、干咳甚至声嘶，可能影响空中通信。如果向咽鼓管蔓延会发生非化脓性中耳炎，出现耳鸣、听力减退等症状，甚至导致难治性咽鼓管功能不良。

四、技术操作规范

一般在前鼻镜下观察即可确诊，不需收缩鼻腔。①下鼻甲、中鼻甲及鼻中隔前端或嗅裂处有大量干痂，清除后可见黏膜充血、有少许渗血，即可诊断为干燥性鼻炎。判定为不合格。②对于下鼻甲及鼻中隔前端小片干痂，鼻腔黏膜大部正常者，可视为轻度鼻黏膜干燥，应予合格。③整个鼻腔黏膜被覆大量灰绿色脓痂，清除后可见少许积脓，鼻黏膜充血、苍白或有出血点，下鼻甲萎缩变小，鼻腔宽敞，从前鼻孔可以看到鼻咽部，甚至咽喉部亦有脓痂附着；或有恶臭味，即可诊断为萎缩性鼻炎。④笔者注意到很多在近年来体检中见到的萎缩性鼻炎均是行下鼻甲手术后切除了过多黏膜所致。

五、异常图谱

见图 1-6-1。

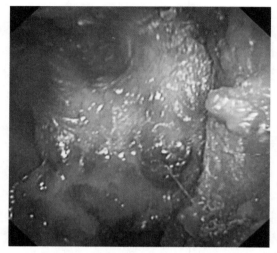

图 1-6-1 该图片显示的为一重度萎缩性鼻炎患者的鼻咽部，表现为鼻咽部大量脓痂。鼻腔表现与此类似

（马晓莉）

第七节　鼻腔粘连和鼻中隔穿孔

鼻腔粘连（nasal adhesions）通常有鼻外伤和鼻腔填塞或手术史，表现为鼻腔黏膜的粘连，包括下鼻甲鼻中隔的粘连、中鼻甲鼻中隔的粘连，以及中鼻甲和鼻腔外侧壁的粘连、筛窦及额隐窝的粘连等。鼻中隔穿孔（perforation of nasal septum）除上述原因外，还有其他一些病因。表现为鼻中隔各个部位各种大小不等的穿孔，左右两侧鼻腔相通。

一、流行病学

鼻腔粘连在内镜下鼻腔手术后的发生率为 6% ～ 7%，在鼻部外伤或因鼻出血行鼻腔填塞后发生率稍低一些。近 10 年来在招飞体检定选阶段因鼻腔粘连淘汰人数占全部因耳鼻喉科疾病淘汰人数的 1% 左右，发生鼻腔粘连者均有鼻腔手术史。

在鼻中隔术后发生鼻中隔穿孔比较常见，发生率各家报道不一，在 4% ～ 5%，跟术者的技术水平、患者的身体状况有一定关系，一旦发生，常引起医疗纠纷。在招飞体检过程中偶尔会有因鼻中隔穿孔而被淘汰的病例，有一部分是鼻中隔术后发生的，也有找不到确切病因的。近年来，由于应征生源紧张，有一部分单纯鼻中隔偏曲而其他各科体检均合格的应征者自愿行鼻中隔矫正术，因此在招飞体检中所能见到的鼻中隔穿孔病例较前增多。

1. 鼻腔粘连发生的病因　①鼻腔术后，各种鼻腔手术都可能导致鼻腔粘连。②鼻腔外伤后。③鼻出血后鼻腔填塞。以上各种原因导致鼻腔黏膜的损伤，甚至鼻腔内感染，肉芽组织增生，黏膜粘连愈合。下鼻甲鼻中隔的粘连主要影响鼻腔通气。中鼻甲周围的粘连及筛窦、额筛隐窝内的粘连会影响鼻窦引流，导致鼻窦炎及鼻息肉复发。

2. 鼻中隔穿孔发生的原因　①外伤，如手术损伤鼻中隔两侧相对应处的黏膜；鼻部严重外伤或鼻中隔的贯穿伤；鼻出血行双侧利特尔区反复烧灼；有挖鼻的不良习惯使鼻中隔两侧黏膜均出现损伤，出现溃疡，日久形成穿孔。②理化因素，某些生产过程中的有害粉尘和气体在呼吸过程中损伤鼻腔黏膜，日久发生溃疡损伤鼻中隔软骨而致穿孔。③感染，普通感染如鼻中隔脓肿；特殊感染如麻风、梅毒、结核、白喉、伤寒等。④肿瘤及恶性肉芽肿等。⑤鼻腔异物或鼻石长期压迫。

二、诊断和鉴别诊断

鼻腔粘连和鼻中隔穿孔诊断主要依赖体格检查所见，结合病史，主要是外伤手术史及相应症状。

鼻腔粘连主要症状是鼻腔牵拉感影响鼻腔通气，中鼻道及筛窦的粘连影响鼻窦引流，出现鼻窦炎的症状。查体时见下鼻甲鼻中隔、中鼻甲鼻中隔、中鼻甲与鼻腔外侧壁或筛窦术腔内粘连带形成。

鼻中隔穿孔的症状主要是感觉鼻腔干燥，易结干痂，头痛，鼻塞，清除干痂后容易有少量鼻出血。症状类似于萎缩性鼻炎。穿孔大者影响嗅觉。位于鼻腔前部的小穿孔在呼吸时会有吹哨音。

三、航空医学考虑

鼻腔粘连在前鼻镜检查时即可发现，治疗需手术分离，细小的下鼻甲鼻中隔粘连在门诊即可进行，大面积的粘连或伴有鼻腔狭窄的粘连需住院手术处理，术后加强换药观察多可治愈。

鼻中隔穿孔治疗上要去除病因，较大的穿孔及有症状的穿孔可行手术治疗。但手术修补穿孔成功率较低，通常不足 50%。

鼻腔粘连主要是引起患者鼻腔牵拉感，粘连面积较大时会有鼻塞，分离手术后需要反复换药复查，影响训练。中鼻甲与鼻腔外侧壁的粘连影响鼻窦引流，且多为鼻窦手术后引起，治疗起来更为麻烦，住院、复查、换药的时间更长，且飞行院校及基层飞行部队的医疗条件仍不满意，很难完成治疗，影响训练任务的完成。

鼻中隔穿孔导致的鼻腔干燥、结痂、出血、嗅觉减退，患者反复就诊会大大降低训练和工作效率。在飞行环境下，空气干燥，这些症状会更加严重。鼻中隔大穿孔使呼吸区黏膜面积大大减少，鼻腔黏膜调温、保湿、清洁作用降低，鼻腔对下呼吸道的屏障保护作用减弱，罹患上呼吸道感染概率大大增加，因此鼻中隔穿孔对任务执行效率的实际影响是未知的。鼻中隔前段的小穿孔产生的噪声会分散飞行人员的注意力，带来潜在的风险。统计空军总医院耳鼻喉科住院飞行人员疾病谱，有 1 例因鼻中隔术后鼻中隔穿孔而最终导致永久停飞。

四、技术操作规范

鼻腔粘连和鼻中隔穿孔在体检中都容易被发现，鼻腔粘连需在充分收缩鼻腔后检查鼻腔，避免收缩不完全掩盖粘连部位。鼻中隔小穿孔常被覆干痂，在观察前应清除所有干痂，仔细观察，避免遗漏细小的穿孔。鼻腔粘连和鼻中隔穿孔均应从严结论。

五、异常图谱

见图 1-7-1 ～ 图 1-7-12。

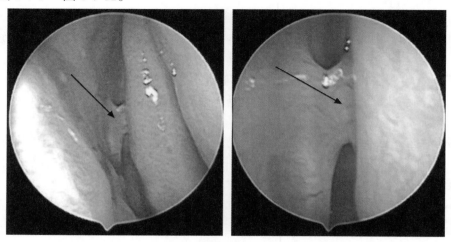

图 1-7-1　右侧中鼻甲鼻腔外侧壁粘连，否认鼻腔外伤史及手术史

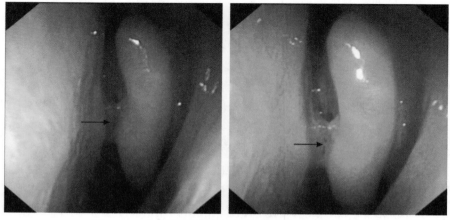

图 1-7-2　左侧中鼻甲鼻中隔粘连，有鼻中隔手术史

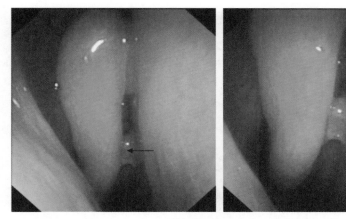

图 1-7-3 右侧中鼻甲鼻中隔粘连，有鼻中隔手术史

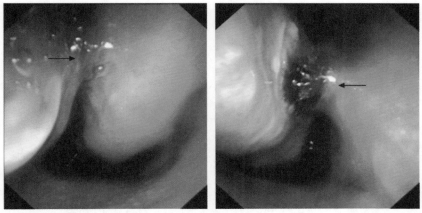

图 1-7-4 同一应征者的双侧下鼻甲鼻中隔粘连，鼻中隔术后 1 个月，下鼻甲黏膜仍水肿，干痂尚未完全脱落，术后恢复不良

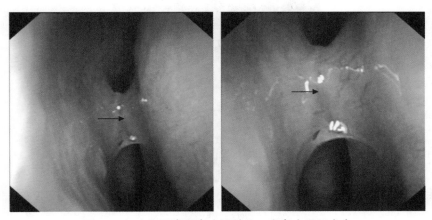

图 1-7-5 右侧下鼻甲鼻中隔粘连，有鼻中隔手术史

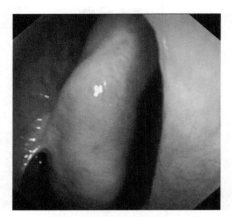

图 1-7-6　右侧中鼻甲鼻腔外侧壁粘连，有鼻中隔手术史

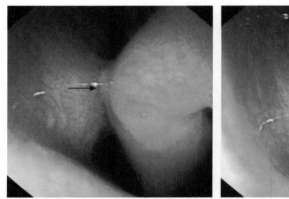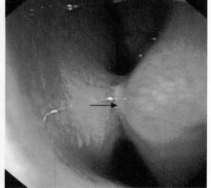

图 1-7-7　左侧鼻腔下鼻甲鼻中隔粘连，有鼻中隔手术史

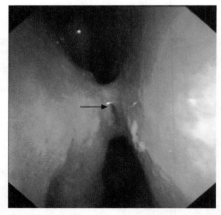

图 1-7-8　右侧下鼻甲鼻中隔粘连，有鼻中隔手术史，粘连带表面有少量清涕，如果没有充分收缩鼻腔
容易漏诊

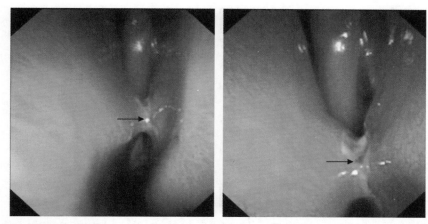

图 1-7-9 左侧下鼻甲鼻中隔粘连，粘连处鼻中隔有小棘，粘连处即为鼻中隔偏曲处。有鼻中隔手术史，鼻中隔矫正效果欠佳，术后换药不及时均为粘连原因

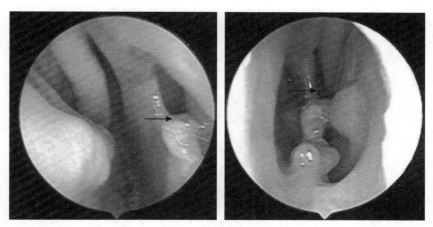

图 1-7-10 鼻中隔大穿孔，可见穿孔边缘仍有糜烂。该应征者无手术史及外伤史，否认刺激性气体和粉尘吸入史

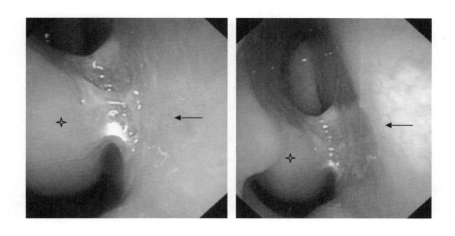

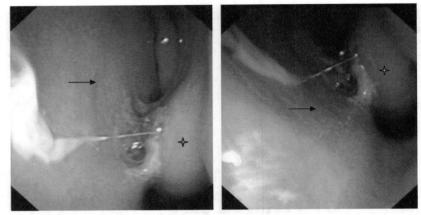

图 1-7-11　该图为同一应征者的双侧鼻腔，鼻中隔术后 10d，术后换药一次，双侧下鼻甲鼻中隔粘连，粘连面积较大，不能判断最终治疗结果。该个例提醒我们部分需要行鼻中隔手术的应征者应在高考前进行手术，这样有充分的治疗和观察时间，便于判断预后

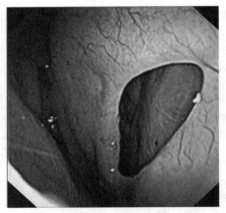

图 1-7-12　鼻中隔穿孔，有鼻中隔手术史

（马晓莉　王　骁）

第八节　鼻　出　血

鼻出血（epistaxis，nosebleed）是一个常见症状，可以由鼻腔疾病引起，也可能是由全身疾病引起的。出血量多少不一，可以间断反复出血，也可以持续大量出血。

一、流行病学

几乎每个人一生中都发生过鼻出血，有的鼻出血非常轻微，甚至都不曾就医，而有的鼻出血非常严重，可以发生休克甚至危及生命。临床上常见的持续大量的鼻出血就诊后需要迅速止血，并与间断反复的鼻出血一样，需要查明鼻出血的病因。一般小儿及青少年的鼻出血通常位于鼻腔前部，即鼻中隔前下部利特尔区（Little area），此处黏膜血管丰富、吻合支多，易受外伤和干燥空气刺激，容易出血。而中老年人鼻出血通常发生在鼻腔后部。在招飞体检过程中，鼻出血的淘汰率并不高，并不是因为反复鼻出血的发生率低，而是因为从前来体检的应征者获取真实的病史并不容易，由于社会心理因素的影响，有的人会故意隐瞒病史，有的人会故意编造病史，这就需要仔细询问细节，结合实际体格检查所见稳妥地做出结论。

鼻出血的病因复杂多样，大致可以分为局部因素和全身因素，另外在临床上还会碰到一部分鼻出血患者，并不能找到明确的病因，而且鼻出血被控制后也没有再发生鼻出血，这类鼻出血被称为特发性鼻出血，这类病例也占相当一部分。

1. 局部因素　一般鼻腔局部原因引起的鼻出血通常限于一侧鼻腔。①鼻部外伤如鼻骨骨折、鼻腔、鼻窦的手术和外伤都可引起鼻出血，挖鼻、剧烈咳嗽、鼻饲管损伤鼻腔黏膜也可导致鼻出血。②鼻中隔偏曲的突出面黏膜和鼻中隔穿孔的边缘黏膜干燥结痂，容易出血。③鼻腔、鼻窦和鼻咽部的肿瘤，如鼻中隔毛细血管瘤、鼻咽纤维血管瘤、出血性息肉、鼻腔鼻窦的恶性肿瘤都是常见的易导致鼻腔出血的肿瘤。④急慢性鼻炎和鼻腔特殊传染病如结核、狼疮、麻风等。⑤鼻腔异物。⑥急、慢性鼻窦炎。⑦变应性鼻炎。⑧高原环境或由潮湿地区初换到干燥地区，不适应干燥气候。

2. 全身因素　全身性因素引起的鼻出血通常为双侧的，鼻出血常为某些全身性疾病的首发症状。①急性发热性传染病，如流行性感冒、上呼吸道感染、麻疹、斑疹伤寒、伤寒、疟疾、猩红热、流行性出血热等。②心血管系统的疾病，如高血压、动脉硬化等；在航空、登山、潜水等情况下，气压急剧变化，会因为一过性血压过高而发生鼻出血。还有一些静脉压升高的疾病如肺气肿、肺源性心脏病、充血性心力衰竭等也会导致鼻出血。③血液病，如各种白血病、血友病、再生障碍性贫血等。④慢性肝肾疾病，如肝硬化、尿毒症等。⑤营养障碍或维生素缺乏，如缺乏维生素 C、维生素 P、维生素 K、维生素 B_2、钙等。⑥各种重金属中毒，服用抗凝血药物时间过长或用量过大，患者凝血功能发生障碍。⑦内分泌失调，如女性月经期、绝经期或妊娠后期，可能因内分泌变化使毛细血管脆性增加。

二、诊断和鉴别诊断

临床上鼻出血诊断容易，为症状性诊断。鼻出血即是临床表现，但对于鼻出血应仔细询问首先出血的侧别、出血量、出血速度及出血时间等，还应询问有无伴发症状及自觉出血原因，既往是否有过鼻出血，是否有全身性的疾病等，以此来判断出血的原因并采取相应的检查治疗措施，排除全身性的疾病。

在招飞体检鼻腔检查过程中也偶尔会发生现场鼻出血，但是大部分出血量不大，很快自止，主要需要排除全身性疾病及鼻腔、鼻窦、鼻咽良恶性肿瘤导致的鼻出血。

三、航空医学考虑

鼻出血的治疗措施多样，一般来说按照以下的方法处理：①及时止血，常用前鼻孔填塞术和后鼻孔填塞术，止血作用确实可靠；也可用烧灼法、冷冻法等。②去除病因，针对引起鼻出血的原发病采取相应的治疗措施。③对于出血剧烈发生休克者要及时抗休克、补液补血治疗。④对于非手术治疗无效的鼻出血可根据出血部位采用颈外动脉结扎术、筛动脉结扎术、上唇动脉结扎术及各种血管栓塞术。

有一部人鼻出血没有明确病因，也就没有针对性的治疗，容易反复发生鼻出血。长期反复鼻出血影响训练和飞行，尤其在高空气压剧烈变化的情况下，血压有可能突然升高，更易发生鼻出血。飞行活动空间跨度大，空气湿度也会发生剧烈变化，鼻黏膜干燥结痂出血更为常见。鼻出血在飞行中一旦突然发生，会分散飞行员的注意力。部分不明原因的鼻出血出血剧烈，短时间内大量失血，常不能自止，可在半小时内进入失血性休克状态，严重危及飞行安全、甚至导致飞行事故发生。

四、技术操作规范

在招飞体检中鼻出血的判定主要依靠病史调查。目前在我国并不能实现医疗数据共享，因此病史调查常常因应征者的主观因素而缺少客观性。即便如此，在体检过程中也应结合鼻腔检查情况仔细询问，包括出血次数、出血量的多少、出血的诱因等。青少年鼻出血通常为利特尔区黏膜出血所致，少数为鼻腔其他疾病或全身性疾病所致。对于前者可结合鼻中隔和利特尔区黏膜情况综合判定，对于非利特尔区出血可结合鼻内镜检查及鼻窦影像学检查结果综合判定。

反复鼻出血应该从严掌握。在实际操作中，对于反复鼻出血的判定遵循以下原则：①每月出血 3～4 次，每次出血量较多；②近期内，每周鼻出血 1～2 次，鼻腔各项检查未见异常，鼻出血原因不明；③鼻出血病史伴有明显的利特尔区黏膜出血倾向如黏膜糜烂或利特尔区锐性鼻中隔棘突等。

在美军的招飞体检标准中对于慢性、复发性的鼻出血是这样界定的：即超过 3 个月每周超过一次的鲜红性鼻出血。与我们在实际操作中的方法相仿。但是在美国病史调查可以依据医疗数据的共享来进行，每一个人从出生起的就医及体检情况都有记录，因此更客观也更容易。

五、异常图谱

见图 1-8-1。

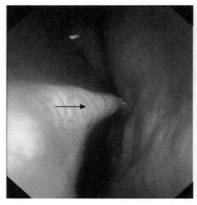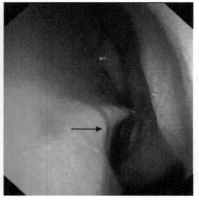

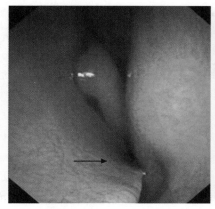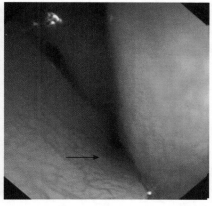

图 1-8-1　鼻中隔左侧长嵴突，从鼻腔前段延伸到鼻腔后段，与下鼻甲接触面积大，下鼻甲上有明显的挤压切迹。从第二张照片可见嵴突前缘有出血点，位于鼻腔前段的偏曲之嵴突或棘突前缘黏膜张力高，呼吸时受气流冲击较大，黏膜易糜烂出血，这也常是鼻出血反复发生的原因之一。高空环境下空气更加干燥，也就更容易发生鼻出血。追问病史，该应征者有反复鼻出血史，结合鼻中隔偏曲及反复鼻出血，结论应该从严把握

第九节　鼻腔及鼻窦囊肿

发生于鼻周、鼻腔、鼻窦的囊肿种类众多，按照发生部位的不同可以分为以下五大类：①发生于鼻窦的囊肿包括鼻窦黏液囊肿、鼻窦浆液囊肿、鼻窦气囊肿；②面裂囊肿，主要为胚胎发育过程中各突起融合处的上皮残余，以后发展为囊肿（包括鼻前庭囊肿、球状上颌囊肿、鼻腭囊肿和正中囊肿）；③牙源性囊肿，包括上颌窦含牙囊肿和根尖周囊肿；④皮样囊肿；⑤家族性巨颌症，是一种少见的家族性多灶性囊性疾病，表现为对称性颌骨膨隆，常表现为方形脸，在 X 线检查或 CT 检查时可见上下颌骨内广泛分布的透亮区，对称存在。

一、流行病学

临床上最常见的是鼻窦黏膜囊肿和鼻窦黏液囊肿。目前国内外确切的大样本的流行病学资料不多，有学者报道在某三级甲等医院鼻窦 CT 扫描结果统计资料显示，鼻窦囊肿检出率在 14% 左右，低于鼻窦炎 - 鼻息肉 50% 的鼻窦 CT 检出率，表明在鼻科疾病中，鼻窦囊肿也是较为常见的疾病。

鼻窦黏液囊肿多发生于筛窦，其次为额窦，发生于上颌窦者较少，原发于蝶窦者极为少见。多见于青年及中年人，单侧多见，囊肿增大时可以累及其他鼻窦。发生原因大多认为是鼻窦自然开口完全堵塞，窦内分泌物潴留，窦内渗透压升高，导致窦内压力进一步升高，进而压迫骨壁，骨壁中破骨细胞在各种炎性因子作用下破坏骨壁，一旦感染成为脓囊肿，破坏性更大。

鼻窦黏膜囊肿可发生于任何鼻窦内，但是更多见于上颌窦内，尤其在上颌窦的底壁和内侧壁。鼻窦黏膜囊肿因黏液腺阻塞，腺体分泌物潴留所引起者称为黏液潴留囊肿或黏膜下囊肿，囊壁为黏液腺管的上皮，囊中有浑浊黏液；另一种情况是由于炎症或变态反应，毛细血管内渗出的浆液潴留于黏膜下结缔组织内，此类囊肿无明显上皮，称作浆液性囊肿。

二、诊断和鉴别诊断

鼻窦黏液囊肿起病比较隐袭，早期无任何症状，随着囊肿不断增大，可以出现眼部症状包括眼位变化、眼球运动障碍、眼痛、眼部感觉异常以至于出现眶尖综合征；面部膨隆；反复间断鼻腔流出黏液后前述症状减轻；囊肿进一步长大，甚至可以出现头痛、恶心等颅内受累的症状。鼻腔检查可见中鼻道内被覆黏膜的隆起肿块，中鼻甲和筛泡被推向内侧。X 线检查及 CT 检查可以协助诊断并明确病变位置和范围，为判断预后提供依据，大多表现为边缘光滑的类圆形阴影，且筛窦和额窦内多见，囊壁均匀细薄稍高密度。

鼻窦黏膜囊肿大多没有明显症状，偶有头痛或上列牙痛，鼻腔间断流出黄色半透明液体。大多在X线拍片或CT检查时偶然发现。多表现为边缘清楚的半月形阴影，边缘光滑，密度均匀，上颌窦内多见，多在底壁和内侧壁。

三、航空医学考虑

鼻窦黏液囊肿破坏性强，起病隐袭，通常发现的时候已经产生骨质破坏，一旦破坏骨壁则病变发展迅速，很容易产生严重的并发症。囊肿堵塞窦口，影响鼻窦气压功能。蝶窦的囊肿向前发展，压迫咽鼓管咽口，影响耳气压功能。该病没有有效的药物治疗，应尽早采取手术治疗，目前多采用鼻内镜下彻底切除囊肿的手术方式，术后随访复查至少 3 个月。治疗及随访时间长，影响训练及工作任务的完成。

鼻窦黏膜囊肿多发生于上颌窦，不破坏骨壁，一般危害较小。但是较大的、位于上颌窦内侧壁的囊肿堵塞窦口，窦口变小，影响窦口通气和引流功能，在飞行环境中窦内外压力不能快速达到平衡，容易引起气压损伤性鼻窦炎，出现剧烈的头痛、眼痛甚至面色苍白、出冷汗以致于一过性意识模糊，导致空中失能，引发飞行事故。而较小的、位于上颌窦底壁的囊肿，不伴发鼻窦炎症，没有症状，一般不需治疗，对飞行也没有影响。

四、技术操作规范

招飞体检过程中并不会常规进行鼻窦 X 线及鼻窦 CT 检查，因此鼻窦囊肿的检出率和淘汰率并不高。但是在常规鼻腔检查时有中鼻道分泌物或窦口鼻道复合体结构欠佳时会考虑进行上述影像学检查。

对于鼻窦囊肿的结论我们遵循以下的原则：①鼻腔检查已经见到中鼻道内被覆黏膜的隆起肿块，中鼻甲和筛泡被推向内侧，考虑鼻窦黏液囊肿可能性大，可在影像学检查证实后从严予以结论。②影像学检查发现位于筛窦、额窦及蝶窦的囊肿，考虑治疗周期长，影响训练及飞行任务的完成，均从严予以结论。③ CT 检查发现位于上颌窦内的囊肿，上颌窦囊肿大小以不超过上颌窦容积的 1/3 为界。无症状的、较小的、位于底壁的囊肿，予以从宽结论；有头痛和（或）上列牙痛等症状的、较大的、位于内侧壁的囊肿，从严予以结论。

五、异常图谱

见图 1-9-1 ～图 1-9-5。

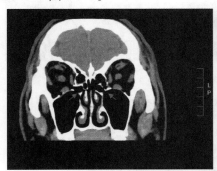
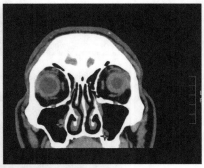
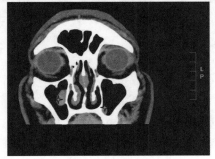

图 1-9-1　该图显示的是上颌窦囊肿，绿星示上颌窦内囊肿，囊肿体积小，均位于上颌窦底壁或内侧壁，蓝箭头示上颌窦口，见上颌窦口通畅。没有明显的鼻窦炎症

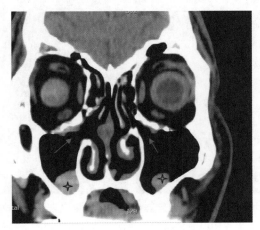

图 1-9-2　图中绿星所示为双侧上颌窦底壁的小囊肿，箭头所示为上颌窦开口，可见窦口通畅，没有明显的鼻窦炎症

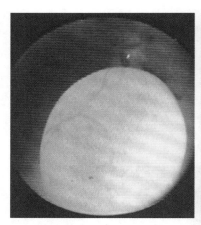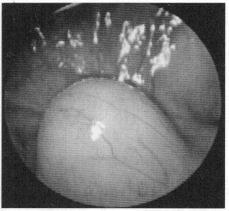

图 1-9-3　这两张图片显示的是术中所见上颌窦内囊肿，可见表面光滑，半透明，向窦腔内膨胀性生长

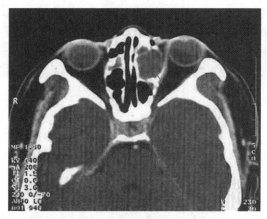

图 1-9-4　左侧筛窦囊肿，显示筛窦气房内无强化的囊性病灶，骨质膨胀变薄，病变突向左眼眶，压迫
左侧内直肌

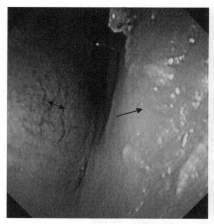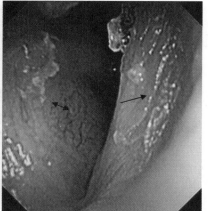

图 1-9-5　右侧鼻前庭囊肿，为胚胎发育期各突起连合处残留上皮发育而来。年轻人较多见。手术完整切除，
术后 1 个月复查鼻腔切口愈合良好。双箭头示鼻前庭囊肿，单箭头示鼻中隔

第十节　鼻腔鼻窦常见肿瘤

　　鼻腔鼻窦肿瘤依性质分为良性肿瘤及恶性肿瘤。鼻腔肿瘤种类繁多，各种不同组织来源、发生于鼻腔鼻窦不同部位的肿瘤表现不尽相同。常见的鼻腔鼻窦良性肿瘤包括血管瘤、乳头状瘤、骨瘤、纤维瘤、软骨瘤、浆细胞瘤、脑膜瘤、成釉细胞瘤、错构瘤、圆柱瘤等。鼻腔鼻窦恶性肿瘤发生在外鼻的有基底细胞癌、鳞状细胞癌和恶性黑素瘤，发生在鼻腔鼻窦的恶性肿瘤以鳞状细胞癌为主，还有腺癌、未分化癌、各种肉瘤等。

一、流行病学

　　血管瘤（angioma，hemangioma）在鼻腔鼻窦良性肿瘤中发病率占首位，男性较女性多见，30～50岁为发病高峰期。大多认为是血管发育过程中血管发育障碍或畸形所致的错构瘤，病因可能与慢性炎症、外伤、内分泌等有关系。病理分型分为毛细血管瘤、海绵状血管瘤、静脉血管瘤、良性血管内皮瘤、血管球瘤。鼻腔血管瘤最常见的发生部位是鼻中隔。

　　乳头状瘤（papilloma）在鼻腔鼻窦良性肿瘤里发病率仅次于血管瘤，多发生于中年，男性较多，占鼻腔肿瘤的0.4%～4.7%。发生于鼻前庭者，大多单发，桑葚状，质地较硬，其病理及性质与发生于其他部位皮肤的乳头状瘤相似。发生于鼻腔鼻窦的乳头状瘤，以鼻腔鼻窦同时受累为多见，其次是单发于鼻腔外侧壁，第三种情况是单发于鼻窦。受累的鼻窦以上颌窦为最多，其次为筛窦，额窦及蝶窦极少见。临床上常称为鼻腔鼻窦内翻性乳头状瘤。本病病因复杂，据称与病毒感染、炎症刺激、上皮化生、变态反应、有毒气体刺激等都有一定关系。容易复发及恶变成癌。

　　骨瘤（osteoma）发病率约为1%，但实际上因该病常无症状，因而就诊的患者不多，就诊率低于前两种鼻腔良性肿瘤。常见于20～40岁的年轻人，好发于额窦，其次为筛窦，上颌窦很少，蝶窦最少。骨瘤开始于青年时期，到成年后部分患者停止生长。除非肿瘤不断增大引起畸形，一般均无症状，常于头部影像检查时偶然发现。肿瘤在窦内可单发或多发，有蒂或广基，生长缓慢，呈球形或结节型。也有骨瘤在窦腔内自行脱落形成"死骨瘤"。

　　纤维瘤（fibroma）多发生于青年，生长极慢，发生于鼻窦者，常常存在多年而不自知。发生于鼻腔者常见中鼻甲，发生于中鼻甲后端者可突向鼻咽部。亦可见于鼻中隔、鼻腔底、筛窦及上颌窦。纤维瘤病（fibromatosis）是局部进展性纤维组织肿瘤样增生病变，局部常浸润到周围组织，一般不转移。

　　成釉细胞瘤（ameloblastoma）多发生于青壮年，是最常见的牙源性肿瘤，男性多见，20%发生于上颌骨，80%发生于下颌骨。成釉细胞瘤占所有青少年颌骨囊性病变的30.11%。发生于上颌骨者可侵入上颌窦，可以破坏上颌窦各壁，尤其是前壁。肿瘤含有大小不等的囊腔，可以是单囊、多囊或蜂窝型，以多囊为多见。囊内含有淡黄色或血性囊液，有的囊腔内含有完整牙齿。成釉细胞瘤生长缓慢，早期无症状，肿瘤逐渐长大，压迫周围骨质，出现肿瘤压迫症状。

鼻腔鼻窦恶性肿瘤发病率各家统计不完全相同。天津肿瘤医院 1954～1984 年对该院住院患者的统计资料显示鼻及鼻窦肿瘤占头颈肿瘤的 11.9%，占全身恶性肿瘤的 1%～2%，男女发病率之比为（1.5～3）：1，男性多发。关于原发部位统计结果各家并不完全相同。1983 年上海医科大学眼耳鼻喉医院对 2014 例鼻及鼻窦的恶性肿瘤统计资料显示，原发于鼻腔者占 55.3%，原发于上颌窦者占 34.6%，筛窦占 4.4%，额窦占 1.2%，蝶窦占 0.4%，外鼻占 4.1%。而 1959 年北京协和医院统计 35 年中鼻及鼻窦恶性肿瘤 539 例，原发于上颌窦者 217 例（40.3%），占全身恶性肿瘤的 1.2%，鼻腔者有 89 例（16.5%）；其他鼻窦者 25 例（4.6%），外鼻者 5 例（0.93%），其余 203 例原发部位不明。事实上，鼻腔鼻窦恶性肿瘤症状不典型，在就诊时通常已经偏于晚期，很难区分原发于鼻腔还是原发于鼻窦，且两者在病因、病理类型、治疗上相似，因此常将两者合并在一起讨论。一般来说，普遍认为良性肿瘤多原发于鼻腔，恶性肿瘤多原发于鼻窦。鼻窦恶性肿瘤中 60%～80% 原发于上颌窦，其次为筛窦，额窦很少，发生于蝶窦者罕见。

发生于外鼻的恶性肿瘤多为原发性的，多见于 40 岁以上的中老年人，最常见的为基底细胞癌，该病恶性程度低，很少转移，易于发现，预后较好，但治疗后可遗留外鼻畸形。

恶性黑素瘤更多发生于皮肤，发生于黏膜者少见，恶性度高，复发率高，预后不良。原发性鼻腔黏膜恶性黑素瘤极其少见，所占比例不足全身恶性黑素瘤的 1%。在耳鼻咽喉病病例中，发病年龄段多为 40～70 岁，常发生于鼻腔，尤其是鼻中隔及中下鼻甲，多为单侧；其次为鼻腔和鼻窦联合发生，肿瘤大时可累及多个鼻窦。25%～40% 的恶性黑素瘤有色素疾病史。

发生于鼻及鼻窦的恶性肿瘤比较常见，占耳鼻咽喉恶性肿瘤的 21%～49%。在北方发病率仅低于喉癌，在南方低于鼻咽癌，北方多见。癌和肉瘤的比率约为 8.5：1，男性多于女性，癌肿绝大多数发病年龄为 40～60 岁，肉瘤多见于青年人及儿童。鼻腔鼻窦恶性肿瘤中癌约占 70%，多发生于上颌窦；其次为腺癌和腺样囊性癌，多发于筛窦；肉瘤可以起源于黏膜、骨膜、软骨、脉管、骨或肌肉组织，占鼻及鼻窦恶性肿瘤的 10%～20%，好发于鼻腔和上颌窦，肉瘤中以恶性淋巴瘤最多。鼻腔鼻窦恶性肿瘤有以下共同特点：①多为原发肿瘤，极少为其他部位肿瘤转移而来；②起病隐袭，尤其原发于鼻窦者，又常伴有鼻窦炎症，很难早期发现；③鼻腔鼻窦毗邻眼眶、颅脑，肿瘤发展到晚期，向邻近组织扩散，有时难以判断原发部位，治疗比较棘手，预后不良。

二、诊断和鉴别诊断

鼻部血管瘤以鼻出血为主要症状，常为反复小量出血，也可涕中带血，偶有出血量大者。肿瘤逐渐长大，可出现鼻塞及压迫症状。查体时在鼻腔底或鼻中隔或鼻甲上可见带蒂或广基新生物，暗红色，表面可有出血，表面光滑，或呈桑葚状。发生在鼻窦者有时可见中鼻道息肉样物或中鼻道有血迹，如果误为鼻息肉摘除可引起大出血。术前不宜活检，以免引起严重出血。对于反复发生鼻出血而鼻腔检查未见明确出血点，应行鼻窦 CT 检查及鼻窦内镜检查，对于鼻窦血管瘤最后确诊常需手术探查和术后病理证实。治疗上可行局部切除术，术中根部电灼或激光烧灼。位于鼻窦的较大血管瘤可行鼻窦探查根治术。

鼻前庭乳头状瘤表面不平，呈桑葚状，质地较硬。其病理及性质与发生于其他部位皮肤的乳头状瘤相似，最终确诊依靠病理诊断。老年患者有恶变倾向。治疗上行局部完整切除。

鼻腔鼻窦内翻性乳头状瘤表现为鼻腔鼻窦的肿块，伴有流涕，可以有涕中带血，也可以有嗅觉障碍和头痛。查体可见肿瘤外观呈息肉样，表面不平，质地较硬，易出血。外观极似鼻息肉，容易误诊。CT 检查可见单侧发病，窦壁骨质可有破坏，可有窦口扩大。确诊依赖于病理检查。肿瘤切除后容易复发，反复复发及老年患者容易恶变，手术应尽量做到彻底清除病变组织，对其浸润组织及周围正常组织应切除足够的安全界。

骨瘤若局限于鼻窦内常无任何症状，常在 X 线检查或 CT 检查时意外发现。骨瘤持续增大，可以出现局部隆起，向眶内或颅脑发展可引起压迫症状，出现头痛、恶心、呕吐、复视、眼球移位等症状。额窦骨瘤阻塞鼻额管，可严重妨碍额窦通气引流，引起额窦炎症。诊断主要依赖于影像学检查，X 线检查可见圆形高密度影，CT 检查可进一步明确肿瘤范围。对于成人较小的骨瘤且无症状者可予以定期观察，不需急于手术治疗。筛窦的骨瘤及额窦后壁的骨瘤应尽早手术。手术方式应尽量采取保护面容的术式。

鼻腔纤维瘤多发生于青年，表现为进行性鼻塞，查体见肿物被覆黏膜，色红或灰白，触之稍硬，不易出血。肿瘤压迫骨质可致骨质吸收引起变形，出现压迫症状。确诊依靠术后病理检查。一般边界清楚，手术可以完整切除，切除范围应稍广泛。

成釉细胞瘤早期可无任何症状，肿瘤逐渐增大压迫周围骨质，发病早期患者多无自觉症状，随着病程发展，会出现局部的颌骨膨隆、继发感染、疼痛等继发症状，从而引起患者重视。或侵入上颌窦、眼眶、鼻腔、口腔出现各种症状。如面部畸形、鼻塞、鼻出血、流涕、眼球移位、流泪、突眼、咀嚼及发声障碍等。本瘤可以发生恶性变。X 线片或 CT 扫描可见囊肿或蜂房样阴影，边缘不整齐，阴影内可含牙齿。应与牙源性囊肿如鼻窦含牙囊肿或根尖周囊肿相鉴别。

恶性黑素瘤好发于 50 岁以上男性，有皮肤黏膜色素病病史。就诊时病程一般不超过 1 年，主要症状为鼻塞、涕中带血、头痛。肿瘤多为黑色或紫褐色，多呈结节状或菜花状，亦有淡红色表面光滑如息肉状，触之易出血。一般不主张术前活检，因活检有促进肿瘤细胞迅速扩散的可能。手术采用局部广泛切除，术后可辅以放化疗。平均存活时间为 1 年 6 个月。

鼻腔鼻窦恶性肿瘤早期确诊困难，凡出现一侧进行性鼻塞、经常有鼻出血和涕中带血，尤其 40 岁以上者，应高度怀疑。前鼻镜检查可见鼻腔肿物呈菜花状，表面溃疡坏死，容易出血，还应仔细观察中鼻甲、下鼻甲是否向内推移，鼻顶是否有塌陷，中鼻道是否有血迹、新生物或息肉。通过 CT 和 MRI 进一步了解病变范围，一般恶性肿瘤常伴有窦壁骨质破坏，向周围组织侵袭性生长。最后确诊依赖于内镜下活体组织病理诊断结果。应与鼻窦良性真菌病和鼻窦良性出血性疾病如血管瘤、出血坏死性息肉、坏死性上颌窦炎等相鉴别。

三、航空医学考虑

鼻部血管瘤易引起反复的鼻出血，有时甚至是非常严重的大出血，飞行环境下气压变化剧烈，空气湿度低，更容易加重鼻出血，影响飞行安全甚至引发飞行事故。

鼻前庭乳头状瘤比较常见，发展缓慢，较易手术切除，大部分对飞行没有影响。但是鼻前庭较大的乳头状瘤，影响通气，且手术后由于皮肤缺损面积大，有导致鼻前庭畸形愈合的可能，进而引起鼻前庭狭窄，此种畸形矫治起来也比较困难，影响外观及鼻腔通气。

鼻腔鼻窦内翻性乳头状瘤虽为良性肿瘤，但是切除后容易复发，采用的手术方式不同，复发率也不尽相同，在 10% ～ 50%。反复复发容易恶变，恶变率在 10% 左右。治疗比较复杂，对鼻窦周围骨质有破坏，可引起复视及颅内症状，不适合飞行。

鼻部纤维瘤彻底切除后不易复发，但是发生于中鼻甲后端者可突向鼻咽部，影响耳气压功能，发生于鼻窦者可以堵塞窦口，影响鼻窦气压功能。肿瘤逐渐生长，还可以出现局部变形及邻近器官受累症状，如眼球移位、面部膨隆、牙槽变形等。

成釉细胞瘤虽为良性，但局部破坏力强，手术切除如果不彻底容易复发，反复复发可以恶性变。肿瘤本身向眶内、鼻腔、口腔、颅内浸润，可以出现严重的邻近器官受累症状。治疗上具有不确定性，不但影响训练及工作效率，出现眶内、颅内症状时，会致永久停飞。

鼻腔鼻窦恶性肿瘤包括恶性黑素瘤在内，一般发现时均已到晚期，侵及周围毗邻部位如眼眶、牙槽突、硬腭、面颊、翼腭窝、颞下窝、颅内，会产生一系列复杂而严重的症状。还可以向全身其他部位转移，使治疗更为棘手。治疗效果差，5 年生存率不足 50%。飞行人员罹患鼻腔鼻窦恶性肿瘤，均很难重新恢复飞行。

四、技术操作规范

鼻腔鼻窦肿瘤在招飞体检中偶有遇到，体检过程中仔细检查大多不会遗漏。

（一）病史采集

鼻腔鼻窦肿瘤无特异型症状，应仔细询问病史，尤其鼻出血史、鼻腔通气情况等。

（二）前、后鼻镜检查

在招飞体检中常规行前鼻镜检查，必须在减充血剂充分收缩 5min 后仔细观察。按照下鼻甲、下鼻道、中鼻甲、中鼻道、嗅裂的顺序，对鼻腔的整体结构全面检查，尤其注意鼻腔是否有血迹，中鼻道是否有息肉或新生物，鼻腔外侧壁是否向内侧移位，鼻顶是否有塌陷。大多数应征者通过充分收缩鼻腔可以直接看到后鼻孔，即便如此，也应常规行后鼻镜检查，以免遗漏后鼻孔及鼻咽部的病变。

（三）鼻内镜或纤维鼻咽镜检查

在见到可疑出血、息肉或新生物时，应进一步在内镜下观察肿瘤的大小、原发部位、形状、窦口的开口情况等。

（四）X 线片

X 线片对于鼻腔鼻窦肿瘤的诊断有一定意义，尤其骨瘤、成釉细胞瘤等通常在 X 线检查下即可明确诊断。

（五）CT 扫描及 MRI 检查

CT 检查可以更清晰地显示肿瘤大小、形态、周围骨质破坏情况、侵犯范围，还可以进行三维重建，立体显示肿瘤的整体状况。MRI 检查可以更清晰地显示软组织受累情况，如眶内、颅内受侵犯的情况及肿瘤和周围大血管的关系。

（六）病理学检查

通常我们在招飞体检过程中不具备活检及病理学检查的条件，有些不能明确诊断的病例，可以建议应征者到三级甲等医院检查治疗，并在最终治疗结束后携带全部病历资料包括病理检查结果再来做体检结论。

在鼻腔鼻窦肿瘤中，较小的无症状的鼻前庭乳头状瘤可以从轻掌握；鼻腔的血管瘤、纤维瘤在治疗后 1 个月复查完全恢复正常，无鼻腔粘连及鼻中隔穿孔等并发症、鼻腔结构正常可以从轻掌握。鼻腔鼻窦内翻性乳头状瘤、成釉细胞瘤有恶变倾向，需从重掌握。鼻窦内良性肿瘤有可能影响鼻窦气压功能且治疗复杂、治疗周期长，均应从重掌握。鼻腔鼻窦恶性肿瘤均应从重掌握。

五、异常图谱

鼻腔鼻窦肿瘤在招飞体检时遇到的比较少，本节所展示的图片大部分来源于临床资料（图 1-10-1 ～图 1-10-8）。

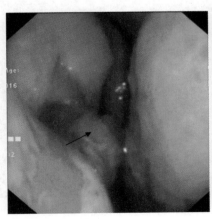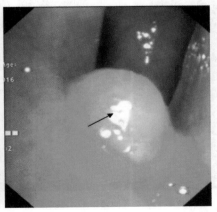

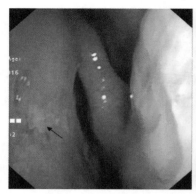
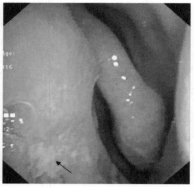

图 1-10-1　鼻中隔血管瘤，上列图为术前检查所见，鼻中隔左侧前上部肿物（箭头所示），基底直径约 **0.5cm**，表面不平，淡红色，桑葚状，触碰容易出血。患者症状主要是反复左鼻出血 2 年，量不多，均能自止。术后病理证实为血管瘤。下列图显示的是术后 1 个月复查时所见，可见鼻中隔上原有肿物部位瘢痕（箭头所示），肿瘤已完整切除，黏膜愈合良好，患者左鼻出血症状消失

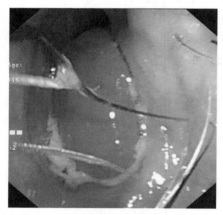

图 1-10-2　鼻腔鼻窦内翻性乳头状瘤，从外观上看酷似鼻息肉，但通常单侧发病，鼻窦 **CT** 显示累及上颌窦，部分筛窦受累，鼻窦骨壁可有破坏变形

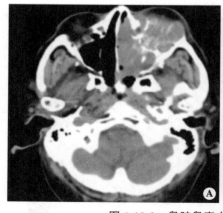
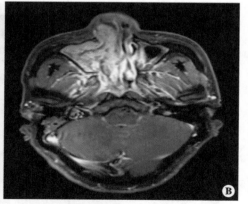

图 1-10-3　鼻腔鼻窦内翻性乳头状瘤影像学表现

A. CT 扫描见左侧鼻腔、上颌窦、筛窦密度增高影，肿瘤破坏上颌窦前、底壁，侵犯眶内；**B. MRI** 检查见右侧上颌窦腔内、右侧鼻腔及鼻咽、口咽部团块状异常信号影，考虑肿瘤占位病变可能性大，双侧筛窦、蝶窦及额窦炎，以右侧明显。均在术后病理证实为鼻腔鼻窦内翻性乳头状瘤

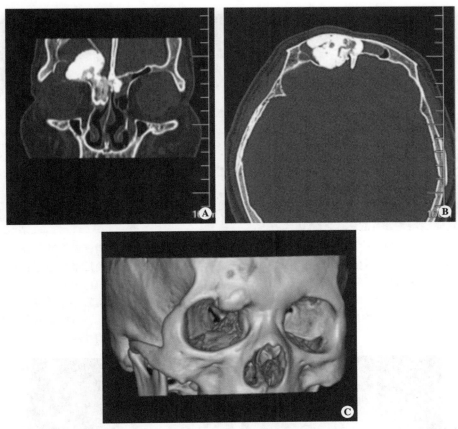

图 1-10-4 术前影像学检查示右侧额窦内圆形、类圆形呈结节状骨质密度影，边界清晰
A. 冠位状；B. 水平位；C. 三维重建示右侧额窦膨隆突向眶内

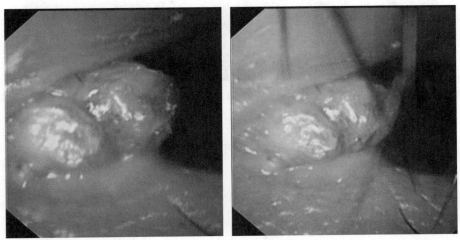

图 1-10-5 右鼻前庭外上侧乳头状瘤，发现右鼻前庭肿物 2 年，逐渐长大，表面不平，黄豆大小，红色，
表面分叶，基底较广。术后病理证实为乳头状瘤。术后 1 个月复查切口完全愈合，鼻前庭无狭窄

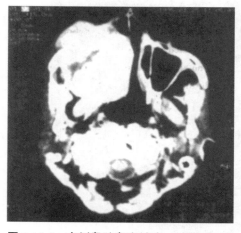 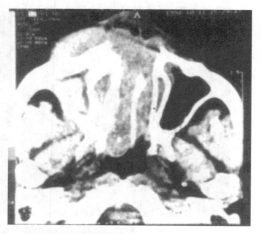

图 1-10-6　右侧鼻腔鼻窦鳞癌。鳞癌 CT 表现病变范围广泛，累及各鼻窦和窦外组织，如对侧鼻腔、鼻旁窦、翼腭窝、鼻咽部、眶内及颅内、面颊部等，且伴有广泛的邻近骨质破坏，与恶性淋巴瘤不同

图 1-10-7　鼻腔恶性淋巴瘤，侵及双侧鼻腔、右侧上颌窦、面颊部。发生于鼻腔的恶性淋巴瘤均为非霍奇金淋巴瘤，发病年龄偏轻，CT 上病变范围广泛，与正常组织分界不清，常累及两个或两个以上的部位，如上颌窦、筛窦、蝶窦、鼻咽部等，但邻近骨质的破坏不明显，窦外组织受侵较少

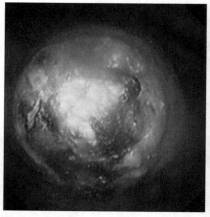 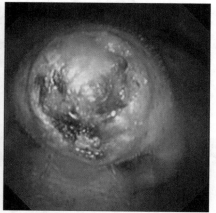

图 1-10-8　鼻尖部基底细胞癌，病史 2 年，起病时似鼻尖部溃疡，长期不愈合。病理证实为基底细胞癌

第十一节　嗅觉减退或丧失

嗅觉同听觉、视觉一样，是人体最原始的感觉功能之一，嗅觉器官是人体获取外界信息的特殊装置。人类的嗅觉具有辨别气味、挑选食物、增进食欲、识别环境等作用。嗅觉还通过中枢神经系统影响人的情绪、调节生命周期。对一些特殊职业，如香精师、美食家、侦察员、医师、公安消防人员及飞行人员等，灵敏的嗅觉更是必不可少。嗅觉减退并非一个单独疾病，而是一个症状，嗅觉传导通路的任何病变都会导致嗅觉减退或丧失。

首先来了解一下嗅觉传导通路的解剖生理。

　　嗅区黏膜又称嗅膜（olfactory membrane），在成人，嗅膜仅占鼻腔上部的一小部分，分布于上鼻甲内侧面及与其相对应的鼻中隔部位。儿童嗅膜还包括一小部分中鼻甲内侧面和与之相对应的鼻中隔表面。嗅区黏膜为无纤毛假复层柱状上皮，是由嗅细胞、支持细胞和基底细胞构成的一种特异性感觉上皮。其固有层中含有一种管泡状腺体，称作嗅腺（Bowman 腺），有多束短管，开口于嗅膜表面，其分泌出的浆液性液体能溶解到达该处的气流中的含气味物质颗粒，从而刺激嗅毛产生嗅觉，嗅腺位于基膜之下。如果嗅裂阻塞、嗅膜萎缩、颅前窝骨折或病变累及嗅觉径路，均可导致嗅觉减退或丧失。

　　超微结构显示嗅细胞为双极神经细胞，有胞体、周围突和中央突，均匀分布于支持细胞之间。周围突的轴长为 20 ~ 90μm，其末端呈球形膨大，直径约为 2μm，名嗅泡，突出于嗅膜表面。每个嗅泡表面有 1 ~ 20 根嗅毛，一般认为具有感知嗅觉的功能。嗅细胞的中央突在黏膜下汇集成多数细微嗅丝，穿过筛板的筛孔和硬脑膜进入嗅球。支持细胞较嗅细胞粗大，胞核的位置较表浅，其远端表面呈细绒毛状，绒毛相互融合如网状结构，并常超出嗅毛（图 1-11-1）。

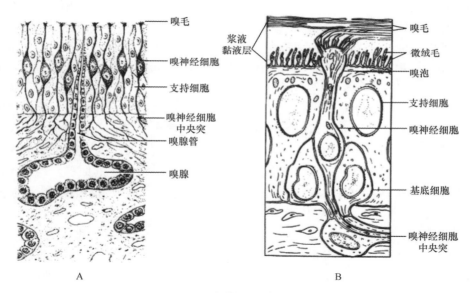

图 1-11-1　嗅膜组织结构简示图

A. 嗅膜及嗅腺；B. 嗅上皮各细胞

　　嗅神经（olfactory nerves）由多数嗅丝组成，每侧 20 余支，通过筛板的筛孔进入位于筛板上面的嗅球（olfactory bulb），即位于每侧大脑半球额叶的下面。在嗅球处更换第二神经元。嗅皮质为嗅高级中枢，分为初级嗅皮质和次级嗅皮质，前者包括前梨状区和杏仁周区。直接接受来自嗅球和前嗅核的纤维，后者指内嗅区，接受来自初级嗅皮质的纤维而不直接接受嗅束（olfactory tract）或嗅球束的纤维，发出纤维主要投射于海马。嗅的高级中枢受两侧皮质支配（图 1-11-2）。

　　嗅觉形成的生化机制尚不十分清楚。一般认为，生理状态下，湿润的嗅黏膜可以增大嗅素分子的溶解度。溶解的嗅素分子再与侧鼻腺合成的特异性结合蛋白相结合，可以使嗅素分子在局部的浓度增加 1000 ~ 2000 倍。新近有证据表明哺乳动物嗅黏膜具有高

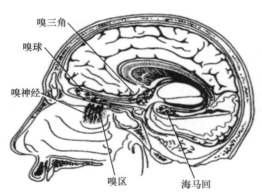

图 1-11-2　嗅神经的径路

浓度的药物代谢酶，其中包括细胞色素 P450、谷胱甘肽及 UPD 转移酶。这些酶具有将嗅素分子转变为代谢产物的能力。嗅素分子一旦溶解于黏膜，立即启动嗅觉转导，一种嗅素分子与嗅细胞膜上的特异气味受体（odor ant receptors ORs）结合，这是特异性嗅觉形成的基础之一。气味受体属于 G 蛋白偶联受体（G- protein coupled receptor，GPCRs）超家族中的特别大的一个亚科，这些受体结构上具有 7 个螺旋状跨膜结构，所以又称 7 跨膜蛋白。如果指导某一受体合成的基因缺失或变异，则可引起嗅觉功能障碍。嗅素与相应受体结合后，借助于细胞膜上的第二信使系统，包括 CAMP 系统、IP3 系统及 NO/ CGMP 系统，触发细胞内外一系列生化反应，从而改变细胞内外的离子分布状态，使嗅感受细胞除极，触发动作电位，沿嗅神经传导通路到大脑嗅皮质而形成嗅觉。嗅觉感受器及中枢神经系统对各种的气味如何编码与识别尚有争议。

人类的嗅觉除主要为嗅神经司理外，还有三叉神经、面神经、舌咽神经、迷走神经的协同作用，其中，三叉神经的反射作用尤其重要。例如，三叉神经上颌支的末梢感受器受到某些气味刺激时，亦可引起与嗅觉相似的感觉。这些气味多为有害的或不洁的气体，且具有较强的刺激性，如热胡椒粉、氨气及某些化学制剂等。上颌神经末梢对某些气味刺激引起的感觉，增加了人们对所闻气味的临界（危象）意义，也有利于鉴别和检测伪装嗅觉缺失者。例如，用氨刺激伪装嗅觉缺失者的鼻腔时，他会否认感受到的气味；而筛板区有病变的真正嗅觉缺失者，则会对氨的刺激迅速做出肯定的回答。当一些化学制剂刺激三叉神经而对人是有毒的或引起人不舒适的时候，其所产生的感觉可引起人们的警惕，因而这也是鼻腔的一种保护性功能。

平静吸气时，到达嗅区的空气仅为 5% ～ 10%；用力吸气时，由于气流速度加快，到达嗅区的空气相应增多，当企图闻到或识别某种气味时，便用力做短促吸气，以增加到达嗅区的空气量，加大气味分子刺激的机会。呼气时气流不经过嗅区，所以难以闻到自己呼气中的气味。与视觉相比，人的嗅觉是很不敏感的，鼻腔察觉气味的差异需要有 30% 的强度变化，而人眼能分辨出 1% 的变化。

一、流行病学

据 Holbrook 等 1997 年的一项调查显示，美国每年至少有 200 万人因嗅觉问题或与嗅觉相关的问题就诊，可见嗅觉障碍的发病率很高。根据文献报道，目前大约有 200 多种疾病和 40 多种药物可引起嗅觉障碍，包括肿瘤、先天畸形、外伤、感染、中毒、营养不良等众多因素，其中常见影响因素如下所述。

1. 鼻或鼻窦疾病　鼻息肉、过敏性鼻炎、慢性鼻炎、鼻窦炎、鼻腔的良恶性肿瘤均可引起嗅觉障碍。Rydzenski 等报道，约 21.4% 的过敏性鼻炎患者有嗅觉障碍的主诉（包括常年性、季节性、支气管哮喘），其中，13.8% 的患者有失嗅，7.6% 有嗅觉减退。Kurtz 等通过调查 58 例嗅觉障碍的患者，认为 48% 的病因为鼻或鼻窦疾病，其中，过敏性鼻炎约占 25%，慢性感染引起者占 21%，其余 54% 的患者由混合性鼻或鼻窦因素引起。

阻塞性的因素如鼻息肉、黏膜慢性炎症、变应性鼻炎等引起的鼻黏膜肿胀、阻塞嗅沟，使嗅素分子难以到达嗅区是失嗅的主要原因。还有一种观点认为，慢性鼻炎、鼻窦炎引起的嗅觉障碍是鼻窦炎症向嗅裂扩散，嗅区黏膜发生化生所引起。由鼻或鼻窦疾病引起的嗅觉障碍预后与黏膜病变范围和鼻窦炎的分期密切相关。一般而言，黏膜病变局限于筛窦、上颌窦时，嗅觉恢复概率高；黏膜病变超出筛窦、上颌窦者，嗅觉恢复难度大。

2. 上呼吸道感染　由上呼吸道感染引起的嗅觉障碍，其发病率约为 16%，多由病毒感染引起。好发于 65 岁以上的老年人，以女性多见，约为男性的 2 倍，起病突然。发病机制学说甚多，目前认为，上呼吸道感染时鼻腔黏膜充血肿胀，以至到达嗅区的气流量相应减少，引起嗅觉减退。有学者认为，病毒直接侵袭嗅神经末梢，甚至嗅束、嗅球引起嗅觉障碍。也有学者认为，上呼吸道感染激发机体自身免疫机制，由免疫介导致使嗅黏膜损伤，引起嗅觉障碍。由上呼吸道感染引起的嗅觉障碍预后较好，约有 1/3 的患者经过及时治疗，可望在感染后的半年内恢复。统计表明，老年人的预后要比年轻人差，女性要差于男性。

3. 头部外伤　头部外伤者中发生嗅觉障碍的比例为 5%～10%，其中，嗅觉丧失占 2/3，嗅觉减退占 1/3，以额、枕部及面部损伤致嗅丝断裂较常见。多发生于 20～50 岁的成年男性。发病特点是外伤后立即出现嗅觉减退或丧失，最长不超过 4 个月。嗅觉丧失的程度与外伤的程度、病变的范围、部位密切相关。损伤的机制包括对嗅神经的损伤，对嗅束、嗅球的损伤，或颅内损伤性病变损害大脑皮质嗅觉中枢。但其预后与损伤程度并不平行，一般来说，嗅球损伤或嗅神经断裂后的嗅觉丧失预后很差。

4. 长期接触或吸入有害气体或粉尘等　如铅、汞、油漆溶胶、一氧化碳、二氧化硫、甲醛、有机溶剂、苯、三氯乙烯等，或长期吸烟、接触木屑、煤烟等都会损害嗅觉。

5. 先天畸形　包括染色体异常引起的相关疾病嗅觉障碍和单纯性嗅觉障碍。前者如先天性性幼稚 - 失嗅综合征，已确定是由染色体异常引起，除失嗅外，患者常伴有发育异常。Abolmaali 等通过测量单纯性失嗅患者的嗅沟、嗅球的长度、宽度和体积，发现他们的嗅沟体积要明显小于正常人，且其嗅球均存在程度不同的发育不良或迟缓。Jafek 等对先天性失嗅患者的嗅上皮进行活检，见嗅上皮消失，被呼吸上皮所取代，提示这种患者的嗅觉障碍可能由嗅觉系统发育障碍所引起。

6. 性别与年龄因素　男女性别不同，嗅觉敏感度基本相同，但女性在月经期、妊娠期敏感性较高；随着年龄增长，整个嗅觉通路都在逐渐退化，嗅上皮中嗅细胞逐渐凋亡、嗅丝逐渐减少，嗅觉功能逐渐减退。

7. 全身性疾病　糖尿病、甲状腺功能亢进、癫痫、人类免疫缺陷病毒感染、局限性脑梗死、血管性痴呆、精神分裂症、癔症等一系列疾病均可引起失嗅。嗅觉减退甚至是帕金森病及阿尔茨海默病的早期症状之一。

8. 环境的温度和湿度　气温恒定时，若相对湿度升高，则嗅觉的敏感度会下降，相对湿度恒定时，若气温上升，嗅觉功能可能减退。

二、诊断和鉴别诊断

嗅觉障碍通常只是众多疾病的一个症状，在临床工作中应该仔细辨别引起嗅觉障碍的各种病因，详尽的病史采集、必要的神经系统检查、嗅觉阈限的检查、鼻内镜检查及头颅和鼻腔鼻窦的影像学检查通常都是必要的。

嗅觉障碍原因众多，程度不同，分类方法各异。常见的分类方法有如下几种：

1. 临床分类　①传导性嗅觉障碍：阻塞性因素使嗅素难以到达嗅区引起，如鼻息肉、过敏性鼻炎、鼻腔鼻窦肿瘤等；喉全切除术的嗅觉障碍也是由于呼吸气流不经过鼻腔所引起。②神经性嗅觉障碍：由嗅黏膜或嗅觉传导路径的病变引起，如外伤、阿尔茨海默病、帕金森病等。

2. 根据嗅觉障碍的表现形式分类　①嗅觉丧失（anosmia）：表现为对嗅素的刺激没有反应，不能嗅到嗅素的气味。如果对所有的嗅素都嗅不出气味，称之为完全性嗅觉丧失；只有一部分气味嗅不出，称之为部分性嗅觉丧失；只对一种或几种嗅素嗅不到气味，称之为特殊性嗅觉丧失。②嗅觉减退（hyposmia）：表现为对嗅素气味的敏感性降低，嗅阈提高。③嗅觉过敏（hyperosmia）：表现为对嗅素气味的敏感性提高，嗅阈降低。④嗅觉倒错（parosmia）：有嗅素刺激的存在，亦能感受到气味，但不能正确认识，表现为把甲嗅素误认为乙嗅素；或在主观上加以歪曲，如把香气说成是臭气或把臭气说成是香气。⑤幻嗅（olfactory hallucination）：没有嗅素的刺激，而自觉嗅到某种气味。

3. 按照发病部位分类　①呼吸性嗅觉障碍：病变多发生于鼻腔，是由于含有嗅素的气流受阻或改变方向不能到达嗅区，致使嗅素的气味不能被感受到或嗅觉敏感度下降。如鼻翼缺损或变形、鼻中隔大穿孔、急慢性鼻炎、鼻窦炎、变应性鼻炎、鼻息肉、鼻腔鼻窦肿瘤、囊肿、鼻腔异物、喉全切除术或气管切开术后等都属于这类原因。②感受性嗅觉障碍：由于嗅黏膜和嗅神经末梢的病变而发生的嗅觉障碍，虽然有气流到达嗅区，但不能感受或敏感度降低。如萎缩性鼻炎、鼻腔手术引起的医源性损伤、病毒和细菌感染、老年性嗅觉减退、药物和化学物质的作用、放射治疗、营养不良和代谢紊乱等。③颅内神经性嗅觉障碍：病变发生在筛板以上嗅球、嗅束、嗅通路和嗅皮质中枢引起的嗅觉障碍，如头颅外伤、前颅底手术引起的医源性损伤、来自嗅沟的脑膜瘤、嗅神经母细胞瘤、阿尔茨海默病、帕金森病等。④精神性嗅觉障碍：嗅觉感受、传导系统正常，由于各种精神性疾病造成的嗅觉障碍，包括嗅觉过敏、嗅觉倒错、幻嗅等，嗅觉在他们身上呈现出强烈的主观色彩，有些人并无精神性疾患，只是表现出某种精神性嗅觉异常。

三、航空医学考虑

嗅觉减退或丧失不能及时识别环境中的风险因素，比如电线燃烧的气味、某些易燃气体的气味等。在飞行环境下，嗅觉的报警作用不能及时发挥，会带来潜在的安全风险。

如前所述，引起嗅觉减退或缺失的疾病种类繁多，通常嗅觉障碍仅是症状之一，甚至是某些疾病的早期或首发症状，因此通过嗅觉检查发现问题，再进行详细的鼻腔检查、神经内科检查及头颅和鼻腔鼻窦的影像学检查确定嗅觉障碍的真正原因，这些疾病本身常常是影响飞行的更为重要的因素。

四、技术操作规范

通常判断嗅觉功能的是嗅阈，包括最小察觉阈和最小识别阈。单位时间内一定数量的某种气味分子随气流到达嗅区，刚能引起嗅细胞兴奋的最小刺激，使大多数正常人产生嗅觉反应，该气体分子的量称为该嗅素的嗅阈。刚能察觉到某气味嗅素的最低浓度，但还不能准确说出闻到的气味的名称，如果降低一档浓度，就闻不出气味，该浓度的刺激强度谓之最小察觉阈。最小识别阈则是指能确切地说出所闻到的某种嗅素名称的最低浓度。嗅适应：持续较长时间受某种嗅素刺激后，其传入通路的兴奋明显下降，感觉相应减弱，甚至消失，谓之嗅适应，"入芝兰之室，久而不闻其香"说的就是这个现象。

嗅觉测试包括主观嗅觉测试（心理物理测试）和客观嗅觉测试（电生理测试）两个部分，因为主观嗅觉测试更易操作而被临床上广泛应用，相反客观嗅觉测试则常作为研究使用。主观嗅觉功能检测法主要包括简单嗅觉测试法、T & T 嗅觉计定量检查法、Sniffin-Sticks 测试法、标准微胶囊嗅功能试验（UPSIT）、嗅谱图法等。客观嗅觉功能检测法主要包括嗅电图、嗅觉事件相关电位测试（olfactory event-related potentions，OERPs）等。招飞体检中常用的是简单测试法，该测试法的优点是简便、快速，适合大样本量的筛选，缺点是测试结果不够精确，只是一个定性测试，与其他几种主观嗅觉测试的半定量结果相比还显粗糙，未来我们可以逐步改进测试方法，因此下面对其他临床上比较有常用的嗅觉测试法也做一个简单介绍，可以作为备选测试方法。

（一）简单测试法

1. 检查方法　①用 4 个棕色、大小形状相同的玻璃小瓶，分别装入等量的醋（最好为白醋）、乙醇、汽油和水。②嘱受检者闭眼，一侧鼻孔由受检者用手指堵住，检查者将其中一嗅觉瓶置于受检者的另一侧鼻孔下，嘱其辨别其味。③两侧鼻腔分别（或同时）检查。

2. 结果评定　①嗅觉良好：两侧鼻腔均能辨别醋、乙醇、汽油。②嗅觉迟钝：一侧或两侧鼻腔均不能辨别醋、乙醇、汽油，但能辨别其中 1～2 种者。③嗅觉丧失：一侧或两侧鼻腔均不能辨别醋、乙醇、汽油者。

3. 注意事项　①试液要经常更换，以免日久后气味减退或变质。②嗅觉瓶放置的位置、选取要随机。③检查完毕，应及时盖好瓶盖，不要错，防止气味混杂。④嗅觉易于疲劳，故不可连续测试，应有一定的时间间隔。⑤嗅觉检测结果有时可与鼻腔检查结果综合考虑。

（二）标准微胶囊嗅功能试验

标准微胶囊嗅功能试验：就是 UPSIT，该方法是美国宾夕法尼亚大学医学院临床嗅觉与味觉研究中心于 1984 年开始在临床和实验室使用的。取 40 种嗅素分装于微胶囊内，按不同气味编排进 4 本小册子，在每页印有 4 项供选答案，被测试者可以用指甲或铅笔划破胶囊自行测试。答对 1 种气味记 1 分，根据得分情况评价嗅觉功能。此方法测试简单，并且多次测试结果可靠，可被用于不同人群和有同疾病患者。此方法可以辨别假装嗅觉障碍的患者，这些人常常得分为 0，而嗅觉丧失的患者从 4 个选项中选择一个答案，他们随机选择正确的可能性是 25%，因此他们应该有一个 10 分左右的得分，而前者常常故意选错而 1 分也得不到。最终的结果和年龄一致的正常标准比较并进行相关分析。

（三）Sniffin-Sticks 测试

Sniffin-Sticks 测试为嗅棒气味识别能力测试，由 3 套可重复使用的、不同浓度的正丁醇水笔组成，分别反映嗅觉阈值、气味辨别值及气味识别值，每套有 16 只水笔，每只笔的得分为 0～3 分，总分 48 分，得分越高，嗅觉越好。接受测试的人并不知道每支笔的浓度，测试时正丁醇笔距接受测试者一侧鼻孔 2cm。首先是嗅觉阈值测试，正丁醇笔编号从 1（最高浓度）～16（最低深度），测试者首先从 16 号笔开始向 1 号移动直到接受测试者能够至少 2 次地正确闻出正丁醇的味道。接着是气味辨别测试，接受测试者将看到一个由 3 支笔组成的测试体，要从中闻出有独特气味的笔。最后是气味识别测试，这个和 SIT 比较相像，提供给接受测试者的是一个有气味的笔，要其从 4 个选项中挑出正确的气味。

（四）T&T 嗅觉计定量检查法

T & T 嗅觉计定量检查法以嗅素的稀释倍数作为定量分析的依据。选择 5 种嗅素，分别代表不同性质和成分的物质。以每 10 倍间隔对嗅素进行稀释。共稀释 8 个阶段，用 5、4、3、2、1、0、-1、-2 表示。0 为正常嗅觉的阈值浓度，5 为浓度最高，-2 最低。试验时，取宽为 0.7cm，长度为 15cm 的无味滤纸，浸沾试嗅剂，令受试者闻嗅，每种嗅素用一纸滤条，每次均定浸沾 1cm，把结果记录在以嗅素名称为横坐标，嗅素浓度为纵坐标的嗅表上，用曲线反映嗅阈水平。

（五）嗅谱图法

Douck 选择 7 种原嗅素作为测试嗅阈的嗅素，它们是醚类、樟脑、麝香、花香、薄荷、辛辣和腐臭类气味。将 7 种物质分别溶解在 7 只封闭的瓶子里，如图 1-11-3 所示，穿过瓶塞与瓶内空气连通的两根管子分别与受检者鼻孔、一个注射器相连。测试时推动注射器内塞使空气进入受检者鼻腔，引起嗅觉所需的空气体积即可从注射器上读出，此即是受检者的嗅阈。分别测试两侧鼻腔对上述 7 种原嗅素的嗅阈，绘成嗅谱图（O.S.C）。如对某一种原嗅素嗅觉缺失，在嗅谱图上便可出现一条黑带，称为"失嗅带"。有失嗅带的患者，对含有此原嗅素的某

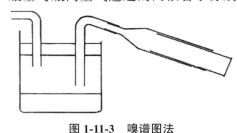

图 1-11-3　嗅谱图法

些复合气味会产生嗅觉倒错现象。有嗅黏膜病变者，将嗅素加至 7 ～ 8 个单位（即毫升）浓度注入嗅区，不论何种原嗅素均出现同一的不能分辨的嗅觉，称为"嗅觉同一反应"（图 1-11-4，图 1-11-5）。

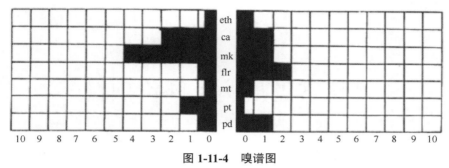

图 1-11-4　嗅谱图

eth. 醚类；ca. 樟脑；mk. 麝香；flr. 花香；mt. 薄荷；pt. 辛辣；pd. 腐臭

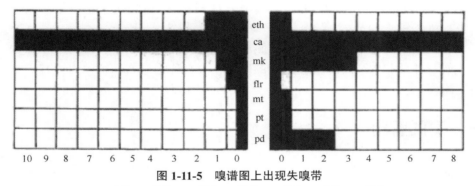

图 1-11-5　嗅谱图上出现失嗅带

eth. 醚类；ca. 樟脑；mk. 麝香；flr. 花香；mt. 薄荷；pt. 辛辣；pd. 腐臭

（六）嗅觉诱发电位测定

嗅觉诱发电位测定（olfactory evoked potentials，OEP）：是一个客观嗅觉功能测试法。日本学者、北京协和医院和北京同仁医院先后用电刺激记录动物的嗅性诱发电位，Ishi-maru 等报道了电刺激诱发的人嗅性诱发电位。化学气体刺激诱发人的嗅性相关电位（olfactory event related potentials，OERP）系由气味剂（odrants）刺激嗅黏膜，应用计算机叠加技术，在头皮特定部位记录到的特异性脑电位。目前 OERP 各波的来源尚无明确的结论，因此嗅觉诱发电位的检查还有待于进一步完善。但是目前至少在以下几个方面是有意义的，如嗅觉系统疾病的诊断与鉴别诊断，术中术后嗅神经的监测，术后失嗅患者的评价、协助早期诊断阿尔茨海默病和帕金森病等。

（马晓莉）

第 2 章

耳科常见疾病及评价项目

第一节　耳的解剖与生理

耳是听觉及平衡觉的外周器官。按照解剖部位分为外耳、中耳及内耳三部分。从听觉的角度看，外耳和中耳具有传导声音的作用，故合称为导音系统。内耳有听觉和平衡觉的感受器。

一、耳的解剖

除耳廓以外,耳的大部分包埋于颞骨内。颞骨（temporal bone）为一复合骨块,由鳞部、鼓部、岩部、乳突部和茎突五部分组成。鳞部（squamous part）又称颞鳞,有内外两面及后上、前下两个缘。鳞部前下有颧突及其前后根,颧突向前伸出与颧骨颞突相连接,呈弓形,称为颧弓。颧突前根连接颧突下缘,向内有关节结节和下颌关节窝,此与下颌骨形成颞下颌关节。颞下颌关节紊乱或器质性病变可以引起颞下颌关节综合征（Coston 综合征）。鼓部（tympanic part）为一扁曲的"U"形骨板,构成骨性外耳道的前壁、下壁和部分后壁。乳突部（mastoid part）外面粗糙,有枕肌及耳后肌附着,外下方有胸锁乳突肌和头最长肌附着。乳突气房的发育程度分为 4 型：气化型、板障型和硬化型,以及以上任何 2 型或 3 型俱存的混合型。岩部（petrous portion）介于枕部与蝶骨之间,内藏听觉和平衡终器。茎突（styloid process）呈细长型,长短不一,平均长度为 2.5 cm（0.5 ～ 5.2cm）,近端前外侧为颞骨鼓部的鞘突包绕,远端有茎突咽肌、茎突舌肌、茎突舌骨肌、茎突舌骨韧带和茎突下颌韧带附着。外耳道骨部、中耳、内耳和内听道均包含在颞骨内。若以骨性外耳道为参照点,鳞部位于外耳道上方,乳突部位于外耳道后方,鼓部及茎突位于外耳道下方,岩部位于外耳道内侧。

（一）外耳的解剖

外耳包括耳廓及外耳道。

1. 耳廓（auricle）　借韧带、肌肉、软骨及皮肤附丽于头颅侧面,一般与头颅成 30°

夹角，分为前、后两面。耳廓前面的主要标志有耳轮（helix）、耳轮脚（crus of helix）、对耳轮（anthelix）、三角窝（triangular fossa）、舟状窝（scaphiod fossa）、耳甲（auricular concha）、耳甲艇（cymba of auricular concha）、耳甲腔（cavity of auricular conchae）、耳屏（tragus）、对耳屏（antitragus）等。另外，耳廓尚有耳垂（auricular lobule）和耳后沟，后者是耳科手术的重要解剖标志。耳廓除耳垂外，均为弹性软骨外覆软骨膜和皮肤，耳廓软骨无神经支配。耳廓前面的皮肤与软骨粘连较紧，皮下组织少，如有炎症肿胀时易致神经受压而产生剧痛；若有血肿渗出极难吸收；耳廓血管位置表浅，皮肤菲薄，容易冻伤。

2. 外耳道（external acoustic meatus） 起自耳甲腔底，止于鼓膜，由软骨部和骨部组成，略呈"S"形弯曲，长度为 2.5～3.5cm。在成年人，其外 1/3 为软骨部，内 2/3 为骨部。外耳道皮下组织很少，皮肤几乎与软骨膜、骨膜相贴，因此感染肿胀时易致神经受压引起剧痛。软骨部皮肤较厚，含有耵聍腺，可分泌耵聍，并富有毛囊和皮脂腺。骨部皮肤薄，毛囊和耵聍腺较少。耵聍和皮脂与外耳道脱落上皮形成蜡状耳垢，可抑制外耳道的真菌和细菌，对有些种类的细菌有较强的杀灭作用。颞下颌关节位于外耳道前方，关节运动带动外耳道软骨部运动，有助于排出耵聍及皮屑。外耳道有炎症时，也可因咀嚼运动而增加疼痛。

（二）中耳的解剖

中耳包括鼓室、咽鼓管、鼓窦和乳突四部分。

1. 鼓室（tympanic cavity） 位于鼓膜与内耳外侧壁之间。前方经咽鼓管与鼻咽相通，后方经鼓窦入口与鼓窦和乳突气房相通。以鼓膜紧张部上下边缘为界将鼓室分为三部分，分别是上鼓室（epitympanum）、中鼓室（mesotympanum）、下鼓室（hypotympanum）。鼓室容积为 1～2ml，内含听骨、肌肉和韧带等。表面覆以黏膜，研究证实，中耳黏膜的上皮细胞是真正的呼吸上皮细胞。

鼓膜（tympanic membrane）位于外耳道底，作为鼓室外侧壁的主要组成部分在招飞工作中非常重要，因此需着重介绍。鼓膜为中心略向内凹的椭圆形半透明膜性结构，高约 9mm，宽约 8mm，厚约 0.1mm，总面积约为 85mm^2，有效振动面积约为 55mm^2。鼓膜边缘略厚，大部分借助鼓环嵌顿于鼓沟内，为鼓膜的紧张部（pars tensa），由三层组织构成：外层上皮层，由复层鳞状上皮构成，与外耳道皮肤相连续；中层为固有层，由内环外纵的两层纤维组织构成；内层为黏膜层，由单层扁平上皮构成，游离面有大量微绒毛，与鼓室黏膜相连续。而上方鼓切迹处直接附着于颞骨鳞部，该部位鼓膜较松弛，称为松弛部（pars flaccida）。松弛部也由上皮层、固有层、黏膜层构成，其固有层由大量不规则排列的胶原、弹性纤维、毛细血管、神经纤维构成。松弛部较紧张部稍厚。鼓膜表面有以下解剖标志借以识别：中心最凹点为锤骨柄的尖端，称为鼓膜脐（umbo）；自脐向上并稍向前达紧张部上缘处灰白色小突起为锤突，即锤骨短突隆起的部位；在脐与锤突之间有一条白色条纹称锤纹，是透过鼓膜观察到的锤骨柄的映影；自脐部向前下到鼓膜边缘有一三角形的反光区，称为光锥（cone of light）；自锤突向鼓切迹的前端和后端分别有锤前皱襞（anterior malleolar fold）和锤后皱襞（posterior malleolar fold）是松弛部与紧张部的分界线。临床上常将鼓膜分为四个象限以便描述：沿锤骨柄做一假想直线，经由脐部做该直线的垂线，鼓膜便被分为前上、后上、前下、后下四部分。

2. 咽鼓管（pharyngotympanic tube） 又称欧氏管，是沟通鼓室和鼻咽部的肌性管道，也是鼓室借以和外界保持压力平衡的唯一通道。咽鼓管呈弓状弯曲，长 35～39mm，由软骨部与骨部两部分所组成。其外 1/3 为骨部，在鼓室前壁的偏上部是鼓室口；内 2/3 为软骨部，内侧端的咽口位于鼻咽部的侧壁。软骨部平时闭合，仅在吞咽或哈欠时在咽肌（腭帆张肌、腭帆提肌、咽鼓管咽肌）运动的调节下暂时开放，以平衡中耳和外耳的气压，有利于维持鼓膜的正常形状和振动。咽鼓管自鼓室口向内、前、下达咽口，故与水平面成 40° 角，与矢状面成 45° 角，鼓室口高于咽口 2～2.5cm，骨部内径最宽处为鼓室口，呈漏斗状，约 4.5mm，越向内越窄。骨与软骨交界处最窄，称为峡部，内径为 1～2mm。自峡部向咽口又逐渐增宽，咽口最宽，长径达 9mm，呈三角形或椭圆形。由于咽鼓管与鼻咽部相通，故咽部感染易沿咽鼓管侵入鼓室，引起中耳炎。小儿的咽鼓管接近水平位，且管腔较短，内径较宽，故小儿的咽部感染尤易经此进入鼓室。咽鼓管黏膜与鼻咽部、鼓室黏膜相延续，由假复层纤毛柱状上皮细胞组成，有较多的分泌细胞，纤毛运动方向朝向鼻咽部，可使鼓室分泌物得以排除，同时软骨部黏膜呈皱褶样，具活瓣作用，能防止咽部液体进入鼓室。如果咽鼓管闭塞或鼻咽部炎症造成咽口闭合都可致鼓室内气体吸收压力降低，外界压力相对增高，从而使鼓膜内陷影响听力。

3. 鼓窦（tympanic antrum） 为鼓室后上方的含气腔，内附纤毛黏膜上皮。前经鼓窦入口与上鼓室相连，后与乳突气房相通。成年人鼓窦的大小、形状、位置因人而异，并与乳突的气化程度有关。

4. 乳突（mastoid process） 是鼓室和鼓窦的外扩部分，由形状不一、相互连通的气房组成，内有无纤毛的黏膜上皮覆盖。根据其发育程度分为四型：①气化型，乳突全部气化，气房大，间隔薄；②板障型，气化不良，气房小而多；③硬化型，乳突未气化，骨质致密；④混合型，上述 3 型中任意 2 型并存或 3 型俱存。

（三）内耳的解剖

内耳（inner ear）结构复杂精细，又称迷路（labyrinth）。从组织学上分为骨迷路（osseous labyrinth）和膜迷路（membranous labyrinth），两者形态相似。骨迷路由致密骨质构成，内有膜迷路，两者之间充满外淋巴，膜迷路内有听觉和位觉感受器，含有内淋巴。内、外淋巴互不相通。

1. 骨迷路 由致密骨质构成，厚 2～3mm，包括前庭、骨半规管和耳蜗。

（1）前庭（vestibule）：位于耳蜗和半规管之间，略呈椭圆形。有 3 个骨半规管的 5 个开口。前庭外侧壁有前庭窗和圆窗。内壁正对内听道构成内听道底。其内前庭嵴的前方有球囊隐窝，内含球囊；嵴的后方有椭圆囊隐窝，容纳椭圆囊。椭圆囊隐窝下方有前庭导水管内口，其外口位于内耳门的外下方。前庭导水管内有内淋巴管与内淋巴囊相通。前庭嵴的后下端呈分叉状，其间有小窝名蜗隐窝。

（2）骨半规管（bony semicircular canals）：位于前庭后上方，每侧有 3 个半规管，各为约 2/3 环形的骨管，相互呈直角，分别称外、上、后半规管。每个半规管的两端开口于前庭，其一端膨大称为壶腹，内径为管腔的两倍，上、后半规管单脚合成总脚，外半规管自成一脚。各半规管互为直角，两侧外半规管在同一平面上，头前倾30°时，外半规管平面与地面平行；两侧上半规管所在平面向后延长线互相垂直，也分别与同侧岩部长轴垂直；两侧后半规管所在平面向前延长线也互相垂直，但分别与同侧岩部长轴平行；一侧上半规管与对侧后半规管所在平面互相平行。

（3）耳蜗（cochlea）：位于前庭的前部，形似蜗牛壳，主要由中央的蜗轴和周围的骨蜗管组成。骨蜗管绕蜗轴 2.5～2.75 周，全长 30～32mm，分别称底转、中转和顶转，蜗底到蜗顶高约 5mm。蜗底突出于鼓室内壁，相当于鼓岬，向后内构成内听道底。从蜗轴伸出的骨螺旋板上有基膜连接至骨蜗管外壁，将骨蜗管分成上下两腔。上腔又由前庭膜分为两腔。因此骨蜗管共有 3 个腔：上方名前庭阶；自前庭开始，中间名蜗阶，属膜迷路；下方名鼓阶，起自蜗窗，由蜗窗膜封闭。前庭阶和鼓阶的外淋巴经蜗顶的蜗孔相通，基膜自蜗底向蜗顶逐渐增宽，蜗神经纤维通过蜗轴和骨螺旋板相接处的许多小孔到达螺旋神经节。

2. 膜迷路　由膜管和膜囊组成，借纤维束固定悬浮于骨迷路内。膜迷路充满内淋巴，分为三部分：椭圆囊和球囊、膜半规管和膜蜗管，还包含司平衡与听觉的主要结构——位觉斑、壶腹嵴和螺旋器。

二、耳的生理功能

（一）听觉生理

1. 声音传入内耳的途径　整个听觉系是一个机械声学 - 神经生物学系统。听觉过程包括声—电—化学—电—神经冲动—中枢信息等环节。从外耳集声、中耳传声到基膜振动和毛细胞纤毛弯曲是物理过程或声学过程。毛细胞受刺激后引起细胞生物电变化、递质释放、神经冲动等将信息传入听中枢经过多次处理在大脑听皮质产生听觉，可统称为生理过程。声音经过两种途径传入内耳，一种是空气传导，耳廓收集声波振动，经外耳道传递至鼓膜，引起鼓膜和听骨链振动，经由镫骨底板经过前庭窗传到内淋巴；另一种是骨传导，指声波经由颅骨传导到内耳使内淋巴发生振动而引起基膜振动。骨导的方式有三种，包括移动式骨导、压缩性骨导和骨鼓进路骨导。在正常情况下以空气传导为主。

2. 外耳的生理　外耳包括耳廓和外耳道。外耳的主要功能是将自由声场的声波传递到鼓膜。外耳对空气介质传播来的声音有两方面的影响：一是对某些频率段的声波有增压作用，二是有助于声源定位。此外，外耳对中耳尚有一定的保护作用。

3. 中耳的生理　中耳的主要功能是把外耳道内空气的声能传递到耳蜗的淋巴液。这种从气体到液体的声能转换是通过鼓膜和听骨链的振动来偶联的。外耳道的声压变化引起鼓膜振动，后者带动听骨链振动。镫骨底板的振动推动耳蜗淋巴液运动而产生前庭窗和蜗窗之间的压力差。此压力差是耳蜗基膜及有关结构振动的关键。

（1）鼓膜的生理：鼓膜构成鼓室外侧壁的膜部，面积约为 $85mm^2$，呈椭圆形，呈一浅漏斗状的圆锥形，顶点是脐部，指向鼓室。鼓膜的振动频率一般与声波一致。低频声刺激时，鼓膜呈杠杆式振动；高频声刺激时鼓膜振动形式比较复杂，呈分段式振动，有相当面积区域的鼓膜振动未被传递到锤骨柄。鼓膜不同部位的振幅大小不同，以锤骨柄下方近鼓环处振幅最大。鼓膜的有效振动面积为 $55 \sim 65mm^2$，镫骨底板的面积约为 $3.2mm^2$，因此声波作用于鼓膜的压力传递到镫骨底板增加了 $14 \sim 17$ 倍，这就是鼓膜的增压作用。

（2）听骨链的生理：听骨链构成鼓膜与前庭窗之间的机械联系装置，主要的生理功能是作为杠杆系统将声波传至内耳，完成有效的阻抗匹配。由于该系统的转轴位于听骨链的重心上，在能量传递过程中惰性最小、效率最高。声波经由听骨链的杠杆作用传递到前庭窗时，声压增大 1.3 倍。在较弱声强刺激下，听骨链作为一个整体进行运动。而在较强声强刺激下，由于镫骨底板的阻力和砧镫关节的缓冲作用，听骨链不再呈整体运动，振幅从锤骨经砧骨到镫骨逐渐变小。

（3）中耳的增压效应：当声波由鼓膜经听骨链传到前庭窗时，在三个阶段产生增压作用：圆锥形鼓膜的弧形杠杆作用、鼓膜有效振动面积与镫骨底板之比的水力学机制作用、听骨链的杠杆作用。鼓膜有效振动面积与镫骨底板之比是 17 ：1，听骨链杠杆系统中锤骨柄与砧骨长突长度之比是 1.3 ：1，故不包括鼓膜杠杆作用在内的中耳增压效率为 $17 \times 1.3 = 22.1$ 倍，相当于 27dB。因此整个中耳的增压作用基本补偿了声波从空气传到内淋巴液时，因两种介质的声阻抗不同而产生 30dB 的能量衰减。研究还发现，中耳结构也具有共振特性。听骨链对 $500 \sim 2000Hz$ 的声波有较大的共振作用。

（4）中耳肌肉的生理：中耳肌肉包括鼓膜张肌和镫骨肌。两者收缩时作用力的方向相拮抗：鼓膜张肌收缩向前向内，使鼓膜向内运动。而镫骨肌收缩向后向外，使镫骨底板以后缘为支点，前部向外翘起而离开前庭窗。在受到声音等刺激时，可诱发中耳肌肉的反射性收缩，其中由声刺激诱发的称为声反射（acoustic reflex），在人体则指镫骨肌反射（stapedius reflex）。镫骨肌反射呈生理适应现象，而且具有相当的抗疲劳能力。

（5）咽鼓管的生理：咽鼓管作为连接鼓室和咽部的唯一通道，主要功能有以下 4 种：①保持中耳内外压力平衡的功能。咽鼓管调节功能正常时，中耳内外压力无明显差别。需要指出的是在正常人，咽鼓管对 Valsalva 的最小抗力在站立位时是 20mmHg，而 Valsalva 法在招飞工作中每一位受检者都需要进行测试。②引流中耳分泌物的功能。鼓室黏膜和咽鼓管黏膜的杯状细胞与黏液腺产生的黏液，可借咽鼓管黏膜上皮的纤毛运动，不断地向鼻咽部排出。③防止逆行性感染的功能。咽鼓管平时处于闭合状态，仅在吞咽瞬间开放。黏膜表面有皱襞具活瓣作用，加之黏膜上皮的纤毛运动，对防止鼻咽部的液体、异物进入鼓室，避免来自鼻咽部的感染具有重要意义。④阻声和消声的功能；咽鼓管的闭合状态可阻隔噪声、呼吸、脉搏等自体声响经鼻咽腔直接传入鼓室。咽鼓管外 1/3 开放，向内变窄呈漏斗形，且被覆有皱襞的黏膜，这些特征在某种程度上类似于吸音结构。

4. 耳蜗的生理　前庭窗传入内耳的声波引起耳蜗液体及耳蜗膈膜的振动使耳蜗液体向蜗窗位移，导致基膜产生一个位移波，由耳蜗底部向顶部运行。其特点为：①声音刺激镫骨引起基膜位移产生行波；②行波自耳蜗底端向顶端传播；③行波向耳蜗顶端传播时基膜振幅增大，到达最大振幅点后迅速衰减；④高频声在耳蜗内传播的距离较短，低频声向耳蜗顶端传播，最大振幅峰值接近耳蜗顶端。基膜振动时产生于盖膜与网状层之间的剪切运动使毛细胞静纤毛弯曲或偏转，改变毛细胞顶端的膜电阻而调制进入毛细胞的电流，后者产生感受器电位。正的蜗内电位和负的毛细胞内静息电位共同构成毛细胞顶部的跨膜电位，耳蜗膈膜的运动引起毛细胞静纤毛弯曲，后者通过牵引静纤毛之间的横向连接而使静纤毛离子通道开放，离子（主要是 K^+）顺电压梯度进入毛细胞，引起毛细胞除极释放化学递质兴奋神经纤维。Ca^{2+} 参与部分 K^+ 通道的调控及毛细胞递质的释放过程。

（二）平衡生理

维持身体平衡主要依靠前庭、视觉和本体感觉 3 个系统来共同完成。这些系统的外周感受器感受身体所处的位置、运动状态及外界刺激，向神经中枢发出冲动，经过中枢处理后，传出指令达到相应的神经核，通过各种反射性运动，来维持身体在空间保持适宜的位置。从维持平衡功能的角度来讲，以上 3 个系统中前庭系统最为重要。前庭系统通过与其他系统的联系产生各种反射，如前庭眼反射、前庭脊髓反射等。

前庭系统包括前庭末梢和前庭中枢两部分。前庭末梢又分为前庭感受器和前庭神经。前庭感受器深藏于内耳，包括 3 个半规管、椭圆囊和球囊，半规管内的壶腹嵴（crista ampullaris）和椭圆囊斑（macula utriculus）、球囊斑（macula sacculus）的神经感觉上皮由毛细胞和支持细胞构成。前庭中枢指前庭神经核及其上行投射纤维、大脑皮质前庭中枢。前庭神经核同时还与小脑、眼运动神经核团、脊髓前角运动神经元及脑干网状结构迷走神经核等有广泛联系。当前庭系统发生病变或受到非生理性刺激时，机体将发生各种异常反应，出现各种前庭功能障碍（包括体位调节障碍、视线调节障碍和主观空间定位障碍等）及自主神经系统功能异常（恶心、呕吐、面色苍白、心悸、唾液增加及出汗）。

1. 前庭毛细胞的生理功能　每个前庭毛细胞一般有 60 ～ 150 根静纤毛和 1 根动纤毛。与毛细胞顶部表面平行的外力可有效地刺激毛细胞，引起纤毛束弯曲，而垂直的外力难以构成有效刺激。外力使静纤毛束向动纤毛方向弯曲时，毛细胞除极而兴奋。毛细胞的细胞膜对不同离子的通透具有选择性，这种选择性通过离子通道的开放和关闭来实现。兴奋性刺激引起毛细胞膜电位变化使毛细胞释放递质，作用于传入神经末梢，调节其排放率。毛细胞参与机械转导过程，静纤毛尚可随 Ca^{2+} 浓度的改变而改变其劲度。

2. 半规管的生理功能　半规管主要感受正负角加速度的刺激。头部处于静止状态时，壶腹嵴的嵴帽处于中间位置，在正或负的加速度作用下膜蜗管内的淋巴由于惰性或惯性产生逆旋转方向或顺旋转方向的流动，壶腹嵴帽可随内淋巴的流动而倾斜位移，继而使埋于嵴帽内的毛细胞纤毛倾斜位移，受刺激的前庭毛细胞通过机械 - 电转换功能，释放递质作用于神经末梢，形成神经电活动传入各级前庭中枢。

3. 耳石器的生理功能　耳石器内含有神经感觉上皮的区域分别称为椭圆囊斑和球囊斑，它们都有耳石覆盖，合称为耳石器官（otolith organs）。耳石器的主要功能是感受直线加速运动的刺激，由此产生位置感觉、反射性眼球运动和体位调节运动。在直线加速运动（包括重力）作用下，由于耳石的比重远重于周围内淋巴的比重，其惰性引起耳石膜发生逆作用力方向的位移，通过在耳石膜与囊斑毛细胞表皮板之间产生的剪切力牵引毛细胞纤毛，引起毛细胞纤毛弯曲，从而启动毛细胞转导过程。

4.前庭系统特殊的生理现象

（1）疲劳现象（fatigue）：对于持续存在或反复给予的刺激，前庭系统出现反应性降低或消失的现象，称为疲劳。其特点是刺激强度增大，疲劳程度也随之增大，刺激停止后，疲劳现象消失缓慢。其产生部位可能是前庭神经突触处。

（2）习服现象（vestibular habituation）：指前庭系统由于受到一系列相同的刺激所表现的反应性逐渐降低或衰减的现象。产生的具体位置尚不清楚，多认为产生于神经中枢。其特点是易为相同的反复刺激所引起；产生的时间以小时或日计；具有方向性；一侧习服可传递到对侧；可存在数周或数月，若继续刺激可使之延续很久。

（3）适应现象（vestibular adaptation）：指前庭眼反射系统对任何改变了的刺激进行相应的调整，以获得最佳的前庭眼反射反应。还需视觉信号参与。易与习服相混淆。

（4）代偿现象（compensation）：单侧迷路功能的急性丧失引发的症状可在数日或数周内消失，称为迷路功能丧失后的代偿现象。两侧前庭神经核之间的联系纤维及小脑在代偿的发生中起重要作用。

（5）前庭冲动的复制（"pattern-copy"）：当机体受到复杂而有节律的综合刺激时，中枢神经系统可将这种传入的前庭冲动作为母型加以复制，以便加以对抗和控制。这种复制可保留数小时或数日，以至于外来刺激虽已消失，机体还存在与受刺激时相似的前庭反应。

（6）运动病（motion sickness）:指因运动引起的一种综合征，包括眩晕、出汗、恶心、呕吐、流涎增加、打哈欠及全身不适等一组症状。常因前庭系统受刺激引起，也可由视觉刺激产生。

（王　枫）

第二节　先天性耳前瘘管

先天性耳前瘘管（congenital preauricular fistula，CPF）是一种常见的先天性畸形，是第一鳃沟在胚胎期融合不全形成的遗迹，常为一盲管，可有分支，管口常常位于耳轮脚前。管道多数较短，长度为1～3mm或以上，少数长者可深达外耳道软骨部与骨部交界处，甚至可达乳突表面，几乎所有瘘管均与耳软骨的软骨膜相连。管壁内层为复层鳞状上皮，有毛囊、汗腺、皮脂腺等，管腔内常有脱落上皮、细菌等混合而成的鳞屑或豆渣样物，挤压可有分泌物溢出，有臭味。管腔可膨大成囊状，感染后可形成脓肿。

一、流行病学

先天性耳前瘘管是耳鼻喉科常见病，有报道称其发生率位于儿童先天性及遗传性疾病的第九位，居高中学生耳鼻咽喉科疾病发病率的第三位。先天性耳前瘘管的发病率有地区和人种差异，高低不等，欧洲和美国为0.1%～0.9%，非洲一些地区为5%～10%，我国的发病率为 1.2%。但文献报道并不一定能够精确反映实际的发病率，可能与大部分患者无症状，而只有出现感染后才就医有关。先天性耳前瘘管男女均可发病，发病率基本相等。

大部分先天性耳前瘘管病例是散发的，但遗传性先天性耳前瘘管也存在，其模式为外显不全的常染色体显性遗传，表型多样。25% ~ 50% 的先天性耳前瘘管病例为双侧发病，双侧发病的更倾向于家族遗传。早期的家系及双胞胎描述性研究提示先天性耳前瘘管是不完全的常染色体显性遗传病，但遗憾的是至今尚未克隆出先天性耳前瘘管的致病基因。生物信息学分析提示 *EYA1* 基因可能是先天性耳前瘘管的候选基因。*EYA1* 基因可能在耳廓发育过程中发挥重要作用，且该基因已被鉴定为鳃 - 耳 - 肾综合征（branchio-oto-renal-syndrome，BOR）的致病基因。先天性耳前瘘管本身很少出现耳聋及肾脏畸形，但先天性耳前瘘管合并耳聋和肾脏畸形等症状可出现在其他疾病中，即先天性耳前瘘管是其他疾病症状的一部分。

瘘管感染，可形成脓肿。先天性耳前瘘管感染形成脓肿的原因有单纯厌氧菌感染、单纯需氧菌感染和厌需氧菌混合感染，厌氧菌主要有消化链球菌、产气荚膜杆菌、脆弱类杆菌等，需氧菌主要有金黄色葡萄球菌、草绿色链球菌、铜绿假单胞菌等。在招收飞行学员体检中，因瘘管感染而淘汰的受检者占有一定的比例。

二、诊断和鉴别诊断

根据病史和局部检查，先天性耳前瘘管的诊断一般并不困难。按其瘘口位置与瘘管走向，可与第一鳃沟瘘管相鉴别，后者常累及外耳道、鼓膜和下颌角，但先天性耳前瘘管并不累及上述组织。虽然先天性耳前瘘管手术治疗时可能会伤及面神经，但疾病本身并不累及面神经及其分支。急性感染时及溃疡不愈合时需要与皮肤疖肿或颈部淋巴结炎、淋巴结结核性溃疡等相鉴别。

瘘管口最常见于耳轮脚前，少数见于耳垂等处（图 2-2-1）。

临床上，先天性耳前瘘管可分为单纯型、分泌型及感染型。招飞体检中，常见者为单纯型，患者无症状；检查见瘘管口处及周围无红肿，无突起、与周围皮肤平齐，无瘢痕，触摸有条索状感，轻轻挤压管口无分泌物溢出（图 2-2-2，图 2-2-3）。分泌型，实为由单纯型向感染型过渡者，患者感觉瘘管处有瘙痒或微痛不适，可有微臭分泌物溢出；检查见瘘管口周围轻度红肿、突出于周围皮肤，轻轻挤压管口有水样或皮脂样分泌物溢出（图 2-2-4 ~ 图 2-2-6）。感染型为先天性耳前瘘管感染者，包括感染后形成脓肿、囊肿或瘢痕者（图 2-2-7 ~ 图 2-2-12）。瘘管感染后，局部红肿、疼痛、溢脓，可形成脓肿；脓肿溃破、感染反复发作者形成瘢痕。长期感染者瘘管附近皮肤反复发生溃烂、结疤，

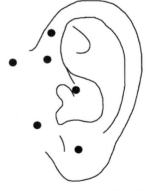

图 2-2-1　先天性耳前瘘管口部位

创面可长期不愈合或形成数个溢脓小孔。脓肿及瘢痕可能在瘘管口处，亦可能在距管口较远处。招飞体检中，常见的感染型为瘢痕形成者（图 2-2-13）。

单纯型及分泌型，根据体格检查所见即可诊断。感染后形成脓肿、囊肿者，需与中耳乳突炎后乳突骨膜下脓肿、颈部 Bezolde 脓肿、疖肿、皮脂腺囊肿等相鉴别，这些疾病有相应的临床症状和体征，没有瘘管口线索。飞行学员医学选拔体检中，单纯型最常见；其次是感染型，感染型中感染后瘢痕形成者较多见。感染后瘢痕者需与耳周外伤、手术后耳周瘢痕者相鉴别，尤其是瘘管口部位隐匿、溃烂消失者，在体检过程中，对于耳周瘢痕者，须进行详细的病史询问和体格检查，明确瘢痕形成的原因。

单纯型先天性耳前瘘管无症状者，一般无须治疗。分泌型者，考虑到可能感染，引发一些后遗症，建议手术摘除，术前须自管口处注入亚甲蓝，务求一次完整切除，一旦有瘘管甚或上皮残留，极易复发。复发后再次手术难度及创伤均明显增加。

感染型治疗过程比较复杂，有些患者终身不发生感染，但只要发生 1 次耳前瘘管感染，则有反复发作倾向，需手术摘除瘘管。对于手术时机的选择，常规分两步，首先需控制感染，一般感染完全控制 2 周皮肤色泽基本恢复正常后再行第二步治疗，即手术切除瘘管。控制感染包括全身应用抗生素、热敷、理疗等，脓肿一旦形成，需行切开引流，局部每日换药直至切口愈合。换药过程持续时间在 1 周至数周，部分感染时间长、感染发作次数多的患者换药时间延长，有时需门诊换药持续 1 个月方愈合。感染后的瘘管常因炎症粘连使瘘管部分或完全阻塞，有脓肿切开引流史者瘘管可能中断，这些原因都会使术中完整切除瘘管难度大大增加，也使有感染史的患者手术复发率增加。对于感染反复发作，而非手术治疗不能彻底控制感染的患者，则行感染期手术，可不必强调表面皮肤恢复正常，而是在脓肿切开引流后 3 ~ 5d 手术切除瘘管、清除坏死及感染病灶，可在保证疗效的基础上，减少患者长期门诊换药的痛苦，明显缩短了病程。

先天性耳前瘘管手术后复发率各家报道不尽相同，目前报道的术后复发率在 0 ~ 42%。研究表明，与术前无脓肿形成者相比，术前有脓肿形成及急性感染期手术者复发率较高。耳前瘘管手术后是否复发主要取决于是否彻底切除瘘管及被波及的耳廓软骨及耳后感染灶内的肉芽和瘢痕组织。这主要与病变范围和手术者操作的熟练程度有关。

三、航空医学考虑

单纯型先天性耳前瘘管，一般情况下，无自觉症状或仅有局部微痒不适，对飞行人（学）员的生活或训练及飞行作业没有明显影响。分泌型可在机体抵抗力下降时，或因皮屑及皮脂腺分泌物堆积、刺激致痒痛不适而搔抓患部时，或管口阻塞而形成皮脂腺囊肿后，或因头盔摩擦，容易发生感染。感染后，瘘管口周围皮肤红肿，疼痛，发热，形成脓肿，影响头盔的使用和日常生活及训练。脓肿溃破后形成纤维瘢痕，瘘管残存于体内，瘘管内分泌物继续分泌，感染极易复发，即使手术治疗，亦难彻底根除。局部引流控制感染常需数周时间，给患者经济和精神上都带来极大的负担，更会影响训练和飞行任务的完成。

临床研究表明，感染多发生于 10 岁内，可能是因为小孩抵抗力弱、卫生意识差和自控能力不强而经常搔抓等原因，随着年龄的增长，感染型逐渐减少，30 岁后明显减少。

四、技术操作规范

在飞行学员医学选拔体检中，应对外耳及耳周进行详细的检查，确认外耳及耳周是否存在瘘管口，如果发现瘘管口，观察瘘管口是否红肿、突出于皮肤，轻轻挤压是否有分泌物溢出，注意溢出物的颜色、气味及黏稠度；确认外耳及耳周是否有瘢痕，如果有瘢痕，应详细检查并结合病史，确认瘢痕产生的原因，尤其是瘘管部位隐匿及已溃烂消失的耳前瘘管感染后的瘢痕，与外伤、手术后瘢痕进行鉴别。如果有耳前瘘管，应进行准确的分型诊断。综合考虑到年龄、感染可能发生情况及对飞行和训练的影响情况，单纯型者应予以合格结论。感染型者，由于瘘管残存于体内，瘘管内分泌物继续分泌，只要发生一次耳前瘘管感染，则有反复发作倾向，因此对于有感染史的先天性耳前瘘管，均应予以淘汰。对于分泌型者，因可能存在轻度感染或因分泌物较多、易于感染，如果生源紧张，可在初选或复选时考虑暂时保留，实施手术摘除后参加定选，定选时仍未手术治疗者，应考虑淘汰。对于单纯型，予以合格结论。对于分泌型手术摘除者，如果手术治疗后时间较长、术后瘢痕小或无瘢痕者，应予以合格结论；感染后手术切除者因瘢痕较大、可能仍有残存管道，应予以淘汰。

五、异常图谱

见图 2-2-2 ~ 图 2-2-12。

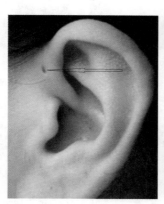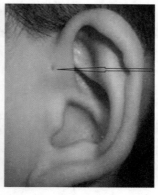

图 2-2-2　先天性耳前瘘管（单纯型），瘘管口（箭头所指处）无红肿，与周围皮肤平齐、无突出，耳周无脓肿、囊肿及瘢痕

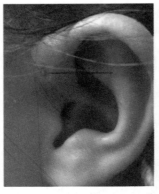

图 2-2-3　先天性耳前瘘管（分泌型），瘘管口（箭头所指处）周围轻度红肿，轻轻挤压有分泌物溢出

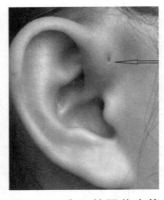

图 2-2-4　先天性耳前瘘管（分泌型），瘘管口（箭头所指处）周围轻度红肿、凸起

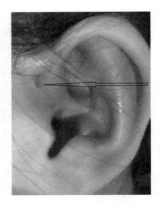

图 2-2-5　先天性耳前瘘管（分泌型），瘘管口（箭头所指处）周围轻度红肿

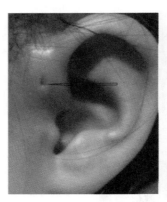

图 2-2-6　先天性耳前瘘管（感染型），瘘管口（箭头所指处）周围皮肤充血、肿胀

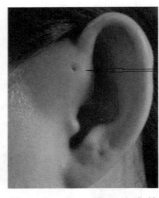

图 2-2-7　先天性耳前瘘管（感染型），瘘管口（箭头所指处）周围皮肤红肿

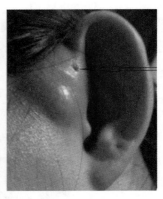

图 2-2-8　先天性耳前瘘管（感染型），瘘管口（箭头所指处）前下方疑有脓肿形成

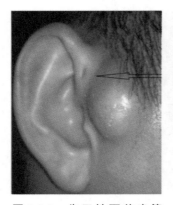

图 2-2-9　先天性耳前瘘管（感染型），瘘管口（箭头所指处）前下方脓肿形成

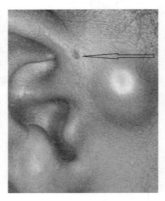

图 2-2-10　先天性耳前瘘管（感染型），瘘管口（箭头所指处）前下方囊肿形成

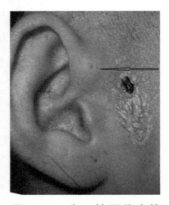

图 2-2-11　先天性耳前瘘管（感染型），瘘管口（箭头所指处）前下方脓肿溃破后瘢痕

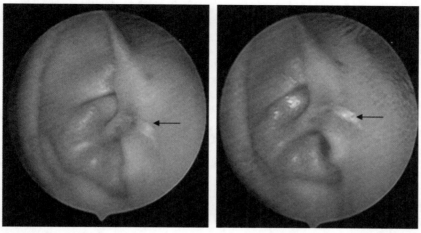

图 2-2-12　本病例有感染史，术后 2 年。箭头所示为手术切除瘘管留下的瘢痕，可见瘢痕明显，触诊瘢痕周围斜向前上仍有条索状物

（汪运坤　吕清明）

第三节　耳廓及外耳道畸形

在日常生活中，耳廓及外耳道畸形并不鲜见。此类患者长至成年往往会有自卑等心理问题，或留长发遮挡患耳，或羞于见人。也可见到因影响听力致言语障碍者，对生活学习造成不良影响者。在招飞工作中，耳廓、外耳道畸形可对仪容仪表及飞行通信产生不利影响。

一、流行病学

耳廓及外耳道畸形包括先天性和后天性两大类。先天性外耳道畸形的发病原因目前还不十分清楚，一般认为是环境和遗传因素共同作用的结果。在胚胎 3 个月内受遗传、染色体畸变、内外环境等因素的影响，包括孕期病毒感染、用药、胚胎在宫内受到挤压、放射性损伤及父母吸烟、饮酒等危险因素，外耳、中耳和内耳均可发生畸形。其中耳廓和外耳道及中耳畸形常同时存在，为头颈部先天性畸形最常见者。有先天性外耳畸形家族史的患者遗传发病率高，在 2.9% ～ 33.8%。后天性耳廓畸形多因各种外伤、烧伤、手术、慢性炎症以致纤维组织增生及感染所致耳廓和外耳道形态异常，发病率未见详细统计，与社会安定程度、工作环境的危险性及环境卫生等因素有关。由于胚胎发生的不同，耳廓、外耳道及中耳畸形常同时发生，中耳合并内耳畸形者比较少见。先天性外耳畸形的发病率文献报道不尽相同，与人种和地域均有关系。国内外文献报道差异很大，从 1 ∶ 20 000 ～ 1 ∶ 6000，但比较认同的观点是日本和印度的发病率较高，在 1 ∶ 4000 ～ 1 ∶ 1200。我国 1978 ～ 1992 年的统计结果显示为 1.4/ 万新生儿，全国以新疆维吾尔自治区发病率为最高 2.08/ 万。先天性小耳畸形男性的发病率高于女性，单侧的发生率高于双侧，右侧高于左侧，其比率为右∶左∶双侧＝5∶3∶1。

二、诊断和鉴别诊断

（一）先天性耳廓畸形

耳廓自胚胎第 3 周开始由第 1 和第 2 鳃弓发生，第 6 周初具雏形。由于耳廓的各个部分如耳屏、耳垂、对耳轮、对耳屏等是从两个鳃弓上六个分离的小丘状结节为中心衍生发育而来，所以其外形可以有很大变异。耳廓的先天畸形（congenital malformation of auricle）表现为大小、形态结构或位置的异常。单侧畸形较多见，男性比女性高发。先天性耳廓畸形根据体征表现进行分类。

1. 隐耳（masked ear）　耳廓部分或全部隐藏于颞部皮下，无耳后沟与颅侧相隔，触诊时于局部皮下可能触及隐藏耳廓的软骨支架。常合并其他畸形。

2. 移位耳（displaced ear）　耳廓向下或向前、下等各个方向移位，形态基本正常或有轻度畸形。

3. 招风耳（protruding ear）　为最为常见的耳廓畸形，双侧发生。耳廓增大，向前倾斜，颅耳角增大，甚至超过 150°，对耳轮与三角窝消失，舟状窝失去正常形态，耳廓上方呈扁平形，耳垂和耳屏位置正常。

4. 杯状耳（cup ear）　是较常见的先天性畸形，常双侧发生。对耳轮和三角窝明显内陷，严重者耳廓上部明显缩小，耳轮向前过度弯曲，耳廓形如杯状。

5. 猿耳（macacus ear）　耳廓上缘与后缘交界处出现一向后的三角突起，如猿耳之耳尖，因此得名。

6. 大耳（macrotia）　因耳廓的某一部分过度发育而较大。全耳廓肥大者少见。

7. 副耳（accessory auricle）　为耳屏前方或颊部或颈部有一个或数个大小不一、形态各异的软组织凸起，或内含软骨。

8. 小耳（microtia）　耳廓发育不良致部分结构缺如，耳廓形态、体积及位置均有不同程度的畸形，且常与耳道狭窄、闭锁及中耳畸形伴发。按照 Marx 分类法根据畸形程度可分 3 度：Ⅰ度：耳廓形态较小，但各部分尚可分辨，位置正常。Ⅱ度：耳廓正常形态消失，仅呈条状隆起，正常耳廓的 1/2 或 1/3 大小，可触及软骨条，耳屏可正常，附着于颞颌关节的后方或后下方。常伴外耳道闭锁和中耳畸形，是三型中最常见者。Ⅲ度：只有零星不规则凸起部分可触及小块软骨，位置可前移或下移。除伴有外耳道和中耳畸形外，可有面神经和内耳的异常及颌面部其他畸形，表现出面瘫、神经性耳聋、下颌发育不良等。此外尚有Ⅳ度：无耳，没有任何耳廓结构，颞侧平滑，罕见。

根据出生后即存在的耳廓畸形临床表现，诊断不困难，还应结合 CT 及听力学检查判断中耳及内耳是否存在畸形。此类畸形的治疗包括手术整形及佩戴假体。因儿童期耳廓生长迅速，3 岁时耳廓大小已达成人的 85%，10 岁后几乎停止生长，耳轮至乳突的距离也不再改变。从避免影响心理健康发育的角度考虑，学龄前完成耳廓整形术较为适合。

（二）先天性外耳道畸形

先天性外耳道畸形又称外耳道发育不全，系第 1 鳃沟发育障碍所致，分为狭窄和闭锁两类，可单侧或双侧发病。外耳道闭锁常合并小耳畸形，仅在少数情况下耳廓发育正常；小耳畸形不合并外耳道闭锁者罕见。同时常合并中耳畸形。本病单侧多见。根据病变程度可分为三型：①轻度狭窄，可以是整个外耳道全部狭窄，或软骨段和（或）峡部狭窄，而骨性外耳道正常。此型多见。②高度狭窄，软骨段仅有一瘘道；鼓骨发育不良以致骨性外耳道仅由一裂隙状孔道所代替，鼓室外侧壁由骨质形成完全性（或）不完全性闭锁板。可有小乳突、颞颌关节向后移位。③外耳道闭锁，外耳道软骨部由软组织填充。骨性外耳道由骨密质或骨松质或充满气房的气化骨代替。闭锁外耳道的骨质来源于不同的邻近部位：多数为颞骨鳞部的尾状凸起，或由乳突向前伸展达颞颌关节，少数由增生畸形的鼓骨形成闭锁外耳道。本病可合并先天性或后天性外耳道胆脂瘤，因耳道狭窄排泄不畅易致耵聍栓塞。根据临床病史结合听力学检查及颞骨 CT，诊断不难。其中 CT 扫描尤为重要，可明确闭锁的性质、部位、程度及是否合并中耳、内耳畸形。听力学检查往往呈传导性聋，伴听骨链畸形时听力损失严重。治疗以手术为主，重建外耳道及中耳（因常合并中耳畸形）。手术时机的选择很重要：单耳畸形可待患者成年后手术；双耳畸形应于患者 2～3 岁时择一耳手术以期提高听力避免影响语言发育。

（三）后天性耳廓及外耳道畸形

后天性耳廓及外耳道畸形主要表现为耳廓外形的改变，耳道畸形者可有耳闭塞感及听力减退，耳鸣少见；合并感染时有耳痛及耳内流脓。耳部检查可见耳廓畸形，部分或全部缺损，耳道狭窄或闭锁，可见手术瘢痕或烧伤瘢痕。听力检查可正常或为传导性耳聋。颞骨 CT 检查可显示狭窄和闭锁的位置、范围、程度，骨壁是否完整、有无骨质增生及是否合并中耳炎。去除原发病后对轻度畸形和狭窄可不予治疗。重度狭窄闭锁可行外耳道重建手术。

（四）鉴别诊断

1. **耳廓化脓性软骨膜炎** 是耳廓软骨的急性化脓性炎症，病情发展迅速，可致耳廓畸形。常见病因有耳廓外伤后感染，邻近炎症扩散，医源性感染。致病菌主要有铜绿假单胞菌和金黄色葡萄球菌。表现为耳廓红肿、疼痛，触痛明显。患者烦躁，坐卧不安，或有全身中毒症状。脓肿形成后有局部波动感，破溃后有脓液流出。早期抗感染治疗，脓肿形成后可切开引流，引流应充分，避免后遗耳廓畸形。

2. **耳廓假性囊肿** 系指耳廓外侧面的囊性隆起，内含浆液性渗出物。病因不明。多为中年以上发病，男性多于女性。积液位于软骨内，软骨层的内侧面被覆一层浆液纤维素，无上皮细胞结构，不是真性囊肿。表现为耳廓前面的局限性隆起，无痛或仅微痛，可有胀感、灼热感、发痒等不适。囊肿边界清楚，波动有弹性，表面皮肤色泽正常。穿刺可抽吸出淡黄色清亮液体。诊断较易。治疗可穿刺抽液加压包扎；囊内注入高渗液体；手术切除部分囊壁。以手术治疗效果最为理想。

3. 复发性多软骨炎　为累及全身多系统的疾病，是反复发作和缓解交替发生的进展性炎性破坏性病变，累及软骨和其他结缔组织，包括耳、鼻、眼、关节、呼吸道和心血管系统等。病因不明。耳廓软骨炎是其最常见临床表现，外耳轮突发红肿、热痛为特征，炎症可自行消退或治疗后消退。起病突然，常对称出现。可有全身其他部位的软骨炎表现。实验室检查可有正细胞低色素性贫血、白细胞计数增高、血小板升高、嗜酸性粒细胞计数升高、红细胞沉降率快、低蛋白血症、高丙球蛋白血症、低补体血症。类风湿因子和抗核抗体阳性，尿酸性黏多糖阳性且发作期明显升高可提示软骨破坏程度。根据以上表现和实验室检查结果结合影像学检查（包括肺部 CT、心脏超声、支气管镜、肺功能等），较易诊断，因活检可能激发新的发作，应谨慎。

4. 耳廓瘢痕疙瘩　是皮肤损伤愈合过程中，胶原合成代谢功能持续亢进、失去控制，导致胶原纤维过度增生。内因主要是瘢痕体质，多属遗传；外因有各类原因引起的皮肤损伤，如蚊虫叮咬、预防接种、打耳孔。多见于耳后皮肤和耳垂。临床表现为外伤后耳廓出现持续缓慢生长的质硬包块，可有瘙痒感，夏季症状重。治疗方法有激光、冷冻、手术切除及激素封闭。切除后易复发，早期发现早期干预很重要。

三、航空医学考虑

耳廓及外耳道畸形可能导致：①听力减退；②影响面容；③影响头盔及通信工具的佩戴；④心理障碍：因容貌异于常人导致自卑，不愿出现在大众面前，形成社交封闭心理。

飞行员执行飞行任务之前常规要进行鼓膜检查，外耳道狭窄影响航医观察鼓膜，无形中给工作带来不便；飞行生涯中航空性中耳炎发生率很高，诊断和治疗过程中同样存在鼓膜观察不便的问题，严重者还需要显微镜下进行穿刺等治疗，严重干扰飞行工作；同时狭窄的外耳道是造成耵聍栓塞的解剖基础。因此，对于外耳道狭窄的判定应从严。但是，随着基层飞行部队体检设备的更新，可视性内镜配备到位后，对于耳镜观察鼓膜受限，不能窥及全貌，内镜检查可以完整窥及的轻度外耳道狭窄的受检者，可以考虑给予合格结论，考虑到招飞各体检机构均有可视性内镜，基层部队航医的检查设备简陋，目前应下待定结论后由专家组综评。

飞行人员医学选拔体检中涉及外耳畸形标准的较少。未见到过外耳道闭锁和小耳畸形Ⅱ度、Ⅲ度受检者，偶有招风耳和杯状耳者体征也很轻微，对于仪表仪容和听功能无明显影响者，可以给予合格结论。常可见副耳应检者，需个别判定。小的不影响仪容的副耳及不含软骨的肉赘，可以判定合格；对于副耳较大，特别是内有软骨且戴耳机有压痛症状的，应给予淘汰，或时间允许可建议其先行手术切除副耳，根据预后给予结论。副耳手术操作简单，治疗效果理想。

四、技术操作规范

1. 病史的询问　如发现有耳廓或外耳道畸形者详细询问发生时间，发生原因；有无听力减退；病情稳定还是仍有变化；是否有耳痛、流脓等。

2. 检查方法及步骤　首先正面观察两侧耳廓是否对称，如果不对称描述差异程度。然后侧面观察耳廓各部位局部结构是否正常，如有畸形按上述诊断标准确定类型和分级程度。检查外耳道需将耳廓向后、上、外牵拉，使外耳道变直，观察外耳道是否弯曲、狭窄、闭锁，是否能窥见鼓膜全貌。有弯曲狭窄不能窥见鼓膜全貌的，可使用电耳镜细长头变换方向角度分部位观察，注意细长头插入外耳道较深，可达骨性耳道部位，引起受检者疼痛不适。也可用耳内镜成像系统观察，便于多人观察及采集影像资料。

五、异常图谱

见图 2-3-1 ～图 2-3-20。

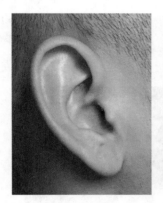

图 2-3-1　正常耳廓，各部位结构正常

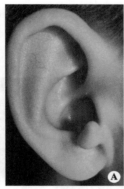

图 2-3-2　副耳较小，可触及软骨，不影响通信工具佩戴，不影响听力

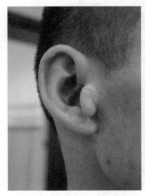

图 2-3-3　副耳较大，影响通讯装置佩戴，但手术切除治疗效果好，可治疗后结论

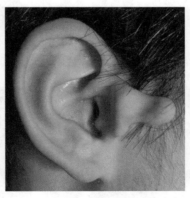

图 2-3-4　副耳较大，有长时间佩戴耳麦后压痛等症状，影响通信装置佩戴，但手术切除治疗效果好

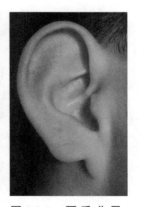

图 2-3-5　耳垂分叉。不影响外观，听力正常

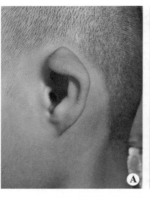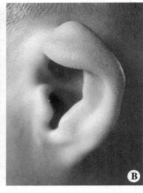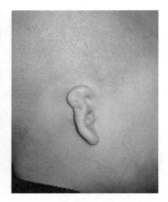

图 2-3-6　小耳畸形Ⅰ度。耳廓诸结构均存在,发育稍差,　　图 2-3-7　小耳畸形Ⅱ度。
　　　对外观影响不大, 对听力及通信设备的佩戴无影响　　　耳廓发育差,为条索状结构,
　　　　　　　　　　　　　　　　　　　　　　　　　　　　外耳道闭锁致传导性耳聋。
　　　　　　　　　　　　　　　　　　　　　　　　　　　　　对外观及功能均有影响

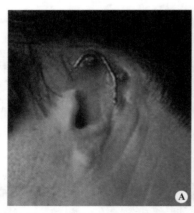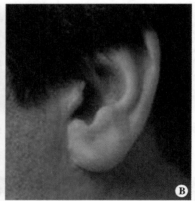

图 2-3-8　先天性小耳畸形假体佩戴。在颞骨上置入螺钉安装磁铁,将同样有磁铁的义耳吸附固定在正
　　　　　常耳廓的位置。这种方式的义耳佩戴方便,形态逼真

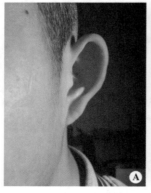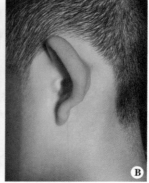

图 2-3-9　杯状耳。不影响外观,听力正常

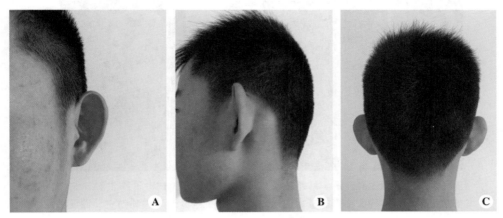

图 2-3-10 招风耳。不影响外观,听力正常

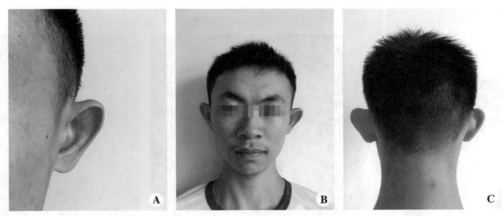

图 2-3-11 左侧招风耳。双耳不对称。对外观影响小,听力正常

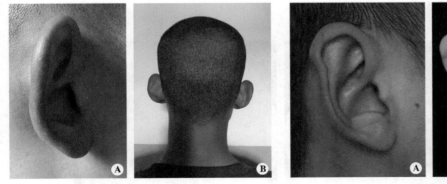

图 2-3-12 招风耳。对外观影响小,听力正常

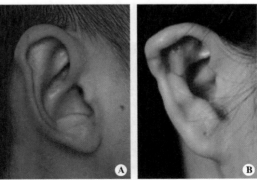

图 2-3-13 猿耳。对外观影响小,听力正常

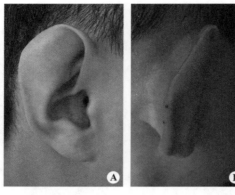
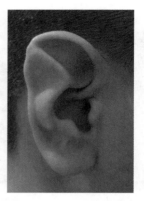

图 2-3-14　耳廓发育畸形。耳轮缺如，耳廓上部边缘锐利，耳廓大小形态基本正常。对外观影响小，听力正常

图 2-3-15　耳廓发育畸形。受检者无耳部外伤史，因此考虑先天发育畸形。耳廓上部软骨轻度折叠，形成条索状凸起。对外观影响小，听力正常

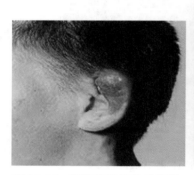
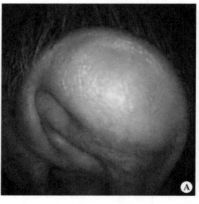

图 2-3-16　耳廓化脓性软骨膜炎。局部红、肿、热、痛明显，不及时治疗可能致软骨液化坏死导致畸形

图 2-3-17　耳廓假性囊肿

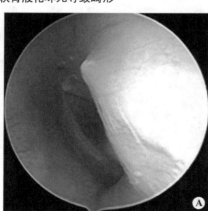
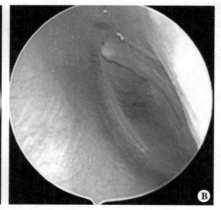

图 2-3-18　外耳道重度狭窄。电耳镜下见外耳道后壁隆起，鼓膜仅窥视前方小部分。内镜伸入耳道后见鼓膜完整，标识清晰，动度正常。此类狭窄在内镜下可观察鼓膜全貌

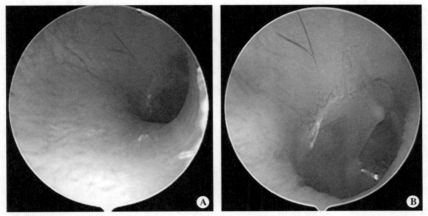

图 2-3-19　外耳道重度狭窄。由于外耳道底壁向上隆起阻挡视线，电耳镜下仅能窥及鼓膜后部的一少部分，锤骨柄及光锥不可见。内镜伸入并绕过隆起处见鼓膜完整标识清晰

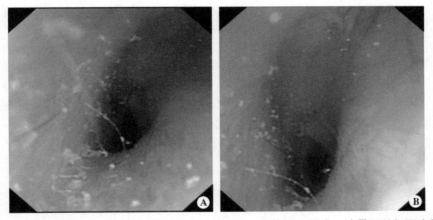

图 2-3-20　外耳道狭窄较重。电耳镜下鼓膜几乎不能窥及。内镜进入困难，达最深处仅可窥及鼓膜前半部分。对检查和治疗造成不便

（王　枫）

第四节　外耳道炎性疾病

外耳道炎（external otitis）性疾病，多因外耳道皮肤变态反应、细菌和真菌感染致病。一般可分为急性和慢性外耳道炎，急性者包括急性外耳道湿疹、外耳道疖和弥漫性外耳道炎；慢性者多为慢性外耳道湿疹和真菌病。外耳道胆脂瘤、耵聍栓塞及外耳道异物因易于引起耳道炎症，产生类似症状，本节一并讲述。

一、流行病学

外耳道炎性疾病是耳科常见病，发病率存在一定的职业、地域差别。急性外耳道炎每年发病率约 4/1000，90% 急性外耳道炎为单侧感染，50 岁以上者发病率明显降低。

某部人员海训后外耳道炎性疾病发病率为 7.9%。我国外耳道炎夏季发病率较其他三季节高。

（一）弥漫性外耳道炎

弥漫性外耳道炎（diffuse otitis externa）是外耳道皮肤及皮下组织的广泛性感染性炎症，是耳科较常见的疾病，此病的发病与气温和湿度有密切关系，热带、亚热带更为常见，也称为"热带耳"。常见致病菌为金黄色葡萄球菌，其他尚有溶血性链球菌、铜绿假单胞菌、变形杆菌等，真菌感染也有发生。其诱发因素有水渍皮肤，局部有破损则易感染；温度及湿度增加出现耵聍腺管阻塞使防御力下降；外伤；耵聍缺乏；邻近脓性分泌物刺激致局部抵抗力下降；在变态反应基础上易致感染；分泌物氢离子浓度升高易致感染；解剖构造异常，如外耳道骨瘤及狭窄致分泌物不易排出；全身性疾病如糖尿病、内分泌紊乱、慢性贫血等。

（二）外耳道疖

外耳道疖（otitis externa furunculosa）是发生于软骨部的皮肤急性局限性化脓性病变，系皮肤毛囊或皮脂腺被葡萄球菌等细菌感染所致。因外耳道骨部皮肤无毛囊及腺体，故不会发生疖肿。外耳道疖是耳科常见病之一，多为单发，也可多发，夏秋季节常见。其诱因包括耳道皮肤机械性损伤；耳道进水致表皮软化易于感染细菌；长期耳流脓和湿疹；全身因素致抵抗力低下，如糖尿病、慢性肾炎、内分泌紊乱、营养不良等。

（三）外耳道湿疹

外耳道湿疹（eczema of external ear）是指发生于耳廓、外耳道及其周围皮肤的多形性皮疹。主要特征为瘙痒，易反复发作，皮肤上可出现弥漫性潮红、红斑、丘疹、水疱、糜烂、渗液、结痂及鳞屑等皮肤损害，消退后无永久性痕迹。其可发生于任何年龄，小儿多发，特别是婴幼儿常见。病因尚不十分清楚，可能与变态反应、精神因素、神经功能障碍、内分泌失调、代谢障碍、消化不良有关。可能的变应原有毛织品、鱼虾、牛奶、寄生虫及病灶感染，潮湿、高温是诱因，局部脓液、汗液刺激皮肤可引起本病，也与高温和化学刺激等职业因素有关。临床分为急性、亚急性、慢性三类。

（四）外耳道真菌病

外耳道真菌病（mycotic otitis externa）也称真菌性外耳道炎，是外耳道皮肤的亚急性或慢性炎性疾病，常合并细菌感染，好发于热带、亚热带地区，高温潮湿季节多见。在我国长江和珠江流域多发生此病。多发生于老年患者及有代谢、免疫相关基础病的患者。多数学者认为真菌感染是直接致病因素，种类繁多，主要为曲菌（黑曲菌、黄曲菌、熏烟色曲菌、土曲菌等），占病原种类的 80% ～ 90%，其他常见的有青霉菌、帚霉菌、毛霉菌、根霉菌及念珠菌等，致病性皮肤癣菌少见。合并感染细菌常有金黄色葡萄球菌、溶血性链球菌、铜绿假单胞菌、变形杆菌、大肠埃希菌等。常见诱因包括温度、湿度的增加；耵聍缺乏；慢性炎症；长期局部外用抗生素；不良习惯致耳道外伤。

（五）外耳道胆脂瘤

外耳道胆脂瘤（cholesteatoma of external auditory canal）原发于外耳道或继发于外耳道狭窄或闭锁。病因不明。可能与外耳道皮肤受到各种病变的长期刺激产生慢性充血，局部皮肤生发层的基底细胞生长活跃，角化上皮细胞脱落异常增多，若自洁功能障碍，堆积于外耳道形成团块，久之中心腐败、分解、变性，产生胆固醇结晶有关。也有说法是外耳道皮肤先天性缺陷或耵聍腺分泌旺盛。

（六）外耳道异物

外耳道异物（foreign body in external acoustic meatus）种类繁多，可分为植物性、动物性及非生物性三类。儿童多见，小儿天性喜将小异物置入耳内。成人也有发生，多为挖耳时火柴头、棉签头断入耳内，也有外伤或作业时异物侵入耳内，尚有医源性异物残留。

（七）耵聍栓塞

耵聍为外耳道软骨部皮肤耵聍腺分泌的黄色黏稠分泌物，具有一定保护功能。正常情况借助咀嚼、张口等运动，耵聍可自行排出，若逐渐聚集成团，阻塞外耳道即成为耵聍栓塞（impacted cerumen）。耵聍栓塞好发于老年人及儿童，盖此二类人耳道自净功能较弱所致。常见原因有因外耳道炎症或空气灰尘过多致耵聍分泌过多；外耳道异物或新生物致耵聍排出受阻。

二、诊断和鉴别诊断

（一）诊断

1. **弥漫性外耳道炎**　临床上分为急性和慢性两类。急性者症状与外耳道疖肿类似。多诉耳内灼热感、胀痛、痒、潮湿或耳堵闷，无中耳病变，听力正常。病情发展则疼痛加剧，咀嚼或说话时加重。检查发现耳道皮肤弥漫充血、肿胀、渗出，表面覆以臭味、黏稠的分泌物或碎屑。重者外耳道肿胀明显，可致狭窄及闭塞，皮肤溃烂，有时有耳周淋巴结肿大及压痛。慢性者耳内痒感及不适感，外耳道皮肤增厚、粗糙、糜烂或有结痂等。外耳道深处常有碎屑积聚，并有臭味灰褐色分泌物。可后遗耳道狭窄等。治疗包括全身应用抗生素、镇痛药，局部清洁外耳道、敷用鱼石脂软膏棉条，积极治疗全身性疾病。

2. **外耳道疖**　以剧烈耳痛为主，可放射至同侧头部。下颌关节活动时疼痛加剧，如张口、咀嚼、打哈欠等。可伴发热。检查见耳道皮肤肿胀，局限性红肿、触痛明显，或见白色小脓点。当拉耳廓时疼痛加剧。脓头破溃时，流出少量带血黏脓分泌物。严重时耳后沟红肿，或有耳周淋巴结肿大及压痛。一般鼓膜及听力正常。局部治疗很重要，疖肿未成熟时，可用鱼石脂甘油置于疖肿处促进炎症吸收；疖肿成熟而未破溃时可以高浓度硝酸银或苯酚烧灼脓头促使破溃，或沿长轴方向切开排脓；自行破溃者可将脓液拭净并消毒，置入抗生素棉条。全身治疗包括口服镇痛药和抗生素。因多为葡萄球菌感染，首选青霉素和大环内酯类抗生素。

3. **外耳道湿疹**　急性湿疹局部剧痒，并伴烧灼感，婴幼儿因不能诉说常有止痒动作、烦躁不安，如继发感染则有发热和局部疼痛。检查可见皮肤红肿，散在红斑、粟粒状小丘疹及半透明水疱，水疱破溃后可见红色糜烂面，并有淡黄色水样分泌物，干燥后形成痂皮附着于糜烂面上。一般 2～3 周可治愈，易复发。亚急性湿疹常因急性湿疹迁延不愈所致，局部瘙痒较轻，红肿渗出不剧，可有鳞屑和结痂。慢性湿疹为急性、亚急性湿疹反复发作或经久不愈发展而成。表现为局部皮肤增厚、粗糙、表皮皲裂、苔藓样变、脱屑及色素沉着等。自觉剧痒，常有反复急性发作。治疗首先应寻找病因并避免接触；局部避免刺激性因素；局部干燥无渗液者可用氧化锌软膏或抗生素激素软膏，渗出少者先涂 2% 甲紫液，干燥后涂氧化锌糊剂，渗出多者先用 3% 过氧化氢或炉甘石洗剂清洗，再用 3% 硼酸溶液或 5% 醋酸铝溶液湿敷，待渗出减少再用上述药物治疗。全身治疗包括抗过敏药物及抗生素治疗，渗出多者可静脉注射 10% 葡萄糖酸钙，补充维生素 C。

4. **外耳道真菌病**　早期和轻症患者常无自觉症状。随病情进展真菌进入上皮后，可有耳痒、闷胀等不适感。部分患者可伴耳鸣及听力减退。合并感染加重时除耳溢液和耳痒外，常合并明显耳痛及耳内异味，也有患者诉耳内出现黑色粉末状物。查体可见外耳道深部密集的粉末状、颗粒状物堆积，或有白色、黄色绿色绒毛状物附着，易于拭去，不久又复出现。重者可见大片黄褐色或黑灰色坏死物，清除后见皮肤充血、肿胀、糜烂。慢性者表现为皮肤湿疹样或苔藓样变化，重者可有耳道狭窄。本病根据外耳道检查所见不难诊断，真菌学检查发现菌丝及孢子即可确诊。治疗方法主要有 3% 过氧化氢清洗耳道后局部涂布抗真菌药膏如达克宁霜或霉克软膏等；外耳道肿胀、渗液者清洗后置入 5% 醋酸铅棉条；重症者全身抗真菌治疗；合并足癣者同时治疗；戒除挖耳习惯。有复发时治疗较棘手。

5. **外耳道胆脂瘤**　症状与胆脂瘤的大小和是否并发感染有关。不伴感染的小胆脂瘤可无明显症状；胆脂瘤较大者可出现耳闭塞感、耳鸣及听力减退，一旦感染则有耳痛，疼痛剧烈者夜不能眠，耳内流脓或血性脓液，有臭味。检查可见外耳道深部有白色或黄色胆脂瘤阻塞，外耳道皮肤红肿，可有肉芽，胆脂瘤清除后可以看到骨质吸收破坏扩大的外耳道，鼓膜完整，少数胆脂瘤向后破坏乳突骨壁，可并发中耳胆脂瘤，侵犯面神经者可出现面瘫，严重者可有颈侧脓肿或瘘管。根据病史和耳廓检查，诊断较易，取胆脂瘤皮送病理检查可明确诊断。颞骨 CT 检查可明确病变的范围程度，有助于和其他疾病鉴别。治疗包括清理外耳道胆脂瘤，合并感染者给予抗生素治疗，病变波及中耳时，酌情进行重建或根治手术。术后定期随访避免复发。

6. **外耳道异物**　症状依异物的大小、形状、位置及性质而不同。小且无刺激的异物，可长期存在而无任何症状；较大异物可有耳鸣、耳痛、反射性咳嗽等症状。动物性异物可因爬行骚动而致剧烈疼痛，植物性异物可引起植物性炎症压迫耳道产生胀痛。异物位置越深，症状越明显，靠近鼓膜者可压迫鼓膜产生耳鸣、眩晕，甚至引起鼓膜和中耳损伤。异物诊断较易，但应注意避免漏诊深在的小异物及存留时间过长被耵聍和分泌物包裹的异物。治疗方法有直接钩取法、外耳道冲洗法；昆虫类异物先将其溺毙再行取出；泡胀的植物性异物可先脱水，待其体积变小后再行取出。对于外耳道和鼓膜损伤的异物，取出时应慎重，避免造成医源性感染。

7. 耵聍栓塞　因耵聍大小和位置的不同有不同的临床表现。较小未完全阻塞耳道的耵聍可无症状；位置不固定者可因头部位置的改变出现耳内异响；完全阻塞可有听力减退；若压迫鼓膜可产生眩晕；压迫耳道后壁可有反射性咳嗽。可能引发感染出现疼痛、流脓及肉芽形成。查体可见耳道内有黄色、褐色或黑色块状物堵塞，质软如泥或坚硬如石，不易活动。本病诊断较易，治疗原则是取出耵聍，直接取出困难者可用10% 碳酸氢钠浸泡 3d 左右待其软化后冲洗或吸出。合并感染者先行控制感染后再取出耵聍。

（二）鉴别诊断

1. 急性中耳炎　为中耳及乳突的急性炎症，可继发于上呼吸道感染，有耳痛及耳流脓症状，其脓液特点为黏稠可以拉丝，与外耳道炎症性病变脓液不同，耳廓牵拉痛不明显，可有乳突区的压痛。CT 检查可明确诊断。

2. 大疱性鼓膜炎　多为病毒感染引起的鼓膜炎，可有耳内剧痛、眩晕、听力减退，可伴随全身中毒症状。查体可见鼓膜表面及外耳道底皮肤充血水肿，水疱形成，破溃后有淡黄色溢液，耳痛迅速缓解。可能并发神经损害及脑膜炎。

3. 腮腺炎　外耳道前壁疖肿出现耳前皮肤肿胀者，易误诊为腮腺炎。腮腺炎是腮腺的细菌性或病毒性感染，常累及双侧，肿痛中心位于耳垂深部。没有耳内流脓和听力减退等耳部症状。

4. 急性乳突炎　外耳道后壁疖肿可出现耳后皮肤红肿疼痛，耳后沟消失，易误诊为急性乳突炎。急性乳突炎是乳突气房黏膜特别是骨质的急性化脓性炎症，可以是急性中耳炎的一个发展阶段。外耳道脓液很多，拭净后迅速出现，查体可见外耳道后上壁红肿、塌陷，鼓膜穿孔可以很小，乳突区、鼓窦区可有皮肤红肿、压痛。CT 检查可明确病变范围和破坏程度。

三、航空医学考虑

外耳道炎性疾病对飞行人员的影响：①影响飞行人员头盔耳机的佩戴。②耳部瘙痒、疼痛等不适症状干扰飞行人员的注意力，无法专心飞行。③炎症向内蔓延，波及鼓膜影响听力，妨碍空中通信。④长期慢性炎症引起外耳道堵塞或狭窄。⑤反复就医治疗影响飞行训练。因此，一旦发生外耳炎性疾病应积极给予治疗力求彻底治愈。在招飞工作中，对于外耳道疖、轻度湿疹及轻度真菌感染等易于治愈、预后良好者可以从宽掌握，而慢性外耳道炎症反复发生、严重湿疹、重度真菌感染等不易治愈却复发率高者应从严把握。

四、技术操作规范

详细询问病史，包括耳痛、耳痒、耳流脓、流血，耳鸣、听力减退等情况及持续时间和治疗经过。对于湿疹患者还应询问过敏史。

1. 检查方法及步骤　将耳廓向后、上、外牵拉，使外耳道变直，留意是否有牵拉痛。以额镜照明观察耳道内是否有分泌物、痂皮、菌丝。外耳道皮肤是否红肿、局部隆起、渗出、糜烂、疱疹、粗糙、皲裂或耳道狭窄。使用耳内镜成像系统图像放大观察，检查外耳道真菌病时，菌丝清晰可见，并可采集影像资料。

2. 注意事项　接触患处的设备注意消毒，避免交叉感染。

五、异常图谱

见图 2-4-1～图 2-4-11。

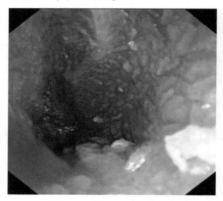
图 2-4-1　急性外耳道炎。外耳道皮肤充血潮湿，表面附碎屑。炎症波及鼓膜，呈现鼓膜充血表现

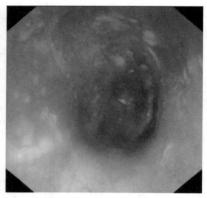
图 2-4-2　急性外耳道炎。外耳道壁皮肤轻度充血

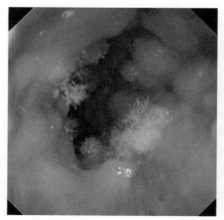
图 2-4-3　外耳道大量灰白色分泌物，表面可见散在真菌菌丝样物

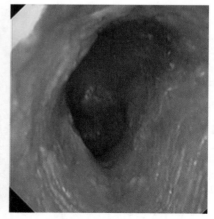
图 2-4-4　同一患者系统治疗 1 周后。分泌物及菌丝消失，外耳道皮肤炎症尚未完全消退

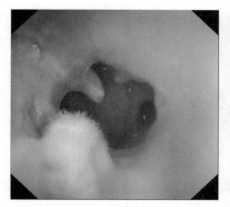

图 2-4-5 外耳道大块真菌团，鼓膜紧张部大穿孔，此例为长期局部抗生素治疗所致

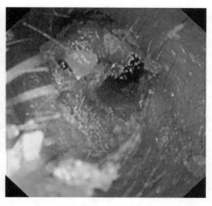

图 2-4-6 外耳道真菌。耳道内黄褐色分泌物，表面黄色点状真菌

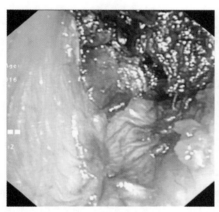

图 2-4-7 外耳道胆脂瘤。外耳道深部可见褐色耵聍团块，其下方可见黄白色胆脂瘤皮样物

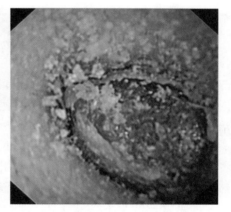

图 2-4-8 耵聍栓塞。外耳道深部褐色耵聍团块，质硬

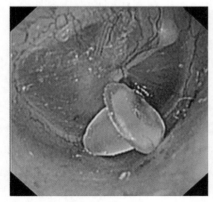

图 2-4-9 外耳道异物。外耳道底接近鼓膜处可见白色塑料状异物，鼓膜表面已有损伤出血

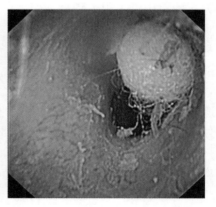

图 2-4-10 外耳道异物。外耳道深部可见棉球状异物

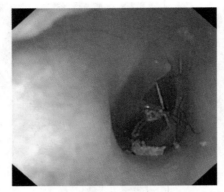

图 2-4-11   外耳道异物。外耳道深部可见蚊虫

（李天印   李   敬）

第五节   耳科常见肿瘤

耳部肿瘤按肿瘤所在部位，可分为外耳肿瘤、中耳肿瘤和内耳肿瘤。耳周围某些邻近区域的肿瘤，如颞骨肿瘤、面神经瘤、颈静脉球体瘤和听神经瘤等，因临床上方便于诊断和治疗，也列入耳部肿瘤范围之内。按病理类型分类，分为瘤样病变、良性肿瘤和恶性肿瘤。瘤样病变是指具有肿瘤样的肿块，形态上和临床上与肿瘤相似，易与肿瘤相混淆，瘤样组织增生的细胞分化正常，除去增生原因后，细胞停止增生。

耳部肿瘤具有如下特点：发病率较低，约为耳鼻咽喉肿瘤的 8.7%。良性肿瘤较恶性肿瘤常见，两者之比约为 1.83∶1，良性肿瘤以乳头状瘤最常见，恶性肿瘤以鳞状细胞癌最常见。原发性多于继发性，原发于外耳者多属良性，原发于中耳者多属于恶性。由于耳部结构包绕于骨密质内，因此耳部肿瘤的诊断具有较多的困难，尽管现代影像学技术对耳部肿瘤诊断提供了很大帮助，但活体组织检查在某些部位（如内耳道）仍是不现实的。

一、流行病学

外耳道骨瘤（exostosis）一般指外耳道外生骨瘤，可发生于外耳道、鼓室、乳突或颞骨鳞部等处。外耳道骨瘤和外生骨疣均为外耳道骨质的良性增生性病变，有学者认为两者属于同一疾病，也有学者将外耳道良性骨肿瘤分为多发性致密性外生骨疣和疏松型外生骨疣两类。外耳道外生骨瘤是由于外耳道骨壁的骨质局限性过度增生而形成的结节状隆起。外耳道外生骨瘤为外耳道内最常见的良性肿瘤之一，多见于男性青壮年，常为双侧，且多为多个。病因不明，有多种学说如创伤、物理、化学及慢性炎症刺激等。镜下可见骨瘤的骨小梁基质含有成骨细胞、成纤维细胞和巨细胞，但无骨髓。

外耳道乳头状瘤（papilloma of external canal）多发生于外耳道软骨部皮肤，是外耳道最常见的良性肿瘤之一，是其鳞状细胞或基底细胞长期受刺激增殖的结果。中国南方较多见，好发于 20～25 岁男性青年人。据报道在外耳道良性肿瘤中乳头状瘤发病率占第一位，约占 40%。其病理改变、发生原因与其他部位皮肤上乳头状瘤相同。本病恶变发生率在 2% 左右。病因不明，一般认为本病与人乳头状瘤病毒感染有关，当外耳道受到炎症刺激或经常挖耳等外伤刺激导致外耳道抵抗力低下，病毒感染而致病。

血管瘤（hemangioma）是耳部较常见的良性肿瘤，颌面部血管瘤、血管畸形约占整个头面部良性肿瘤的 50%，约为全身同类疾病的 60%。最近的研究显示常染色体 5q 位点可能与血管瘤发生有关。头颈部大面积血管畸形合并身体其他部位血管畸形约占 10%，多见于耳廓，可延及耳周皮肤和外耳道，多为先天性血管发育畸形，血管异常增生引起。耳部血管瘤常发生在耳廓和外耳道，多数出生后不久被发现，常见有耳部毛细血管瘤、耳部海绵状血管瘤、耳部蔓状血管瘤及耳部致密血管瘤 4 种类型。

瘢痕疙瘩（keliod）不是真性肿瘤，是皮肤损伤愈合过程中，胶原合成代谢功能失去正常的约束控制，持续处于亢进状态，以致胶原纤维过度增生的结果，又称为结缔组织增生症，中医则称为蟹足肿或巨痕症。造成这种结缔组织异常增生的原因有内因和外因。内因主要是瘢痕体质，这种体质多属家族遗传；外因主要是各类原因引起的皮肤损伤，如蚊虫叮咬、打耳孔、预防接种、针刺伤、文眉等。皮肤颜色也是发生瘢痕疙瘩的最主要因素之一，肤色黑的人比肤色浅的人发病率高 15～20 倍，可能与促黑素激素（melanocyte stimulating hormone，MSH）异常有关。易发生瘢痕疙瘩的患者年龄常 < 30 岁，有遗传倾向，黑种人和西班牙人的瘢痕疙瘩发病率为 4.5%～16%。中国人相对其他亚洲人更易发生瘢痕疙瘩。瘢痕疙瘩多见于耳后皮肤和耳垂。瘢痕疙瘩病程包括 3 个阶段：①炎症期（开始 3～10d）；②增生期（10～14d）；③成熟期（2 周～1 年）。瘢痕疙瘩常在外伤后 3 个月甚至 1 年内出现。

色素痣（pigmented mole）是由痣细胞组成的良性新生物，并非真性肿瘤，又名痣、细胞痣、黑素细胞痣。本病常见，几乎每人都有，从婴儿期到年老者都可以发生，随年龄增长数目增加，往往青春发育期明显增多。女性的痣比男性更多，白种人的痣比黑种人更多。偶见于黏膜表面。本病属于发育畸形，黑素细胞在由神经嵴到表皮的移动过程中,由于偶然异常,造成黑素细胞的局部聚集而成。在耳部皮肤多发生于外耳道口（80%），少数位于耳甲腔等处。2008 年 5 个东亚国家的皮肤黑素瘤发病率均随年龄增长呈现上升趋势，我国 40 岁以下男女性的皮肤恶性黑素瘤发病率均低于 0.10/10 万，间接可得出色素痣发生恶变的概率低于 0.10/10 万。

外耳囊肿多发生于耳廓及周围皮肤，可分为真性囊肿和假性囊肿两类。前者如表皮样囊肿、皮样囊肿、皮脂腺囊肿等；后者如外伤性囊肿、囊肿性软骨膜炎等，以真性囊肿为多见。

外耳道耵聍腺肿瘤是指发生在外耳道的具有腺样结构的肿瘤。肿瘤起源于外耳道软骨部耵聍腺导管上皮和肌上皮，病理组织学可分为耵聍腺瘤、多形性腺瘤、腺样囊性癌和耵聍腺癌等，以恶性肿瘤较常见，约占全部外耳道耵聍腺肿瘤的 70%。发生部位以外耳道底壁和前壁居多，外耳道耵聍腺肿瘤生长缓慢。

外耳鳞状细胞癌是耳部最常见的恶性肿瘤之一，主要发生于耳廓，其次发生于外耳道。强烈的日光暴晒、冻伤、慢性化脓性中耳炎、外耳道胆脂瘤等均可能成为本病的诱因。

中耳癌（cancer of middle ear）在临床上不常见，约占耳部癌肿的 1.5%，占全身癌肿的 0.06%。可原发于中耳，或由原发于外耳道、鼻咽、颅底或腮腺等处的癌肿侵犯中耳而来。也可因乳腺、胃肠道等处肿瘤远处转移所致。到肿瘤晚期，很难确定肿瘤的原发部位。其发病年龄多为 40 ～ 60 岁，不同性别发病率差异不大。统计发现中耳癌有长期慢性中耳炎病史者占 80% ～ 85%，因此，其发生可能与长期的炎症刺激相关。

二、诊断和鉴别诊断

耳部肿瘤种类多，诊断主要依靠病史和体征，耳部影像学检查有辅助意义，确诊常需活检病理诊断结果。

外耳道骨瘤体积不大者可无任何症状，常在耳科检查时偶然发现。体积增大时，可使外耳道变窄，合并耵聍和脱落上皮堆积时可堵塞外耳道，引起耳闷、耳闭塞感、听力下降、耳鸣等，压迫外耳道皮肤可以引起疼痛，继发感染时流脓。耳镜检查可见外耳道骨部有半圆形光滑的硬结节，触之坚硬，基底较广，上覆正常上皮。X 线颅底位拍片或颞骨 CT 片上可见骨性外耳道狭窄，有与骨质密度完全一致或相近似的半圆形影。骨瘤小而无症状者可不必处理。如因瘤体增大引起听力下降、疼痛或外耳、中耳感染者，可行手术切除，重建外耳道，较大骨瘤术后要谨防外耳道狭窄。

外耳道乳头状瘤早期多无症状，充满外耳道时有耳阻塞感、痒感或听力减退。常有挖耳出血或挖出"肉块"样物病史。伴继发感染时可有耳痛、流脓。可见外耳道有大小不等的单发或多发、表面粗糙不平、带蒂或无蒂的棕黄色肿物，触之较硬，多数基底较广。有感染者可充血肿胀呈肉芽状。有局部血液循环障碍者可呈黑色，能部分自然脱落。增殖迅速者可侵犯中耳和乳突。继发感染可引起中耳炎和乳突炎；可形成耳廓周围瘘管，多发生在耳廓的后下方。根据患者的病史和耳部检查可做出临床诊断，确诊依靠肿瘤的病理活检。应注意与外耳道癌及病毒性扁平疣等相鉴别，以组织病理活检为准。

耳部血管瘤的症状依据肿瘤的位置、大小而定，肿瘤位于耳廓者，除肿瘤增大造成耳廓畸形影响美观外，患者多无自觉症状和不适；耳部血管瘤位于外耳道者，可引起阻塞感、耳鸣、听力减退、耳痛等症状。耳部毛细血管瘤位于皮肤浅层由毛细血管网组成，呈浅红色或紫红色，似如红葡萄酒色，或似蜘蛛痣状，皮温高，与皮肤平齐或稍高出皮肤，形态、大小不规则，压之褪色，随着年龄增长血管瘤逐渐增大。耳部海绵状血管瘤由很多大小不等、形态不规则的血管腔及血窦，腔内壁衬以扁平内皮细胞，腔外周有厚薄不均匀的疏松纤维组织所组成。表面常高出皮肤呈结节状，形态不规则肿物，头低时肿物增大，质柔软，压之缩小，表面皮肤呈微红或暗红色。耳部海绵状血管瘤大小不一，大的可占据面部或肢体的大部，小的只有几毫米，略高于皮肤。海绵状血管瘤一般出生后就已存在，6 个月内生长迅速，1 ～ 2 岁后逐渐停止生长。

耳廓瘢痕疙瘩依赖病史及检查所见容易确诊，多见于耳后皮肤和耳垂。瘢痕疙瘩临床表现为隆起性斑块或丘疹，面积超过原发伤口边界，不能自发消退，切除后易复发。

检查见病损处表面隆起不平、质地坚硬、色泽淡红、边缘不规则，可呈蟹足状，局部可有刺痒感，尤以夏季为重。

耳部色素痣同身体其他部位的痣大致相同。基本损害一般为直径＜6mm 的斑疹、丘疹、结节，疣状或乳头状，多为圆形，常对称分布，界线清楚，边缘规则，色泽均匀。数目多少不等，单个、数个甚至数十个，有些损害处可有一根至树根短而粗的黑毛。由于痣细胞的色素含量不同，临床上可呈棕色、褐色、蓝黑色、黑色或正常肤色、淡黄色、暗红色。日晒可增加暴露部位色素痣的数量。根据痣细胞的分布部位，分为交界痣、皮内痣和混合痣。交界痣出生时即有，或出生后不久发生，通常较小，直径 1～6mm，平滑，无毛，扁平或略高出皮面，淡褐色至深褐色斑疹。身体任何部位都可以发生。混合痣外观类似交界痣，但可能更高起，有时有毛发穿出，多见于儿童和少年。皮内痣成人常见，呈半球形隆起的丘疹或结节，直径数毫米至数厘米，表面光滑或呈乳头状，或有蒂，可含有毛发。皮内痣一般不增大。多见于头颈部。色素痣不稳定，常经历成熟至衰老的生长演化过程。痣开始时多为小而平的交界痣，以后大多发展为混合痣，最后变为皮内痣。交界痣恶变时，局部常有轻度疼痛。灼热和刺痛，边缘处出现卫星小点，如突然增大、颜色加深、有炎症反应、破溃或出血时，要提高警惕。儿童期交界痣要与黑子、雀斑鉴别诊断。混合痣和皮内痣要与脂溢性角化病、色素性基底细胞癌、皮肤纤维瘤、神经纤维瘤等鉴别诊断。与恶性黑素瘤的鉴别诊断在于后者常不对称、边界不清楚、边缘不光滑、颜色不均匀，瘤体发展迅速、易破溃、出血，可形成不规则瘢痕，瘤细胞常有异形。

耳廓囊肿一般发展较慢，触之似充气稍差的皮球，有韧性，无感染时一般无症状。必要时可行超声检查明确诊断。一般不需要活检，可以完整切除术后行病理学检查。

外耳道耵聍腺瘤一般无耳流脓或其他不适。随着肿瘤增大，可出现耳阻塞感、听力减退。如肿瘤向周围扩展，尤其发生恶变的病例，可引起面瘫。检查可见在外耳道软骨部有表面光滑的息肉样肿物，质较硬，表面皮肤颜色正常。肿瘤常位于外耳道的下壁或后壁。需经活检病理学检查明确诊断。鉴别诊断：需与来源于中耳的息肉样肿瘤相鉴别。可用探针探查肿瘤的各壁，如探针能通过肿瘤的四周，则肿瘤来源于中耳，如在某一部位探针在肿瘤与外耳道之间不能通过，则提示肿瘤来源于外耳道。

耳廓鳞癌早期表现为屑状斑丘疹，有痒感，搔抓易引起出血，逐步发展为硬结，之后表面糜烂、溃烂或形成菜花样肿物。初期无疼痛，晚期侵及软骨膜时疼痛较明显。耳廓鳞癌发展缓慢，发生转移亦较晚，最常发生转移的部位为腮腺淋巴结，其次为颈静脉二腹肌淋巴结及颈后上淋巴结。外耳道鳞癌常呈浸润性生长，可侵及其下的骨组织，并可累及面神经。根据病史、检查所见，诊断不难。对于肉芽状新生物去除后短期内复发者，应切除组织行病理检查，注意和外耳道乳头状瘤相鉴别，病理检查可明确诊断。

中耳癌诊断主要依靠临床检查，确诊靠活检病理诊断。诊断应当包括肿瘤所侵犯的范围，有无颅底和颅内结构的侵犯和破坏，有无腮腺和面神经侵犯，如有颈部淋巴结肿大，应当进行针吸细胞学检查。颞骨和颅底的 X 线平片或 CT 扫描有助于确定原发部位与破坏范围。排除鼻咽癌，查找腮腺区和颈上深处有无转移淋巴结。凡遇下列情况要高度怀疑为中耳癌变：①外耳道深部或鼓室内有肉芽或息肉样新生物，切除后迅速复发或触之易出血。②慢性化脓性中耳炎耳流脓转变为流脓血性或血性分泌物。③耳深部持续疼痛与慢性化脓性中耳炎耳部体征检查不相称。④乳突根治术腔长期不愈并有顽固性肉芽生长。⑤慢性化脓性中耳炎症状突然加重或发生面瘫。需与慢性化脓性中耳炎、中耳结核相鉴别，病理检查可明确诊断。

三、航空医学考虑

外耳道骨瘤生长缓慢，病程长达 10 年以上方可能出现外耳道阻塞，有学者认为病变须占据骨性外耳道 80% 以上时才有手术指征。因此外耳道骨瘤小而无症状者可不必处理，对飞行亦无明显影响；如因瘤体较大、或距离鼓膜近，影响观察鼓膜，或导致耵聍堆积在外耳道，不易清除，引起暂时性听力下降、需反复就诊取出外耳道耵聍，可降低训练和飞行效率。对于这种外耳道骨瘤，虽可行手术切除，但在骨瘤较大时，手术需重建外耳道，发生术后外耳道狭窄的风险大大增加。

外耳道乳头状瘤以手术治疗为主。根据肿瘤范围、大小、复发情况、有无感染，治疗方式不完全相同。据报道外耳道乳头状瘤发生恶变的概率在 2% 左右。手术一般在局部麻醉下行肿瘤切除术；有继发感染者应先控制感染，消除炎症后再行手术切除；肿瘤较大且基底较广者术后需植皮修覆创面。如病变已侵入中耳乳突应行乳突根治术，有恶变者行术后放疗。切除范围不彻底者易复发，术后可用硝酸银、鸦胆子油、25% 八角莲酊或干扰素涂布创面减少复发风险。

外耳血管瘤影响面容，且容易引起局部出血。治疗方法众多，可以行冷冻、放射、激光、局部注射（硬化剂，如 5% 鱼肝油酸钠、平阳霉素等），但是这些治疗通常很难完全治愈血管瘤，有一定的复发率。对于局限性的血管瘤可行局部切除并植皮，对有动静脉瘘的血管瘤，先将瘤体外围做环形缝扎，阻断血供，同时分段环形缝扎，分区切除。手术治疗复杂且多需要植皮，治疗后仍然严重影响面容。对于外耳道内的血管瘤治疗起来更为复杂，术后易遗留外耳道狭窄，影响听力。

耳廓瘢痕疙瘩一旦形成，治疗困难，复发率高。局部糖皮质激素、冷冻、激光治疗是一线治疗方法，如果上述治疗方法无效可以考虑行手术切除和放疗，瘢痕疙瘩常持续生长，质地较硬，影响佩戴通信装置。可以手术切除，但切除后容易复发，部分较大的瘢痕疙瘩切除后需行植皮，或可引起耳廓畸形，影响面容。

耳廓囊肿手术完整切除，伤口约 1 周愈合。切除后 1 个月复查如无明显并发症如巨大瘢痕形成、耳廓畸形、外耳道狭窄等，应不影响飞行。

耳部色素痣如在外耳道内，影响航医在日常飞行前后观察鼓膜；佩戴通信装置反复摩擦在耳廓及耳周的黑色素痣，会增加发生恶变的风险。因此对于耳部的较大色素痣一般建议先行手术完整切除，一般 1 ～ 2 周完全愈合，术后 1 个月复查如局部皮肤愈合良好、无明显并发症如巨大瘢痕形成、耳廓畸形、外耳道狭窄等，应不影响飞行。

外耳道耵聍腺瘤虽属良性，但浸润性生长，切除后易复发，有一定的恶变率，术后短期内不能判断预后。外耳道恶性肿瘤、中耳恶性肿瘤治疗棘手、预后不佳，均不适合飞行。

四、技术操作规范

在招收飞行学员医学选拔过程中，外耳的检查以视、触为主，主要观察耳廓及耳周是否有肿物，外耳道内是否有分泌物及新生物。应注意不要遗漏耳廓背面及耳后。外耳道口通常在额镜下观察，以免耳镜遮挡外耳道口而遗漏。耳道内及鼓膜在电耳镜内观察，必要时可行耳内镜检查。

较小的、距离鼓膜较远的外耳道骨瘤，不影响观察鼓膜，不致引起外耳道内积聚耵聍者可以合格。较大的、距离鼓膜较近的、影响观察鼓膜的、导致外耳道内积聚大量耵聍的骨瘤应手术治疗，术后至少 1 个月复查外耳道内创面愈合良好，外耳道无狭窄，可以从宽结论。

单一的外耳道乳头状瘤，面积较小，未侵犯中耳及乳突，手术不需植皮、术后 1 个月复查愈合良好、无复发、无耳廓畸形及外耳道狭窄可以合格。多发的、面积较大、基底较广的乳头状瘤，手术后常需要植皮，术后复发概率高，发生外耳道狭窄等并发症的概率增加，应予从严结论。

耳部较小的黑色素痣，不影响观察鼓膜，边缘整齐、无恶变征象可以合格。耳部较大的黑色素痣影响观察鼓膜，或因佩戴通信装置易被摩擦或受伤，需行手术切除，病理为良性、术后 1 个月复查愈合良好、无外耳道狭窄及明显瘢痕形成可以从宽结论。

耳部囊肿较小（直径小于 1cm）、无感染征象，可以合格。囊肿较大或有感染征象需控制感染并行手术治疗，术后局部无明显瘢痕形成及耳廓畸形可以从宽结论。

耳廓瘢痕疙瘩较小（基底直径小于 1.0cm）可行手术治疗，由于瘢痕疙瘩常在外伤后 3 个月甚至 1 年内出现，因此瘢痕疙瘩术后 1 年复查无复发可以从宽结论。瘢痕疙瘩较大（基底直径大于 1.0cm），手术后皮肤缺损大，复发率高，应做从严结论。

总之，在招收飞行学员医学选拔中，相对来说，耳廓及外耳道良性肿瘤稍多见，外耳恶性肿瘤、中耳肿瘤及其他肿瘤较少遇见。外耳及外耳道良性肿瘤主要依据其体检时是否影响功能、外形容貌、预期发展及能否短时间内治愈无并发症等进行判定是否合格；恶性肿瘤或有恶变倾向一经明确诊断即判定为不合格。中耳及乳突内良性肿瘤治疗也比较复杂，应从严结论。

五、异常图谱

因在招收飞行学员医学选拔过程中遇到的耳部肿瘤不多，本节所展示图片大多来自于临床资料（图 2-5-1 ～图 2-5-7）。

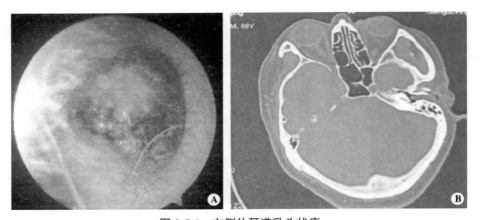

图 2-5-1　左侧外耳道乳头状瘤

A. 外耳道乳头状瘤耳内镜图；B. 颞骨 CT 显示左外耳道病变，中耳乳突未见明显异常，外耳道骨质未见破坏

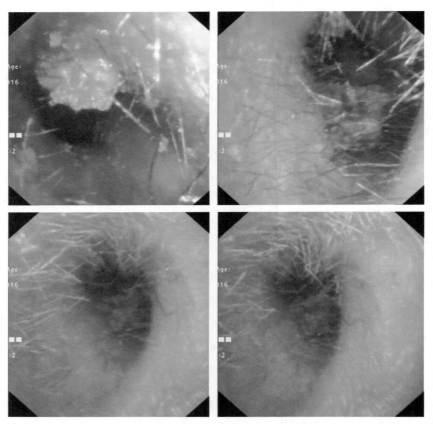

图 2-5-2　图片显示的是同一患者的双侧外耳道乳头状瘤，多发，桑葚状，右上图片显示乳头状瘤有出血。术后病理证实为乳头状瘤

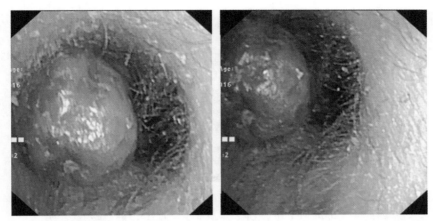

图 2-5-3　该图片显示的为右外耳道口后壁的色素痣，边缘整齐，无出血，周围无卫星灶，黄豆大小，堵塞近 1/2 外耳道口，影响观察鼓膜。术后病理符合色素痣，术后 1 个月复查切口愈合良好，外耳道口无狭窄

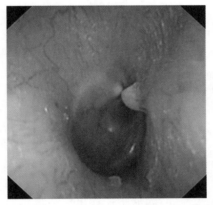

图 2-5-4　右外耳道前壁骨瘤，较小，外耳道无明显变窄，无耵聍积聚，无症状，暂不需要治疗

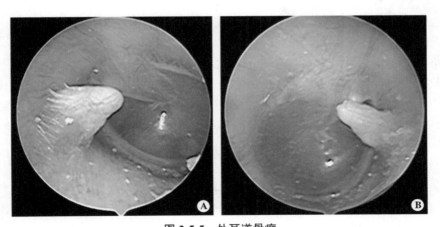

图 2-5-5　外耳道骨瘤

A. 左外耳道前壁骨瘤；B. 右外耳道前壁骨瘤。均无症状，外耳道内无耵聍积聚

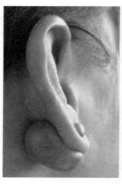 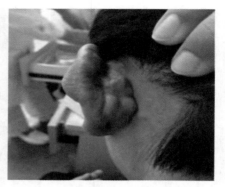

图 2-5-6　耳垂、耳轮
因打耳洞形成两个瘢
痕疙瘩

图 2-5-7　左耳廓逐渐肿胀、颜色加深 8
年，加重 2 年，时有胀痛。临床诊断为
耳廓蔓状血管瘤

（刘小波　吴春妍）

第六节　鼓膜异常

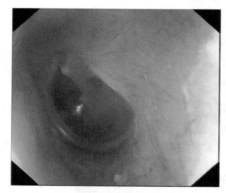

图 2-6-1　正常鼓膜像，鼓膜近圆形，
半透明，各种解剖标志清晰可见

　　鼓膜作为外耳与中耳的分界，病理改变千奇百怪（图 2-6-1），究其病因多数是中耳炎性病变所致，少部分由于特异性感染、肿瘤、外伤造成。招飞体检工作中耳部检查最关心的就是鼓膜形态和性状，直接或间接反映受检者的听力情况和咽鼓管功能。本节就不同鼓膜病变进行分类描述。

一、流行病学

　　中耳炎性病变导致的鼓膜变化，包括鼓膜穿孔、钙斑、菲薄、增厚、粘连，均为慢性化脓性中耳炎的后遗症，其组织学表现为黏膜上皮下结缔组织内和鼓膜固有层中结缔组织的透明变性或玻璃样变性，多数伴有钙质沉着，少数可发生新骨形成。结缔组织的退行性变可能因炎症或细菌感染所致，单纯的咽鼓管阻塞很少会引起硬化病变，包括医源性在内的外伤所引起的自身免疫性损害可能也有一定关系。患病年龄高峰处于中青年时期，女性较男性发病率高。从鼓室硬化病变累及的范围来看，最常见的是鼓膜钙化和穿孔，其次是锤骨、锤砧关节、砧骨病变，而鼓室其他部位钙化、砧镫关节、镫骨病变较少。研究结果发现鼓室硬化通常发生于鼓膜紧张部，并发现鼓室硬化是一渐进性紊乱的过程，依次累及鼓膜、中耳黏膜下层、黏膜层、固有层，钙盐和纤维的沉积及持续性的渗出密切相关。这种渐进性变化一旦累及听骨链，听力减退在所难免。

分泌性中耳炎可引起持久的病理改变,如鼓膜萎缩、鼓室硬化、粘连及鼓膜穿孔。这是因为不同的中耳渗出性质不一而产生了不同病变。动物实验表明无菌性渗出通常导致鼓室硬化,其病变由不同程度的玻璃样变和钙化的纤维组织组成。鼓室硬化在浆液分泌性中耳炎而非原发感染的分泌性中耳炎中发展,可能因机械损伤和代谢紊乱所致,而不是炎症过程引起。鼓室的再充气可使钙质沉着消失,但是不正常的纤维组织仍旧存在。浆液渗出可导致鼓室硬化,感染性的渗出使鼓膜固有层几乎完全被一层同源性的结缔组织所替代。鼓膜膨胀不全(tympanic membrane atelectasis)是指鼓膜紧张部离开正常位置向鼓岬移位并伴有菲薄、透明的特征,是由持久的中耳负压导致的鼓膜正常轮廓与弹性消失、鼓膜与中耳传音功能障碍。鼓膜膨胀不全呈慢性进行性发展,是导致鼓膜萎缩、粘连性中耳炎、胆脂瘤形成及听骨链融蚀与坏死的重要原因。其病理生理机制尚不清楚,认为它和中耳炎密切相关。依据鼓膜内陷程度分为 4 级:Ⅰ级:鼓膜轻度内陷,未达砧骨;Ⅱ级:鼓膜内陷达砧骨或镫骨;Ⅲ级:鼓膜内陷达鼓岬;Ⅳ级,鼓膜与鼓岬粘连(又称粘连性中耳炎)。后研究发现,鼓膜膨胀不全可导致自发性鼓膜穿孔,遂在原分级基础上增加了Ⅴ级:鼓膜内陷合并穿孔,此类穿孔通常继发于鼓膜膨胀不全Ⅲ级和Ⅳ级之后。咽鼓管的功能性阻塞被认为是导致鼓膜内陷进展的主要诱因,但咽鼓管功能低下并不是中耳膨胀不全的唯一原因,咽鼓管功能亢进或异常开放时,患者为减轻自声增强症状,常做吸鼻动作以关闭咽鼓管并减轻中耳负压,这也可导致鼓膜膨胀不全。在慢性鼓膜膨胀不全时,鼓膜的黏膜层显著萎缩,胶原纤维层破坏,使鼓膜在中耳负压时易受损。因此,鼓膜内陷的程度由咽鼓管功能、中耳黏膜状态及鼓膜的弹性共同决定;此外,持续的中耳炎症与鼓膜进行性内陷可导致鼓膜膨胀不全。充气的中耳腔、乳突气房及鼓膜弹性组成了中耳压力的缓冲系统,当乳突气化不良甚至硬化时,其气体交换功能差,中耳压力的缓冲能力明显缩小,压力失衡时易导致中耳负压引发分泌性中耳炎、鼓膜内陷、膨胀不全以减少中耳容积,提高其压力,因此,当乳突气化不良时易出现鼓膜膨胀不全。在鼓膜膨胀不全早期,患耳听力往往正常,甚至出现砧骨融蚀时,听力下降也很微弱,患者往往没有症状,而等到患者听力损失严重时,已发展到疾病晚期,此时往往需要扩大手术且手术治疗效果欠佳。在鼓膜膨胀不全早期,听骨链没有受损,听力下降主要由鼓膜弹性下降对声音传导能力变差所致。随着病情进展,鼓膜逐渐内陷粘连,听骨链活动亦受到影响,听力下降进一步加重,甚至出现感音神经性聋。鼓膜膨胀不全是鼓膜或中耳疾病最难处理的问题之一,其呈慢性进行性发展,目前对其治疗仍存在较大争议,但早期干预是必需的。如果能早期确诊,鼓膜膨胀不全可能会因中耳置管改变了中耳负压而停止发展甚至好转;若当严重听力损失或胆脂瘤形成时才进行治疗,往往需要扩大手术。可以看出,鼓膜膨胀不全是鼓膜内陷、菲薄、粘连等一系列病变的重要原因。

二、诊断和鉴别诊断

此类疾病的诊断较易,由于不同疾病可以出现同一鼓膜变化,不同鼓膜变化可以相互转归发展，因此关键是病因的明确及预防。

（一）鼓膜穿孔

穿孔包括外伤性和炎症性穿孔，极少部分为自发性穿孔。外伤可为医源性，取耵聍、外耳道冲洗或负压抽吸不当。外伤性多为空气压力急剧变化如爆震、掌击伤、擤鼻用力过猛等。飞行过程中常因耳气压损伤造成。症状可有一过性耳痛，伴耳聋、耳鸣，偶有一过性眩晕。治疗采取干燥疗法，无继发感染者多可自行愈合，长期不愈者可行鼓膜修补术。急性中耳炎致病菌多为肺炎链球菌、流感嗜血杆菌、乙型溶血性链球菌及葡萄球菌、铜绿假单胞菌等，鼓膜穿孔后有耳痛缓解、耳鸣、听力减退较穿孔前改善，耳内流血性或脓性分泌物。查体可见鼓膜任何部位穿孔，形状不一，鼓室内清洁或可见脓性、血性分泌物流出。若及时抗炎治疗，通畅引流分泌物，炎症消退后鼓膜穿孔多可愈合，治疗不及时可后遗穿孔或转为慢性化脓性中耳炎，须进一步治疗或手术修补鼓膜。

（二）鼓膜内陷

鼓膜内陷多因咽鼓管功能不良引起中耳腔负压所致。病情严重时，可引起鼓膜萎缩，鼓室粘连，形成粘连性中耳炎，使听力受到一定的影响。电耳镜检查可见锤骨柄向上方移位，锤骨短突明显突出，锤骨前后皱襞较正常明显，光锥缩短、变形或消失。做Valsalva动作时鼓膜固定不动。因此，对鼓膜内陷这一体征应予以重视，积极进行治疗。治疗包括通畅咽鼓管引流和咽鼓管吹张。儿童和青年人比年龄大的效果好；病程短的比病程长的效果好。

（三）鼓膜粘连

鼓膜粘连是各种急慢性中耳炎预后不良引起的后遗症。其主要特征是中耳腔内纤维组织增生或瘢痕形成，可与分泌性中耳炎、慢性化脓性中耳炎、鼓室硬化并存。其病理特征为中耳腔黏膜破坏，有纤维组织和瘢痕增生，部分黏膜肥厚，有些含气空腔充满致密的纤维组织条索，在鼓膜和听骨链之间、鼓膜和鼓室各壁之间或听骨链和鼓室各壁之间有粘连带形成，鼓膜和听骨链活动受限。电耳镜检查可见鼓膜明显内陷，严重者紧张部几乎完全与鼓膜内壁粘连，紧张部可凹凸不平。鼓膜可有混浊、增厚，出现萎缩性瘢痕或钙化斑，松弛部常有内陷囊袋，鼓气时动度减弱或完全消失。主要表现为听力减退、耳闷胀感，耳鸣一般不重。

（四）鼓膜钙斑

鼓膜钙斑是鼓室硬化发展的初级阶段，常在鼓膜紧张部近中央处形成钙斑，若病因不能解除，则逐渐向周围发展，钙斑增大。电耳镜检查可在鼓膜表面窥见大小不等、形状不一的白色斑块，与周围界线清楚，小的钙斑鼓膜动度正常，较大钙斑可能出现动度减低或不动。如初期炎症不重则形成的钙斑较小，并可长期静止不变。此种情况多不出现听力减退可以不必治疗。对于影响听力的钙斑，往往听骨链已受累，病情稳定后可以考虑行听力重建手术。

（五）鼓膜增厚和萎缩

鼓膜增厚和萎缩常常见于较轻的炎症反复发生，或咽鼓管功能不良迁延不愈，鼓膜反复处于炎症反应及修复过程，可以出现局部的增厚或萎缩。电耳镜检查可见：增厚者鼓膜呈乳白色或暗灰色，透明度差，表面粗糙，加、减压时鼓膜动度可减弱或消失。萎缩者鼓膜部分变薄（常见于鼓膜紧张部后上象限）、透明度增高、表面粗糙可有皱褶，加、减压时，上述区域活动度增大，或呈泡状凸出，鼓膜弹性差。

（六）鼓膜菲薄瘢痕

鼓膜菲薄瘢痕多因各种原因造成鼓膜穿孔后自行修复愈合。有研究显示鼓室黏膜及鼓膜上皮具有很强的修复再生能力，鼓膜穿孔时上皮层、纤维层、黏膜层均穿破，鼓室与外耳道相通，病因去除后鼓膜自行修复，上皮细胞、黏膜细胞增生爬行穿孔逐渐缩小直至愈合，而纤维层不具有再生能力，因此再生后的鼓膜缺乏弹力层，表现为局部菲薄及瘢痕形成。这种病理性修复使得鼓膜顺应性及传音增压功能削弱，表现为气压改变时易于再发穿孔和听力的减退。电耳镜检查时，交替加减压瘢痕处可出现泡状隆起。临床上此类变化往往不会对患者的生活造成影响，可长期观察不予处理。

（七）蓝鼓膜

临床分为有明确病因引起和病因不明的蓝鼓膜，明确的病因如外伤性鼓室积血，鼻咽部出血，颈静脉球体瘤，鼓膜静脉曲张，高位颈静脉球等。机体对于各种原因引起中耳出血、组织坏死等致红细胞破裂、分解，脂肪退行性变释放出的胆固醇刺激产生肉芽肿也是重要病因。罕见的病因如中耳黏膜恶性黑素瘤及腮裂囊肿等。对病因明确的进行病因治疗。对排除了其他病因者，非手术治疗为首选，包括通畅咽鼓管、黏液促排药物等，对经非手术治疗后仍有耳部症状，鼓膜颜色不能恢复正常的可行鼓膜切开，充分吸出中耳内分泌物后，置鼓膜通气管。值得一提的是，此类疾病不同于前面提到的鼓膜变化，在原发病去除或治愈后，鼓膜的结构和功能均可恢复正常。

三、航空医学考虑

鼓膜病变对飞行的影响基于以下两点：第一，鼓膜的变化是否对飞行人员的听力产生影响。鼓膜的主要功能之一就是放大和传导声波，如果其病变导致听力减退，则会影响空中通信，给飞行安全带来隐患。第二，变化的鼓膜能否承受飞行中气压的改变，钙斑、菲薄、萎缩瘢痕的鼓膜在承受气压变化时可能因质量和劲度减退发生破裂穿孔，出现耳痛及听力减退威胁飞行安全。鼓膜松弛部内陷一旦发生，无论程度轻重，都说明鼓室长期处于负压状态，咽鼓管功能有一定障碍，不能适应飞行环境中的气压改变，应从严掌握。有研究显示经过长期飞行后，飞行人员鼓膜松弛菲薄的发生率明显增加，而没有明显的听力改变。说明反复改变鼓室内外压力差鼓膜会发生顺应性增加的适应性变化，而这种变化并不影响听力。在招飞工作中，对于鼓膜整体稍薄，动度稍大，而鼓气后韧性好的学员，可以从宽；对于菲薄区非常局限，气压剧变时单位面积承受压强较大，鼓膜破裂穿孔可能性大，应从严把握。

四、技术操作规范

（一）详细询问耳部相关病史

详细询问耳部相关病史包括有无耳外伤、耳痛、耳流脓、流血病史，发作及治疗情况；有无压耳病史及耳鸣、听力减退。

（二）徒手检查

（1）受检耳朝向检查者，光源置于受检者头部后上方，调整耳镜反光焦点投照于外耳道口。

（2）向后上方牵拉耳廓使耳道变直，同时将耳屏向前推，使耳道口扩大。

（3）牵拉耳廓时应注意观察是否有牵拉痛，如有，则需特别注意有无红肿、流脓等炎症改变。

（三）耳镜检查

（1）鼓膜检查一般情况下用鼓气耳镜进行。

（2）耳镜检查的主要项目及方法

1）清理外耳道耵聍，使之不影响观察。

清理方法不可粗暴，以免伤及外耳道、鼓膜。

大块难以清理的耵聍栓，可用药物软化后再行取出。

耳镜前端勿超过外耳道软骨部，以免引起疼痛。

2）选用大小适中的电耳镜头，使之即能观察到鼓膜全貌，又能较好地封闭外耳道，必要时可加用橡胶圈。

3）观察鼓膜有无充血、穿孔、钙斑、增厚、混浊、内陷、粘连、萎缩、菲薄瘢痕。

4）用鼓气电耳镜向外耳道内打气，加、减压，观察鼓膜活动情况，并进一步对上述重要体征进行甄别判定。加、减压时，外耳道应封闭良好，用力应适中。

5）观察中耳腔内有无积液、积血（蓝鼓膜）、增生物、搏动（颈静脉球体瘤）等。

（3）鼓膜几种重要体征的判定

1）钙斑:鼓膜的主要功能之一就是放大和传导声波，在这一过程中，鼓膜中央部（光锥区）的波动最为明显，其传递和放大声波的作用最大，这种作用向边缘递减，所以在计算钙化斑的面积时光锥区域的应从严，鼓环处的可相应放宽，并要结合钙化斑的厚度，综合考虑其对鼓膜波动的影响。耳硬化症趋势也是应考虑的因素之一。

2）粘连：在外耳道封闭良好的情况下，打气加、减压，通过电耳镜观察，如鼓膜基本不动且伴有光锥消失、内陷、增厚、瘢痕等，可判定为鼓膜粘连，应予以淘汰；如鼓膜像基本正常，可进一步检测耳气压功能，并根据检测结果综合判断。

3）重度内陷：鼓膜光锥消失，锤骨柄向后上方明显偏移、变短，呈水平位或鼓膜紧张部呈漏斗状，几乎与鼓岬相贴，可判定为重度内陷。

4）重度鼓膜增厚：鼓膜呈乳白色或暗灰色，透明度差，表面粗糙，加、减压时鼓膜动度明显减弱或消失者，可判定为重度鼓膜增厚。

5）重度鼓膜萎缩：鼓膜部分变薄（常见于鼓膜紧张部后上象限）、透明度明显增高、表面粗糙且多皱褶，加、减压时，上述区域活动度明显增大，或呈泡状凸出，鼓膜弹性差。

6）重度鼓膜菲薄瘢痕：鼓膜菲薄瘢痕即为穿孔后的再生鼓膜，其对航空作业时气压变化的适应性较正常鼓膜差，这是对其进行判定的主要出发点，慢性中耳炎病史也是进行判定时要考虑的重要因素。

菲薄瘢痕部分与周围正常鼓膜间边界明显，厚度及弹性反差较大，加、减压时与周围鼓膜相比，活动度大，呈泡状凸出，或菲薄瘢痕部分超过鼓膜紧张部 1/3 者，可判定为重度鼓膜菲薄瘢痕。

五、异常图谱

见图 2-6-2 ～图 2-6-50。

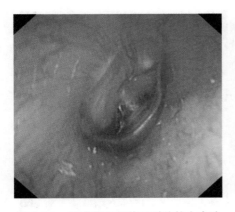

图 2-6-2 鼓膜紧张部前下裂隙状小穿孔

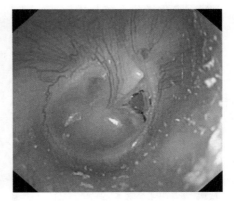

图 2-6-3 鼓膜紧张部前上三角形小穿孔

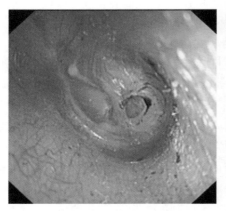

图 2-6-4　鼓膜紧张部后下类圆形小穿孔

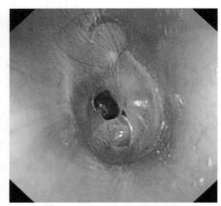

图 2-6-5　鼓膜紧张部前下类圆形小穿孔

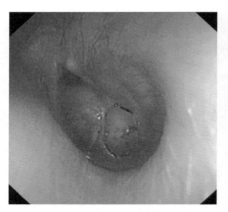

图 2-6-6　鼓膜紧张部前下类圆形大穿孔

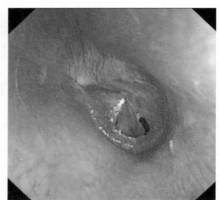

图 2-6-7　鼓膜紧张部前下三角形大穿孔

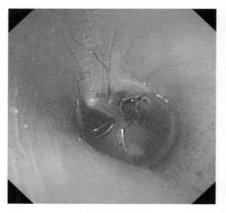

图 2-6-8　两个裂隙状小穿孔，分别位
于鼓膜前上、后上象限

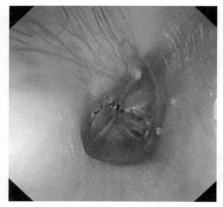

图 2-6-9　两个裂隙状小穿孔，分别位
于鼓膜前下、后下象限

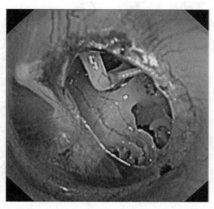

图 2-6-10　鼓膜紧张部大穿孔面积超过鼓膜的 1/2，可透过穿孔看到砧镫关节等结构

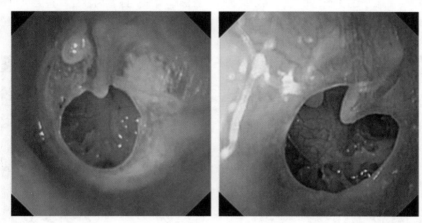

图 2-6-11、图 2-6-12　干性穿孔，见于慢性化脓性中耳炎静止期。这两张图片均为紧张部大穿孔，前者
残余鼓膜可见钙斑

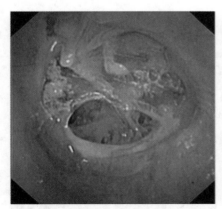

图 2-6-13　鼓膜紧张部前下中等大小穿
孔，前上象限可见钙斑，后部残余鼓膜
菲薄，质量差

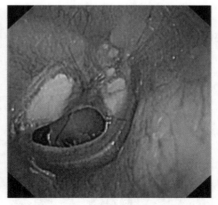

图 2-6-14　鼓膜紧张部下方中等大小穿
孔，前上、后上象限残余鼓膜几乎布满
钙斑

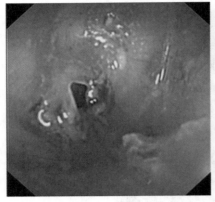

图 2-6-15 外伤性鼓膜穿孔合并继发感染，穿孔位于鼓膜紧张部下方，形态不规则，周缘可见稀薄血性分泌物。这种情况应积极控制感染，鼓膜仍有自愈的希望

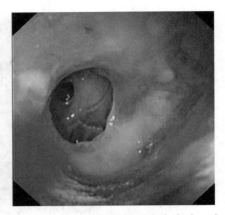

图 2-6-16 鼓膜紧张部后方大穿孔，残余鼓膜增厚，鼓室内及外耳道底可见稀薄脓性分泌物

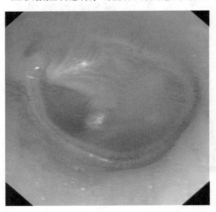

图 2-6-17 轻度鼓膜内陷，锤骨短突明显向前顶起，鼓膜色暗，光锥变短

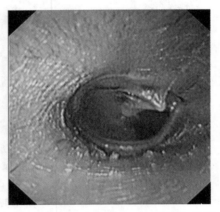

图 2-6-18 重度鼓膜内陷，锤骨短突明显向前顶起，鼓膜色暗，光锥消失

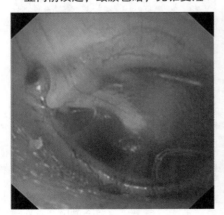

图 2-6-19 鼓膜内陷。锤骨短突明显向前突起，光锥消失，透过鼓膜可见气泡，说明鼓室内已有少量积液。鼓室内气体吸收形成负压，导致组织间液渗出。临床表现为耳闷胀感及听力减退

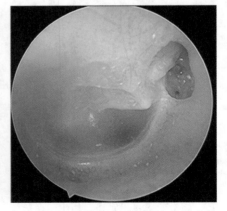

图 2-6-20 鼓膜内陷，表现为上鼓室外侧壁明显向内凹陷。体检中如遇此类型，常提示长期咽鼓管功能不良，并且有形成上鼓室胆脂瘤之虞

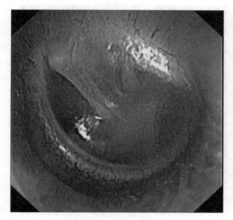

图 2-6-21 鼓膜膨隆。其是部分咽鼓管功能不良患者用力擤鼻后，气体在强大的压力下被挤入鼓室，不能自咽鼓管排除，出现鼓室内压高于大气压的一种情况。招飞体检中常见于学员做 Valsalva 动作之后

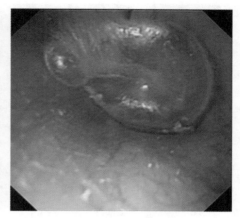

图 2-6-22 鼓膜膨隆

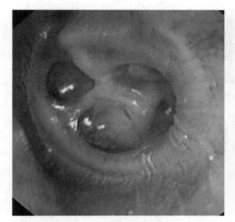

图 2-6-23 鼓膜粘连：可以看出鼓膜紧张部菲薄，极度内陷，不规则贴附于鼓室内壁，可透见鼓室内淡黄色液体

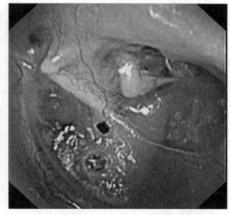

图 2-6-24 鼓膜粘连：鼓膜紧张部菲薄、内陷，鼓室内有淡黄色液体

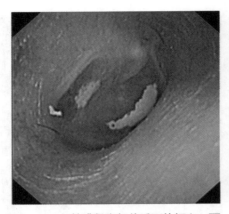

图 2-6-25　鼓膜紧张部前后两片钙斑。面积小，周围鼓膜较正常，纯音测听正常

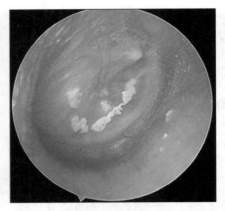

图 2-6-26　鼓膜紧张部散在不规则钙斑。面积小，周围鼓膜较正常，纯音测听正常

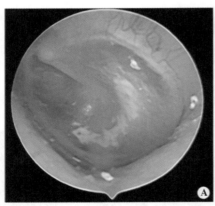

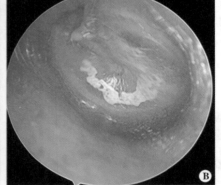

图 2-6-27　鼓膜紧张部半环形不规则钙斑。面积小，周围鼓膜较正常，纯音测听正常

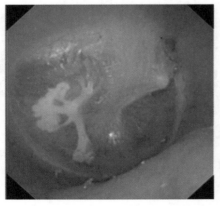

图 2-6-28　鼓膜紧张部不规则钙斑。面积小，周围鼓膜较正常，纯音测听正常

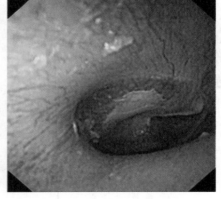

图 2-6-29　鼓膜紧张部后上斑片状钙斑。面积小，周围鼓膜较正常，纯音测听正常

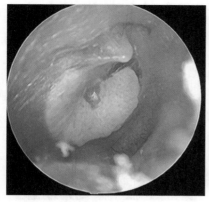

图 2-6-30 鼓膜紧张部大片钙斑。面积占据鼓膜大部，鼓膜动度减低，影响鼓膜传音扩音功能

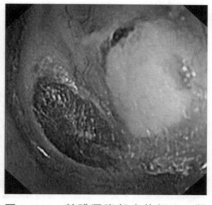

图 2-6-31 鼓膜紧张部大片钙斑，紧张部前下可见圆形菲薄区。面积占据鼓膜大部，影响鼓膜传音扩音功能，鼓膜质量差

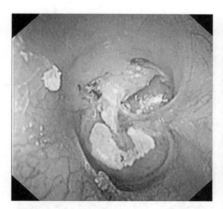

图 2-6-32 鼓膜紧张部大片钙斑。上鼓室外侧壁不完整，鼓膜松弛部菲薄，以粘连带为界与紧张部分开，鼓膜标志不清，影响鼓膜传音扩音功能

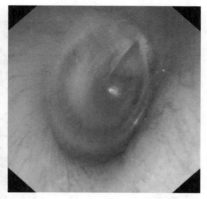

图 2-6-33 鼓膜轻度增厚，表现为围绕脐部环状浑浊区。不影响鼓膜传音扩音功能

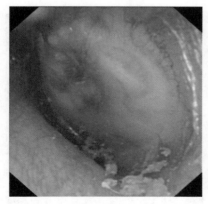

图 2-6-34 鼓膜增厚，表现为不均匀大片浑浊区，不影响鼓膜传音扩音功能

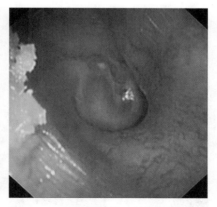

图 2-6-35 鼓膜增厚。鼓膜紧张部发白，浑浊增厚

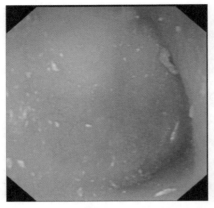

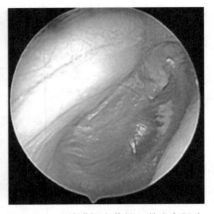

图 2-6-36　鼓膜增厚，鼓膜极度增厚，
正常解剖标志消失，动度减低，影响
鼓膜传音扩音功能

图 2-6-37　鼓膜轻度萎缩，前上象限小
钙斑。鼓膜松弛稍薄，鼓气耳镜观察加
减压时动度稍大，做 Valsalva 动作时整
体向外耳道膨出。此时以皮球向外耳道
加减压，见鼓膜不动，韧性尚好

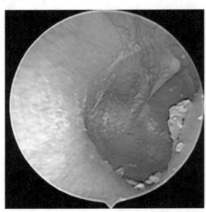

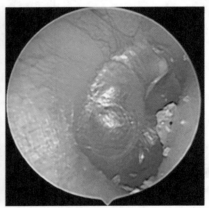

图 2-6-38　鼓膜重度萎缩。鼓膜紧张部整体松弛变薄，鼓气耳镜观察加减压时动度过大，做 Valsalva 动
作时整体向外耳道膨出，锤骨柄处更显内陷。此时以皮球向外耳道加减压，仍可见鼓膜扇动。鼓膜整体
质量差。左图为鼓气前，右图为鼓气后

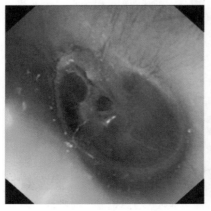

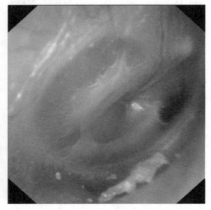

图 2-6-39　前上象限紧张部小瘢痕。
局部不规则变厚，不影响鼓膜动度及
传音扩音功能

图 2-6-40　紧张部前方瘢痕，可见条
索状增厚区。打气观察时鼓膜没有反常
运动，不影响鼓膜动度及传音扩音功能

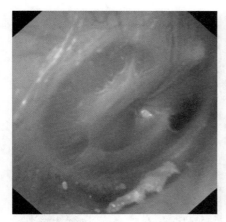

图 2-6-41 紧张部多处瘢痕，不规则增厚，鼓膜动度尚正常，纯音测听正常

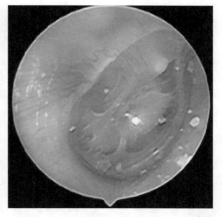

图 2-6-42 紧张部多处瘢痕，不规则增厚，瘢痕面积大，鼓膜质量差

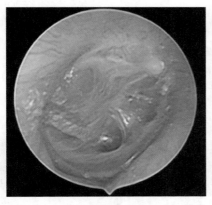

图 2-6-43 紧张部多处瘢痕，鼓膜整体结构混乱，后部可见条索状增粗向外耳道后壁延伸，紧张部前下三角形菲薄区，瘢痕面积大，鼓膜质量差

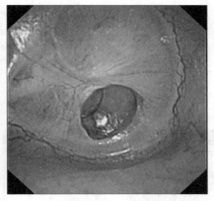

图 2-6-44 鼓膜紧张部圆形瘢痕，局部菲薄内陷明显。周围鼓膜增厚。鼓膜动度不良，质量较差

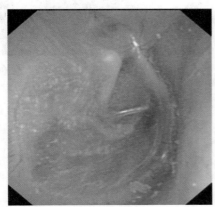

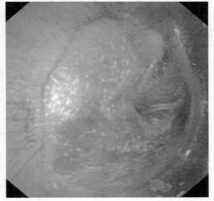

图 2-6-45 鼓膜瘢痕，整体呈磨玻璃样皱缩，前方可见条形瘢痕。鼓膜质量差。左图为鼓气前，右图为鼓气后

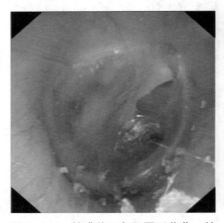

图 2-6-46　鼓膜前下象限圆形菲薄。鼓气耳镜观察加、减压时局部动度过大，鼓气时明显向外耳道膨出。此时以皮球向外耳道加减压，仍可见菲薄区扇动。鼓膜局部质量差，对局部压力变化承受能力差

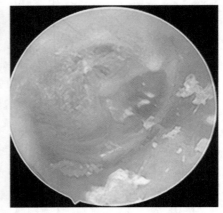

图 2-6-47　鼓膜后半部分局部圆形菲薄。呈磨玻璃样皱缩，与正常鼓膜有明显界线。鼓气耳镜观察加、减压时动度过大，鼓气时局部明显向外耳道膨出。此时以皮球向外耳道加、减压，仍可见菲薄区扇动。鼓膜局部质量差，对局部压力变化承受能力差

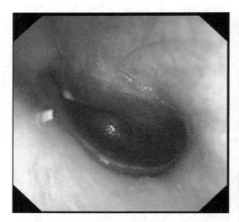

图 2-6-48　蓝鼓膜。常见于各种原因造成的鼓室积血，透过鼓膜呈现蓝色，故而得名。其病因包括外伤、肿瘤、畸形等，另有少部分病因不明，称为特发性血鼓室

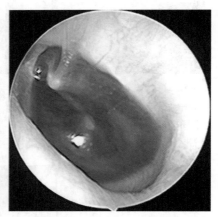

图 2-6-49　蓝鼓膜。与图 2-6-48 的差别在于后者松弛部内陷明显，可以推测其咽鼓管功能不良

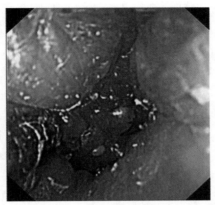

图 2-6-50　大疱性鼓膜炎（鉴别诊断）。可能因病毒感染引起的鼓膜原发性炎症。以鼓膜表皮层下方积液形成大疱为特征，可波及深部外耳道皮肤。典型表现为耳痛，耳溢液，听力减退，可伴耳鸣、耳闷胀感，眩晕少见

（王　枫）

第七节　急、慢性化脓性中耳炎

急性化脓性中耳炎（acute suppurative otitis media）是指中耳腔黏膜急性化脓性炎症，发病后，中耳腔内黏膜充血、渗出，鼓室分泌物聚集增多，鼓室压力增大，鼓膜受压、缺血、局部溃烂、出现穿孔，脓液外溢，如果治疗及时、恰当，炎症逐渐消退而愈合，穿孔可自行愈合，听力恢复正常。治疗不当或病情严重如急性坏死型中耳炎时，病变累及骨膜、骨质，常演变为慢性化脓性中耳炎、甚至引起各种耳源性并发症。

慢性化脓性中耳炎（chronic suppurative otitis media）是中耳黏膜、鼓膜或深达骨质的化脓性炎症，重者炎症深达乳突骨质。临床上以耳内长期间歇或持续流脓、鼓膜穿孔及听力下降为特点。按病理学变化，在国内传统上分为三种类型：单纯型、骨疡型和胆脂瘤型，这一分型方法已经沿用了近半个世纪。但是随着大量颞骨病理学研究的新发现，耳显微外科较普遍的开展，高分辨率 CT 和 MRI 的广泛应用，以及对胆脂瘤发病机制研究的深入，目前趋向于一致认为，中耳胆脂瘤应该列为独立的疾病。又由于在胆脂瘤的发病和发展过程中可以合并化脓菌的感染，而具有了慢性化脓性中耳炎的重要特征，因而将慢性化脓性中耳炎分为伴胆脂瘤的慢性化脓性中耳炎和不伴胆脂瘤的慢性化脓性中耳炎。

一、流行病学

急、慢性化脓性中耳炎是常见病、多发病。据估计，每年全世界范围内有 7 亿多的急性中耳炎病例，＜ 4 岁的儿童是最大的发病人群，10 岁以上发病人数明显减少。美国南部有 84% 的小儿曾患过急性中耳炎，50% 达 3 次或 3 次以上，25% 多达 6 次或 6 次以上。患病率男女性别差异不大。唐山地区 2008 ～ 2013 年诊断为急性中耳炎患儿 25 798

例，占儿科门诊就诊人数的 20.5%，0～3 岁婴幼儿发病率高于儿童其他年龄组，7～9月份发病率低于年内其他月份，市区患病率高于县区，原因可能为：①市区环境污染较县区严重（如钢厂、化工厂、汽车尾气等）；②市区患儿家属对儿童的重视程度、经济条件、就医便捷程度较县区高，来医院的就诊率高，因此发现率随之升高；③市区幼儿入托早，集体生活密集接触，上呼吸道感染相互之间容易传染。随着年龄增长，急性化脓性中耳炎患病率明显降低，慢性化脓性中耳炎患病率逐渐升高。文献报道 20 世纪 60 年代慢性化脓性中耳炎发病率在 6% 左右，占耳鼻咽喉科门诊就诊量的第二位；近年来随着生活水平的提高和卫生保健状况的改善，慢性化脓性中耳炎发病率逐渐下降。近期健康体检资料统计，慢性中耳炎发病率在 1.6%；贵州省少数民族及汉族共 6626 人次耳疾流行病学调查结果显示少数民族慢性化脓性中耳炎患病率为 2.79%、急性化脓性中耳炎为 0.48%，汉族慢性化脓性中耳炎为 2.99%、急性化脓性中耳炎为 0.25%。胆脂瘤的儿童发病率为 0.03‰，成人发病率为 0.092‰，男性与女性的发病率之比为 1.4：1。中耳胆脂瘤常发生在 50 岁以下的个体中。海军飞行学员医学选拔体检统计报道，慢性化脓性中耳炎在招飞体检中淘汰率为 0.34%，占耳鼻咽喉口腔科淘汰数的第十二位。

急性化脓性中耳炎多是在急性上呼吸道感染、急性呼吸道传染病、呛水或幼儿呛奶等情况下致病菌从咽鼓管侵入中耳腔引起的，亦可因鼓膜外伤后致病菌直接从外耳道侵入中耳腔引起。致病菌主要有肺炎链球菌、流感嗜血杆菌、乙型溶血性链球菌和葡萄球菌、铜绿假单胞菌等。病变部位主要是鼓室，有时也侵入乳突腔，引起急性中耳乳突炎。

慢性化脓性中耳炎（chronic suppurative otitis media）发病原因：①急性化脓性中耳炎治疗不当或延误治疗迁延而致。②急性坏死型中耳炎病变深达骨膜及骨质，组织破坏严重者，可延续为慢性。③全身或局部抵抗力下降，如猩红热、麻疹、肺结核等传染病，营养不良，全身慢性疾病等患者。特别是婴幼儿，中耳免疫力差，急性中耳炎易演变为慢性。④鼻部和咽部的慢性病变如腺样体肥大、慢性扁桃体炎、慢性鼻窦炎等也是引起中耳炎长期不愈合的原因之一。⑤鼓室置管可能为本病发病因素，据统计，经鼓室置管的小儿中有 15%～74% 并发慢性化脓性中耳炎（Gates 等，1988），并认为造成继发感染的原因可能是中耳内原有的病原体繁殖，或由通气管污染所致。另外鼓室置管后遗留鼓膜穿孔长期不愈，容易经外耳道反复感染而引起本病。⑥乳突气化不良可能与本病有一定关系。常见致病菌以金黄色葡萄球菌为最多，其次还有铜绿假单胞菌、变形杆菌等，常为多菌混合感染。

二、诊断和鉴别诊断

（1）根据病史及体格检查，急性化脓性中耳炎诊断不难。常见全身症状有畏寒、发热、倦怠、食欲缺乏，小儿较重，常伴咳嗽、咳痰等呼吸道症状和呕吐、腹泻等消化道症状，鼓膜穿孔后，全身症状明显减轻，体温很快恢复正常。局部症状有剧烈耳痛，鼓膜穿孔流脓后耳痛即减轻；听力减退，可有耳闷、低调耳鸣等，鼓膜穿孔流脓后听力好转；耳漏，鼓膜穿孔后耳内有液体流出，初为脓血样，以后变为脓性分泌物。查体可见：早期鼓膜松弛部充血，锤骨柄及紧张部周边可见放射状扩张的血管，继之鼓膜弥漫性充血、肿胀、向外膨出，标志消失，局部可见小黄点；病情继续发展，可见鼓膜穿孔，穿孔早期，穿孔处有搏动性亮点；如果为急性坏死型者，鼓膜穿孔迅速融合，形成鼓膜大穿孔。乳突部有轻微压痛，鼓窦区较明显。听力检查为传导性聋。化验检查可见白细胞总数增多，中性粒细胞增加，鼓膜穿孔后渐趋正常。

在飞行学员医学选拔过程中需 与急性外耳道炎、疖肿及大疱性鼓膜炎鉴别诊断。急性外耳道炎、疖肿主要表现为耳内疼痛、耳廓牵拉痛、耳屏压痛，外耳道口及耳道内肿胀；鼓膜表面炎症轻微或正常；一般听力正常。大疱性鼓膜炎大多继发于流感及耳前带状疱疹，耳痛剧烈，无耳流脓等，一般听力下降不明显，检查见鼓膜充血明显，表面形成大血疱，无鼓膜穿孔。

（2）慢性化脓性中耳炎的诊断依赖于病史、体格检查所见和颞骨 CT 检查结果。

慢性化脓性中耳炎常见症状：①耳溢液，耳内流脓可为间歇性或持续性，脓量多少不等。上呼吸道感染或经外耳道再感染时，流脓发作或脓液量增多，可以伴有耳痛，病变由静止期或相对稳定期进入急性发作期。脓液或为黏液脓性、黏液性，或为纯脓。如脓液长期不予清洗，可以有臭气。炎症急性发作期或肉芽受到外伤时分泌物内可带血，甚至貌似全血。伴胆脂瘤时患耳持续流脓，脓液量多，有臭味，可带有血丝。②听力下降，患耳可有不同程度的传导性或混合性听力损失。听力下降的程度与鼓膜穿孔的大小、位置、听骨链是否受损，以及迷路正常与否等有关。就鼓膜穿孔而言，紧张部前下方的小穿孔一般不致引起明显的听力下降，后上方的大穿孔则可导致较重的听力损失。③耳鸣，多与内耳损伤有关，鼓膜穿孔引起的耳鸣在贴补鼓膜后耳鸣可以减轻或消失。

体格检查见鼓膜穿孔，一般位于紧张部，多是中央性穿孔，大小不一，个别大的穿孔也可延及松弛部。中央性穿孔是指穿孔四周均有残余鼓膜环绕，不论穿孔位于鼓膜的中央或周边。边缘性穿孔是穿孔的边缘部分或全部已达鼓沟，该处无残余鼓膜。穿孔大时，部分锤骨柄甚至部分砧骨长突或砧镫关节可暴露于外。通过穿孔可见鼓室内壁充血、水肿而黏膜光滑，或黏膜增厚、高低不平，有时可见硬化病灶。病变严重时，鼓膜紧张部可以完全毁损，鼓室内壁出现鳞状上皮化生。鼓室内或穿孔附近可见肉芽或息肉，有长蒂的息肉可越过穿孔坠落于外耳道内，掩盖穿孔，妨碍引流，肉芽周围可有脓液。伴胆脂瘤的慢性化脓性中耳炎在早期可出现松弛部的内陷袋，耳内镜下与穿孔可以分辨。而典型的胆脂瘤性中耳炎鼓膜穿孔是鼓膜松弛部穿孔或紧张部后上方边缘性穿孔，从穿孔处可见鼓室内有白色鳞片状或豆渣样无定形物，大多不易取尽，有恶臭味。有时可见上鼓室外壁骨质破坏，或在穿孔周围有红色肉芽或息肉组织。松弛部穿孔的大小一般与胆脂瘤的侵犯面积无关。晚期外耳道后上骨壁破坏，软组织塌陷。

听力学检查：听力检查一般为轻重不等的传导性聋或混合性聋。

颞骨影像学检查：乳突 X 线片上，较大的胆脂瘤可表现为典型的骨质破坏空腔，其边缘大多浓密、整齐。颞骨薄层 CT 检查示病变主要局限于中鼓室者，听小骨完整，乳突表现正常；乳突多为气化型，充气良好。中耳出现骨疡者，中、上鼓室及乳突内有软组织影，房室隔不清晰，听小骨可有破坏或正常。但鼓窦入口若因炎症瘢痕而闭锁以致鼓窦及乳突气房充气不良，或乳突内黏膜增厚等，乳突腔内亦可呈现均匀一致的密度增高影。胆脂瘤形成时，上鼓室、鼓窦甚至乳突内可见骨质破坏空腔。

慢性化脓性中耳炎需与下列疾病相鉴别。①慢性鼓膜炎：耳内流脓、鼓膜上有颗粒状肉芽但无穿孔，颞骨 CT 示鼓室及乳突正常。②中耳癌：好发于中年以上的成年人，大多有患耳长期流脓史，近期有耳内出血、伴耳痛，可有张口困难。鼓室内新生物可向外耳道浸润，接触后易出血，常伴面瘫，晚期有第Ⅵ、Ⅸ、Ⅹ、Ⅺ对脑神经受损。颞骨 CT 示骨质破坏。新生物活检可以确诊。③结核性中耳炎：起病隐匿，耳内脓液稀薄，听力损失明显，早期发生面瘫。鼓膜大穿孔，肉芽苍白。颞骨 CT 示鼓室、乳突有骨质破坏区及死骨形成。肺部或其他部位可有结核病灶。肉芽病检可确诊。

三、航空医学考虑

急性化脓性中耳炎一般病程 2～4 周，预后和患者的抵抗力、致病菌的毒力及治疗是否及时到位有关。病因治疗非常重要，主要是针对鼻腔、鼻窦、鼻咽部、扁桃体等部位的慢性疾病治疗，锻炼身体，预防感冒，防止中耳炎复发。

慢性化脓性中耳炎治疗原则是消除病因、控制感染、清除病灶、引流通畅、尽可能重建听力。单纯型中耳炎急性炎症控制、干耳 2 个月以上可行鼓室成形术。伴脂瘤的慢性化脓性中耳炎治疗的主要目的是清除病灶、控制感染，可行乳突根治术并同时或延期行鼓室成形术重建听力。实施鼓室成形术后慢性化脓性中耳炎的复发率范围为 14%～45%，实施乳突根治术的复发率范围为 2%～12%。在不到 15 岁的孩子中，实施鼓室成形术的复发率范围为 35%～50%。复发可以发生在首次手术的 15 年之后，因此，术后患者需长期随访。

无论是急性化脓性中耳炎，还是急性乳突炎，以及慢性化脓性中耳炎尤其是伴胆脂瘤的慢性化脓性中耳炎均可在致病菌毒力强、机体抵抗力弱、脓液引流不畅的情况下发生各种耳源性并发症，包括耳后骨膜下脓肿和瘘管、颈部贝佐尔德（Bezold）脓肿、各种迷路炎、岩锥炎、硬脑膜外脓肿、硬脑膜下脓肿、乙状窦血栓性静脉炎、耳源性脑膜炎、耳源性脑脓肿、耳源性囊性蛛网膜炎、耳源性脑积水、脑疝、脑脊液耳瘘等。

中耳包括鼓膜、听骨链、鼓室、鼓窦、乳突、咽鼓管等结构，紧邻内耳耳蜗、前庭及面神经等重要器官。急、慢性中耳炎时，病变不仅引起听力受损，还会伴发前庭功能、耳气压功能减退；中耳炎性病变使其对内耳、面神经、颅内等屏障保护作用消失；中耳炎的发生，与其本身的鼻腔、鼻窦、鼻咽部、咽鼓管、口咽部功能不良或疾病有一定的关联性，如果这些器官功能不良或疾病没有根除，即使中耳炎经治疗痊愈后仍会复发；中耳炎还可能引起严重的颅内外并发症。这些都会给飞行带来隐患和风险。

近些年，显微耳科手术技术减少了这种疾病病情的恶化，降低了死亡率；然而，患者的治疗结果取决于手术时疾病的严重程度和外科医生的手术技巧。尽管很多患者在手术治疗后会拥有几年、十几年或几十年比较正常的耳功能，但是术后需要长期随访复查，胆脂瘤也可能复发，可能需要多次手术，并会导致不可改善的听力损失。在大多数患者中，潜在原因（如咽鼓管功能障碍）将持续存在。

四、技术操作规范

在飞行学员医学选拔体检中，应用鼓气电耳镜对鼓膜进行检查，在检查中，详细观察鼓膜色泽、弹性、完整性、活动度及咽鼓管功能情况；必须能够观察到鼓膜全貌，尤其是外耳道狭窄、变异及耳毛较长者。对于有耵聍栓塞、耵聍或其他异物阻挡视野者，必须清除干净；除了鼓膜外，对外耳、耳周也应同时进行检查，以便发现中耳炎颅内、外并发症的线索。

有部分紧张部大穿孔，鼓室内壁黏膜可化生为表面光滑而反光甚强的鳞状上皮，此时如锤骨柄及短突粘连于上皮下，可误认为紧张部尚残留有大片鼓膜。松弛部小穿孔时，鼓膜紧张部可以完全正常，特别当穿孔被痂皮覆盖时，不除痂深究，可认为鼓膜完全正常而漏诊。因此，检查鼓膜时，必须做到：①使患者的头部尽量偏向对侧并向各个方向转动，务必看到鼓膜的每个象限。②凡有痂皮覆盖鼓膜，特别是松弛部和紧张部后上方，一定要清除后再仔细观察。③对可疑穿孔用探针轻轻探查，或用耳内镜协助确诊。

在招收飞行学员体格检查中要注意一点是，少部分应征者在做 Valsalva 动作后，由于动作不熟练，或屏气过重，鼓膜轻度充血，呈淡粉色，鼓膜光亮，标志清楚，弹性、动度良好，听力正常，无任何不适症状，切勿误诊为急性中耳炎而淘汰。

在耳科检查过程中还要注意一点就是警惕隐性中耳炎（silent otitis media，masked otitis media）的存在。隐性中耳炎又称潜伏性中耳炎、亚临床中耳炎或非典型中耳炎，是指鼓膜完整而中耳隐藏着明显的感染性炎性病变的中耳乳突炎。由于病变隐匿，临床常发生漏诊，近年来，本病有增多的趋势，尤以小儿多见，值得关注。本病无典型症状，患者可诉耳部不适，轻微的耳痛或耳后疼痛，听力下降，或有低热、头痛等。部分患者可在数月前有过急性中耳炎、乳突炎病史。鼓膜完整，外观似正常，但仔细观察，可发现松弛部充血，或松弛部内陷、或鼓膜周边血管纹增多，或鼓膜浑浊增厚，或外耳道后上壁红肿、塌陷，乳突区可有轻度压痛。听力可有轻重不等的传导性或混合性听力损失。在体检中鼓膜像有上述变化者，应仔细询问病史，结合听力检查结果，必要时行颞骨 CT 检查，以免遗漏。

五、异常图谱

见图 2-7-1 ～图 2-7-10。

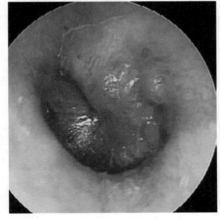 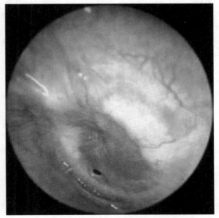

图 2-7-1　急性化脓性中耳炎，鼓膜弥漫性充血、肿胀、外膨、标志消失

图 2-7-2　慢性化脓性中耳炎急性发作，鼓膜紧张部小穿孔

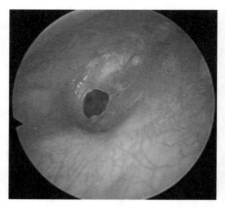

图 2-7-3 慢性化脓性中耳炎急性发作，鼓膜紧张部穿孔

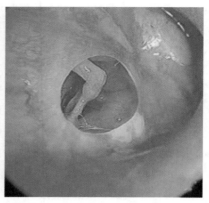

图 2-7-4 慢性化脓性中耳炎急性发作，鼓膜紧张部可见陈旧性大穿孔，鼓膜及外耳道弥漫性充血，外耳道底血性分泌物

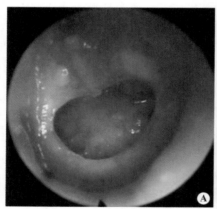

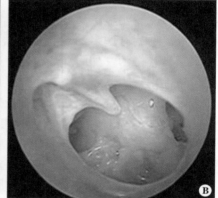

图 2-7-5 慢性化脓性中耳炎，鼓膜紧张部穿孔

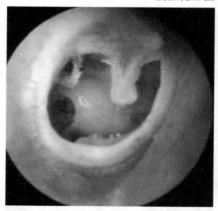

图 2-7-6 慢性化脓性中耳炎，鼓膜紧张部大穿孔

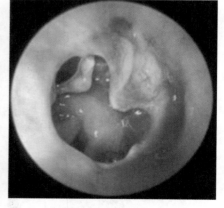

图 2-7-7 慢性化脓性中耳炎，边缘性穿孔，有脓液溢出

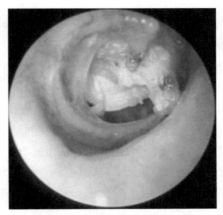

图 2-7-8　慢性中耳炎，紧张部大穿孔，鼓室内豆腐渣样物

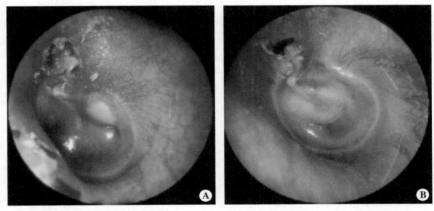

图 2-7-9　胆脂瘤型中耳炎，上鼓室外侧壁破坏，其内有豆腐渣样物

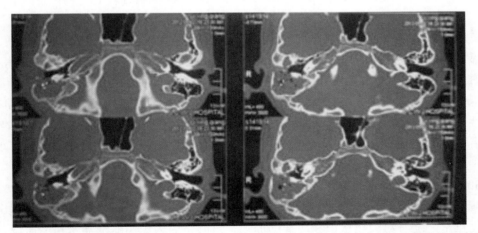

图 2-7-10　颞骨 CT 发现右侧乳突腔内巨大胆脂瘤形成。手术探查发现右侧中耳乳突腔胆脂瘤

（汪运坤）

第八节　咽鼓管功能不良

　　咽鼓管功能不良是指各种原因造成咽鼓管功能失衡，不能正常行使调节鼓室气压功能、引流功能、防声功能和防止逆行性感染的功能而出现的一系列临床病症。与咽鼓管功能不良密切相关的常见疾病是分泌性中耳炎和耳气压损伤。分泌性中耳炎（secretory otitis media，SOM）是以中耳积液和听力下降为主要特征的中耳非化脓性炎症。耳气压损伤（middle ear barotrauma）或气压损伤性中耳炎（barotitis），是另一种因咽鼓管功能不良导致的临床病症，是因外界气压急剧变化不能及时平衡中耳内外的压力而导致的中耳损伤。由于这种疾病通常发生在飞机或潜水艇的乘坐过程中，而飞机乘坐过程中的发病率更高，所以也被称为航空性中耳炎（aviation otitis media）。

　　飞行员作为特殊职业者因经常面临外界气压骤增骤减，耳气压损伤的发病率明显高于普通人群，因此对飞行人员咽鼓管功能有着严格的要求。正常的耳气压功能需要有正常的咽鼓管功能来维持，因此，本章重点讨论咽鼓管功能及其相关的常见疾病。咽鼓管功能障碍被认为是这类疾病发病的病理基础。

一、流行病学

　　分泌性中耳炎在小儿的发病率较高，是引起小儿听力下降的常见原因。究其原因，与小儿咽鼓管短、宽、直的解剖特点密不可分。Mann 等提出咽鼓管随发育成熟其功能失调发生率下降，主要基于咽鼓管位置空间变化，适中或短颅型者具有良好的咽鼓管功能，长颅型者伴有咽鼓管功能不良概率增加 。姜平根据颅型、颅底、咽鼓管及周围结构关系相关性证实幼儿、Down's 综合征和长颅型者不利于腭帆提肌有效上抬软骨而影响咽鼓管开放。

　　美国每年有 220 万人次发作分泌性中耳炎，估计每年花费 4 亿美元用于治疗。国外研究显示幼儿是分泌性中耳炎的好发人群，发病率可高达 40% ～ 60%，且与年龄相关，2 岁左右发病率最高，7 岁后发病率接近成人，不同种族中耳炎的患病率存在不同、亚、非人种低于白种人。我国幅员辽阔，气候各异，各地患病率存在一定差异。台湾地区儿童分泌性中耳炎发病率为 5.24%。香港地区的调查显示 2 ～ 7 岁研究对象中，发病率与西方同龄者发病率无显著性差异，而且发病率随年龄增长呈下降趋势。大陆不同地区小儿分泌性中耳炎患病率为 2.8% ～ 16.8%，且农村发病率高于城市，冬季发病率高于夏季。

　　Stangerup 通过对 8 批乘客的问卷调查和耳科学检查发现，10% 的成人和 22% 的儿童有航空性中耳炎的耳部体征，用 Valsalva 法治疗后，46% 的成人和 33% 的儿童中耳压力恢复正常。随着对疾病认识和防护的加强，主要是因为民用航空器密封增压设备的优化、飞行高度变化速率较低、空乘人员及时宣教，耳气压性损伤在普通人群的发病率呈下降趋势。但在飞行人员，特别是空军飞行人员，因其驾驶飞行器的特殊性，航空性中耳炎的发病率仍居高不下，在歼击机飞行员中占耳鼻喉科各疾病发病率的第一位。气压伤年轻者所占比例较高，与飞行经验不足有关，飞行员所占比例较高与劳动强度大易忘记做平衡气压动作有关，歼击机飞行员所占比例较高与其下降速率快有关。患者自觉耳内阻塞感，并伴有耳鸣、耳痛、听力减退，甚至头晕、恶心。变压性眩晕是指在气压快速变化中耳相对高压且双耳压力不对称时产生一过性短暂的眩晕发作，在国外飞行人员中发生率较高，其发生率达 10% ~ 29.2%。此种症状的出现可以导致空中失能，严重威胁飞行安全。我国飞行人员报道的较少，可能与对此症的认识尚需深化有关。变压性眩晕是由于大气压力变化导致中耳压力突然升高引起的眩晕。这种危险主要发生在飞行的两个阶段中：一个是在爬升过程中外界压力降低时，另一个是在下降过程中飞行员反复主动使用 Valsalva 法时。金占国等采用问卷调查的方式对 193 名歼击机飞行员进行了变压性眩晕的调查分析，结果显示发生率为 20.72%，发生一过性眩晕症状的飞行高度为 1000 ~ 3000m，持续时间为 2s 至 2min，且飞行时间越长，变压性眩晕的发生率越高。

咽鼓管功能不良的主要原因有机械阻塞、清洁功能不良和防御功能障碍。

咽鼓管的机械阻塞被认为是分泌性中耳炎的主要原因，这种阻塞可以由慢性鼻窦炎、过敏性鼻炎、腺样体肥大、鼻咽癌等所致。有研究发现咽鼓管上皮可产生表面活性物质，其与肺的表面活性物质结构相似功能相同，可以降低气 - 液表面张力。咽鼓管管腔内气 - 液界面表面张力是咽鼓管开放必须克服的阻力之一。细菌感染引起蛋白水解酶活性增高，导致表面活性物质减少，最终表面张力增加，不利于咽鼓管开放。

清洁功能不良是分泌性中耳炎的另一病因。咽鼓管上皮通过纤毛向咽口的连续摆动向鼻咽部排出中耳异物及分泌物，这一黏液纤毛输送系统司理清洁功能使中耳保持无菌状态。细菌外毒素引起纤毛运动暂时性瘫痪，管腔内分泌物的潴留，放射性损伤，以及婴幼儿咽鼓管发育不成熟或先天性呼吸道黏膜纤毛运动不良，原发性纤毛运动障碍等，均可不同程度损害黏液纤毛输送系统功能，使中耳及管腔内分泌物、病原微生物、毒素等不能有效排出。

防御功能障碍：咽鼓管一方面凭借黏液纤毛输送系统清除并阻抑鼻咽部有害物的侵入；同时咽鼓管底部的黏膜皱襞还具有单向活瓣作用，当咽鼓管开放时，能防止鼻咽部的细菌等有害物质逆行流入鼓室，从而发挥防御功能。各种原因引起的咽鼓管关闭不全，如老年人咽鼓管黏膜下方弹性纤维弹性降低，结缔组织退行性变，肿瘤的侵袭破坏，咽鼓管咽口瘢痕牵引，或放射性损伤等，均可导致咽鼓管的防御功能丧失，给致病微生物侵入中耳以可乘之机。

当咽鼓管发生持续性功能障碍时，鼓室内气体逐渐吸收，鼓膜内侧压力就会低于外界压力，即出现负压。此时，中耳黏膜水肿，毛细血管增多，通透性增加，形成中耳积液，随着病情发展，黏膜上皮化生形成增厚的分泌上皮，杯状细胞增多，分泌更加旺盛。至疾病恢复期，腺体逐渐退化，分泌减少，黏膜可恢复正常。若病变持续或治疗不及时，则可能会发生纤维化等一系列病理生理改变，使当初渗出至中耳的液体变得越来越黏稠，并最终将中耳的听骨包绕起来，形成"胶耳"。因黏稠液体进一步限制听骨振动，患者听力减退可加重。

耳气压损伤则是在咽鼓管功能不良的基础之上增加了气压急剧变化的因素，超过了机体代偿能力出现一系列症状。以乘机为例，在飞机上升过程中，机舱内的气压逐渐降低。鼓膜外侧的压力随之降低，而鼓室内的压力相对保持不变，鼓膜往外凸。随着高度的继续增加，这一压差逐渐增大。一旦超过 2000Pa 左右，咽鼓管会自动开放，起到泄压作用，使压差降低。在飞机下降过程中，机舱内的气压逐渐增大，发生与上升相反的情况，鼓膜向内凹陷。由于咽鼓管的单向阀功能只允许气体单向流动，此时咽鼓管不会自动打开，需要通过鼓膜自身的气体渗透来保持内外侧的压力平衡，而这一过程的完成需要较长时间。如果机舱内的气压增加过快，人体会有明显的不适感（克服这一不适感的方法是主动做吞咽、咀嚼的动作）。气压的突变会使中耳发生严重的病理变化，出现鼓膜内陷甚至出血，鼓室内黏膜水肿并有液体渗出，严重者可因压差过大而出现鼓膜穿孔。相比之下，中耳处于相对负压的情况更为多见。陈信等的研究认为在飞行器驶离地面的过程中，随着高度的增加，当鼓室内的气压超出外界气压 400～670Pa（3～5mmHg，1mmHg=133.3Pa）时，鼓膜产生胀感；当鼓室内的气压超出外界气压 2000Pa（15mmHg）左右时，咽鼓管开口被冲开，使得鼓室内外的气压平衡。在飞行器返回地面的过程中，当鼓室内的负压达到 8000Pa（60mmHg）左右时，鼓膜达到疼痛的阈值；当鼓室内的负压高达 10 000Pa（80mmHg）左右时，即使通过 Valsalva 动作等措施，也难以使咽鼓管管口开启；当鼓室内的负压达到 20 000Pa（160mmHg）左右时，鼓膜可能穿孔。谢鼎华等的研究认为飞机上升时，当鼓室内的气压高于外界气压 1300～2000Pa 时，耳部胀闷不适感加重，并可出现听力下降。飞机下降时，当鼓室内的气压低于外界气压 1300～3900Pa 时，鼓膜内陷；当鼓室内的气压低于外界气压 8000Pa 时，可出现类似急性化脓性中耳炎的症状，并伴有恶心、眩晕等症状；当鼓室内的负压为 8000～10 000Pa 时，耳部疼痛可放射至颞、腮腺和面颊部，听力大减；当鼓室内的负压为 15 000Pa 时，鼓膜破裂，耳内犹如爆炸声，鼓膜破裂后耳痛稍有缓和，但听力锐减。耳气压损伤在气压差最大时症状最重，一旦鼓膜穿孔症状可减轻，压力恢复正常后症状多可消失，部分患者症状也可持续一段时间。

徐先荣等将航空性中耳炎分为原发性和继发性，原发性航空性中耳炎是由咽鼓管本身的病变（咽鼓管狭窄、咽鼓管开放肌无力、咽鼓管表面活性物质下降等）所引起；继发性航空性中耳炎是指由于鼻腔、鼻窦、鼻咽部等咽鼓管咽口周围病变引起。继发性者治愈导致咽鼓管功能不良的原发疾病后咽鼓管功能可恢复正常。飞行人员疾病调查显示前者停飞率明显高于后者。

二、诊断和鉴别诊断

（一）临床表现

分泌性中耳炎的常见症状包括听力减退，耳痛，耳闷胀感，耳鸣。患者多于感冒后出现耳痛、听力减退，可伴有自听增强。急性分泌性中耳炎可有或轻或重的耳痛，慢性者则不存在耳痛。耳闷胀感多为成年患者主诉，按压耳屏后可暂时减轻。耳鸣一般不重，可为间歇性，成年患者当头部运动或打哈欠、擤鼻时，耳内可出现气过水声。但液体黏稠或充满鼓室，则此症状缺如。

耳气压损伤患者自觉耳朵阻塞感，并伴有耳鸣、耳痛、听力减退，甚至头晕、恶心。

这种头晕常发生于外界气压快速变化时,即变压性眩晕。耳痛常发生在鼓室内外压力差大于 8000Pa 时,如不能尽快降低压差,可导致鼓膜穿孔,此时可以有疼痛缓解,部分患者听力减退可以有所改善。此时做 Valsalva 动作,可于患耳听到吹风样漏气声。

(二)诊断

根据症状、体征及特殊病史(感冒、乘机或下潜等气压急剧改变)、耳镜检查及声导抗检查,咽鼓管功能不良诊断并不困难。电耳镜检查时急性期可有鼓膜充血,鼓膜内陷表现为光锥缩短、变形或消失,锤骨柄向后上方移位,锤骨短突向外突出。鼓室积液时鼓膜色泽变化,呈现蜡黄、橙红或琥珀色,慢性者呈现乳白色或灰蓝色,如磨玻璃状。若液体为浆液性且未充满鼓室,透过鼓膜可见液平面或有气泡影。鼓气耳镜检查时鼓膜活动受限或固定。音叉试验 Rinner 试验阴性,Weber 试验偏向患侧,提示传导性耳聋。纯音测听检查部分患者听力可正常,减退严重者平均听阈可达 40dB 左右。声导抗检查 B 型曲线为分泌性中耳炎的典型曲线,少数为 C 型曲线,负压> 200daPa 提示鼓室内有积液。耳气压损伤电耳镜检查时可看到鼓膜表面及外耳道底充血、鼓膜内陷、鼓膜上皮下出血,裂隙状、三角形或不规则形的穿孔。听力学检查结果与分泌性中耳炎相同,但遇声导抗呈一直线时须鉴别是鼓室积液、积血还是鼓膜破裂。

(三)鉴别诊断

1. 急性中耳炎 是中耳黏膜的急性炎症。主要致病菌为肺炎链球菌、流感嗜血杆菌、乙型溶血性链球菌及葡萄球菌、铜绿假单胞菌等。病变常累及包括鼓室、鼓窦及乳突气房的整个中耳黏膜,但以鼓室为主。症状在穿孔前后截然不同。穿孔前常见症状有畏寒、发热、倦怠、食欲缺乏。耳痛为本病早期症状,耳深部钝痛或搏动性跳痛,严重者夜不成眠,坐立不安。鼓膜穿孔后可有浆液血性脓液流出,渐转为黏液脓性乃至脓性,此时耳痛明显缓解,体温渐降,全身症状减轻。整个病程中可有耳鸣及听力减退。根据病史和检查不难诊断。

2. 大疱性鼓膜炎 是一种可能由病毒感染引起的鼓膜原发性炎症。以鼓膜表皮层下方的局限性积液而形成的大疱为特征,鼓膜邻近的耳道深部皮肤常被波及。本病可能由病毒感染所致,如流感病毒、脊髓前角灰质病毒等。冬季多发,常累及一耳,也可两耳相继发生。主要症状有突然发生的剧烈耳痛,大疱破裂后耳痛可减轻,并有淡黄色或略带血性的浆液性分泌物溢出。听力减退一般不重,为传导性。耳鸣或耳闷胀感、堵塞感。眩晕少见,可有低热、乏力、全身不适等。根据耳深部剧痛和典型的鼓膜表面疱疹即可做出诊断。

(四)治疗

对于飞行人员来说,分泌性中耳炎及耳气压损伤的预防非常重要。学会咽鼓管主动通气动作,在地面积极进行咽鼓管吹张锻炼以提高对气压变化的适应能力;急性上呼吸道感染时避免参加飞行;患导致咽鼓管功能不良疾病时积极治疗,在原发病未愈或没有进行咽鼓管功能评估时禁止飞行等都是重要的预防手段。

　　分泌性中耳炎的治疗原则是清除中耳积液，改善咽鼓管通气功能，针对病因治疗。非手术治疗包括急性期抗菌药物和糖皮质激素的应用，但不宜长期使用；伴有鼻塞症状时可给予鼻腔减充血剂治疗；咽鼓管吹张包括 Valsalva 法、波氏球法和导管法。手术治疗包括鼓膜穿刺术、鼓膜切开术、鼓膜置管术。需要强调的是部分分泌性中耳炎有自限性，对于无症状、听力正常、病史不长的轻型患儿，可在医生的指导下密切观察，不急于手术。病因治疗包括腺样体切除术、扁桃体切除术、鼓室探查和乳突开放术等。其他治疗包括积极治疗鼻腔、鼻咽部疾病等。

　　耳气压性损伤的治疗方法与分泌性中耳炎相似。要设法使鼓室内外压力平衡，预防感染，并积极治疗或消除影响咽鼓管功能的各种疾病或因素。对于鼓膜穿孔的患者还应按照外伤性鼓膜穿孔治疗，避免耳内任何液体的进入（包括滴耳剂），观察鼓膜修复生长的情况，在穿孔未愈时禁止进行捏鼻鼓气的锻炼。如果观察 1 个月后穿孔仍未愈合，则应行鼓膜修补术。对于飞行人员，疾病彻底治愈之前不宜参加飞行，经过治疗包括咽鼓管功能锻炼后行低压舱检查，确定咽鼓管功能正常后方可放飞。

三、航空医学考虑

　　美军标准规定有咽鼓管功能障碍、慢性或复发性咽鼓管功能障碍（无法通过做 Valsalva 动作保持中耳气压平衡）者为不合格。目前我军对咽鼓管功能的判定标准与美军一致。咽鼓管功能不良极易在飞行中出现压耳现象，产生耳痛、听力减退、耳鸣等症状，影响飞行操作及判断能力。严重者可因剧烈疼痛导致空中失能严重影响飞行安全。耳气压损伤在航空界发生率较高，在实际飞行中初飞学员发生率尤其偏高。这与初飞学员初次参加空中飞行，咽鼓管功能尚不适应改变、地面气压锻炼不够、精神紧张及在下滑过程中疏于吞咽有关。这一方面需要加强宣教，帮助学员认识到自行调节的重要性并尽快掌握技巧，另一方面需要强化相关功能锻炼，主要是捏鼻鼓气和捏鼻吞咽。目前无论是在航空大学还是在飞行部队，都没有咽鼓管功能锻炼的相关科目，笔者认为完善相关科目，减少初飞学员因个人原因造成的耳气压损伤实属必要。王勇等的研究数据表明，气压损伤性中耳炎在歼击机飞行员耳鼻咽喉疾病中的发病率最高。这一方面由于歼击机飞行员全程佩戴供氧面罩不能主动做 Valsalva 动作，另一方面与飞机性能有关，歼击机可能在单位时间内承受更高的高正加速度（G+）变化。高性能战机通常在 2000m 以下高度座舱不增压，而此高度又是航空性中耳炎的易发区域，可以考虑调整初始增压高度来解决。徐先荣等发现，继发性航空性中耳炎治愈率高于原发性航空性中耳炎而停飞率低于原发性航空性中耳炎。他们认为原发性航空性中耳炎由隐性咽鼓管功能障碍所致，非手术治疗效果欠佳，鼓膜置管又不易被患者接受，最终停飞率高。继发性航空性中耳炎由咽鼓管咽口周围病变引起，通过治疗相关疾病，多数疗效确切，可以恢复飞行。因此，对于咽鼓管功能不良的飞行员，明确病因非常重要，继发性者的淘汰决定应慎之又慎，以免带来不必要的损失。

　　招飞体检中无论是初检还是定选耳气压功能不良的检出率在耳鼻喉科疾病检出率所占的比率均较低，而飞行人员耳气压功能不良发生率却非常高。如前所述，飞行员感冒未愈带病飞行、飞行学员精神紧张忘记主动预防、高性能战机增压面罩不能主动做 Valsalva 动作是重要原因，但仍应反思现行招飞体检咽鼓管功能检查方法是否能够适应飞行的要求？现行的 Valsalva 和改良 Valsalva 要求受检者鼓气后鼓膜的张力和位置发生变化，间接反映咽鼓管能够允许气体通过，检查者通过电耳镜观察到鼓膜外凸或光锥闪动，或打气后观察到鼓膜动度减弱则判定咽鼓管功能正常，而对于发生这种改变时鼓室内压力变化的大小和所需的时间没有要求。咽鼓管部分阻塞或开放不全者，完全可以通过增加鼓气力度和延长鼓气时间来达到咽鼓管被动开放的目的。这造成部分受检者是无法与真正的咽鼓管功能正常者区分开来的。在今后的工作中，还应思考在招飞体检这一源头如何降低飞行人员耳气压伤的发病率和停飞率。

四、技术操作规范

（一）Valsalva 和改良 Valsalva 检测

1. Valsalva 法

（1）检查方法：检查者用鼓气电耳镜窥视受检者鼓膜，嘱受检者捏鼻闭唇，用力向鼻腔内鼓气，使鼻咽部形成正压，观察受检者鼓气时鼓膜的活动情况。

（2）结果评定：检查者能够看到受检者在鼓气的过程中，其鼓膜向外凸出（特别在鼓膜松弛部凸出明显）或看到鼓膜光锥闪动，鼓膜在鼓气的过程中活动良好，为耳气压功能良好，反之，为耳气压功能不良。

2. 改良 Valsalva 法

（1）检查方法：检查者用鼓气电耳镜窥视受检者鼓膜，轻轻向外耳道打气加、减压，仔细观察受检者鼓膜的活动程度，然后嘱受检者捏鼻闭唇和鼻腔内用力鼓气，使鼻咽部形成正压，检查者同时向外耳道轻轻打气加、减压再次仔细观察受检者鼓膜的活动情况，并对受检者鼓气前后鼓膜的活动情况加以对比。

（2）结果评定：受检者做 Valsalva 动作后，鼓膜的活动较鼓气前明显减弱或不活动者，表示咽鼓管通畅，耳气压功能良好；若鼓膜活动度变小，表示咽鼓管通气欠佳，耳气压功能尚可；若受检者鼓膜在鼓气前、后活动度不变，表示咽鼓管不通畅，耳气压功能不良。

3. 注意事项

（1）必须让受检者正确掌握 Valsalva 动作，否则将影响检查结果的准确性。

（2）检查时要选择相应大小的电耳镜头，必要时可加用橡胶圈，将外耳道封闭好。

（3）向外耳道打气所用的压力以刚好使鼓膜活动为宜。鼓气前后检查者所加用的压力应相同。

（4）鼻腔或鼻咽部有急性炎症时，可用 1% 麻黄碱收缩鼻腔后再查，或待急性炎症消退后复查。

（5）鼓膜标志正常，活动较好，耳气压功能不良者可于次日复查一次。必要时行声导抗计检查、鼻内镜检查。

（6）鼻内镜检查时应重点观察咽鼓管口周围结构，如发现咽鼓管咽口结构异常，咽隐窝有不明原因的黏膜隆起等影响咽鼓管功能的病变应从严掌握。

（7）单侧的耳气压功能不良，基本可排除受检者 Valsalva 动作不对的可能性，应从严掌握。

（二）低压舱检查

1. 检查方法　以 15 ～ 20m/s 的速度上升到 4000m，停留数分钟，然后以 15m/s 的速度下降，在下降过程中，要询问受检者有无耳痛、耳鸣、听力减退等主诉。

2. 结果评定　根据受检者的主诉和鼓膜检查所见，分为 4 度。

0 度（耳气压功能良好）：受检者在下降过程中无耳痛、耳鸣、听力减退等主诉，下降后检查鼓膜无充血。

Ⅰ度（耳气压功能尚可）：受检者在下降过程中无主诉，下降后检查鼓膜，沿锤骨柄和松弛部有轻度充血。

Ⅱ度（耳气压功能较差）：受检者在下降过程中有耳痛、耳鸣、听力减退等主诉。下降后检查鼓膜松弛部、紧张部和边缘部充血。

Ⅲ度（耳气压功能不良）：受检者在下降过程中有剧烈耳痛，下降后检查鼓膜呈弥漫性充血，甚至鼓室内有渗出液平或出血。

3. 注意事项

（1）在检查前及检查后均应询问受检者主诉，并检查鼓膜和咽鼓管通气功能作为对照。

（2）检查前，使受检者学会主动咽鼓管通气法（吞咽、捏鼻吞咽、捏鼻鼓气）和进行咽鼓管通气最适当的时机。

（3）患上呼吸道急性炎症或亚急性炎症时暂不做此项检查。

（4）对初次进行低压舱检查的受检者，耳气压功能为Ⅱ度时，应复查 1 ～ 2 次，结果为 0 度或Ⅰ度时，方可评为耳气压功能正常。

（5）作为耳气压功能的补充检查，必要时进行。

（三）声导抗计检查

1. 检查方法

（1）用声导抗计进行检测，按先左耳后右耳的顺序分别检测。

（2）根据受检者外耳道的大小及形状选取适当大小的耳塞，放入外耳道内并确定处于密闭状态。

（3）按照操作说明书进行操作开始检测。为准确起见，可复测 1 ～ 2 次。

2. 结果判定

（1）A 型导抗图，峰压点在 ±50daPa 范围内，声导抗在正常范围，说明中耳有正常含气腔，咽鼓管功能良好，判定合格。

（2）Ad 型导抗图，声导纳增高型。振幅高于正常，峰压点正常。见于咽鼓管功能正常而鼓膜有松弛性病变者，结合电耳镜检查判定。

（3）As 型导抗图，声导纳减低型。声导纳低于正常，振幅低，有明显的峰，峰压点正常。见于咽鼓管功能正常而鼓膜有硬化性病变者，结合电耳镜检查判定。

（4）B 型导抗图，改变耳道内气压时声导抗无明显变化，曲线平坦无峰。见于鼓室积液、鼓膜粘连，判定不合格。但应排除探头口接触外耳道壁。

（5）C 型导抗图，为负压型。峰压点位于 100daPa 及更大的负压处。见于咽鼓管功能不良或鼓室积液、鼓膜松弛内陷、粘连性中耳炎等。如能排除电耳镜下可见的不合格因素，可嘱其做 Valsalva 动作后进行复测，如仍为 C 型，则判定不合格。

3. 注意事项

（1）检查前应向受检者说明检查方法及要求使之能配合检查。

（2）检查前应行电耳镜检查，清理外耳道，观察鼓膜有无充血、穿孔、钙斑、增厚、混浊、内陷、粘连、萎缩、菲薄瘢痕。

（3）招飞体检仅在需要时进行声导抗检查，不做声反射检查。

（4）声导抗计应按国家有关规定按时校验。

（5）作为耳气压功能的补充检查，必要时进行。

五、异常图谱

见图 2-8-1 ～图 2-8-5。

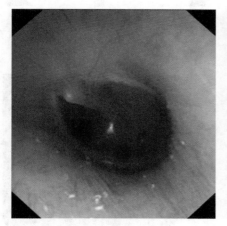

图 2-8-1　正常鼓膜（左侧）

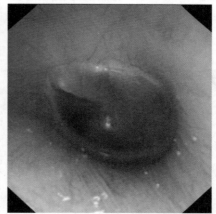

图 2-8-2　正常鼓膜（左侧）。鼓气后鼓膜向外膨隆。证明咽鼓管通畅

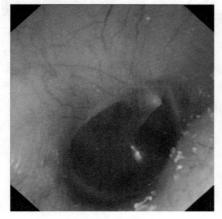

图 2-8-3　正常鼓膜（右侧）

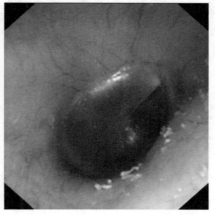

图 2-8-4　正常鼓膜（右侧）。鼓气后鼓膜向外膨隆。证明咽鼓管通畅

　　图 2-8-6 ～图 2-8-10 为不同程度的鼓膜内陷。咽鼓管功能不良时，不能平衡鼓室内外气压，鼓室内气体逐渐吸收形成负压导致鼓膜内陷。负压进一步加重使得鼓室黏膜向鼓室内形成积液，出现分泌性中耳炎。若病因解除，咽鼓管功能恢复，气体自咽鼓管进入鼓室，负压解除，液体逐渐吸收或自咽鼓管排至鼻咽部（图 2-8-11 ～图 2-8-15）。

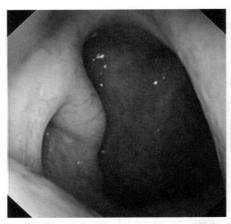

图 2-8-5　正常鼻咽部。黏膜光滑，咽鼓管圆枕及咽口清晰可见

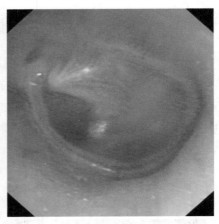

图 2-8-6　轻度鼓膜内陷。锤骨短突凸起，光锥变短

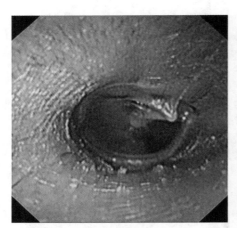

图 2-8-7　重度鼓膜内陷。锤骨短突明显凸起，光锥消失，鼓膜色暗

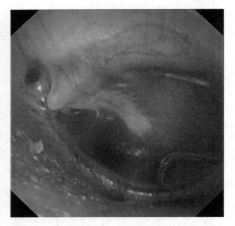

图 2-8-8　鼓膜内陷。锤骨短突明显向前凸起，光锥消失，透过鼓膜可见气泡，说明鼓室内已有少量积液。鼓室内气体吸收形成负压，导致组织间液渗出。临床表现为耳闷胀感及听力减退

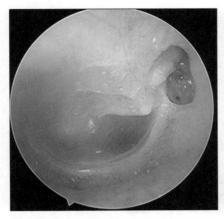

图 2-8-9 鼓膜内陷，表现为锤骨短突凸起，光锥变短。上鼓室外侧壁明显向内凹陷，提示长期咽鼓管功能不良，并且有形成上鼓室胆脂瘤之虞

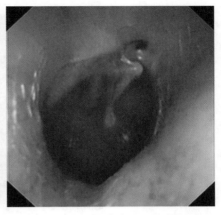

图 2-8-10 重度鼓膜内陷。锤骨短突明显凸起，松弛部内陷，光锥消失，鼓膜颜色蜡黄。鼓室内已形成积液

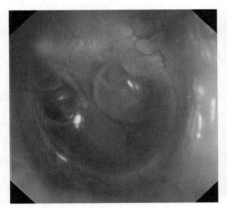

图 2-8-11 鼓室积液。透过鼓膜可见气泡和液平（1）

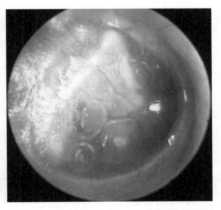

图 2-8-12 鼓室积液。透过鼓膜可见大量气泡

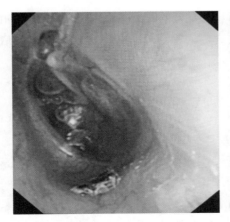

图 2-8-13 鼓室积液。透过鼓膜可见气泡和液平（2）

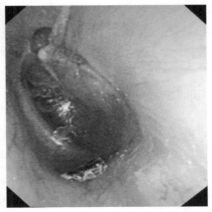

图 2-8-14 鼓室积液。同一受检者鼓气后鼓膜向外膨隆。说明检查时咽鼓管功能已有恢复，鼓室液体尚未排出

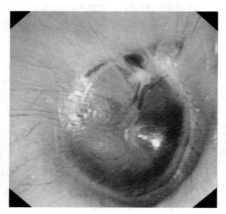

图 2-8-15　锤骨柄和松弛部可见小的出血灶。病史为 2d 前乘飞机下降过程中出现耳痛及耳鸣，落地后缓解，出机场时消失。检查时做 Valsalva 动作提示咽鼓管功能良好

（王　枫）

第九节　听力减退

当听觉系统中的传音或（和）感音部分或（和）听神经或（和）其各级中枢发生病变，听功能出现障碍时，即发生不同程度的听力减退，习惯称为耳聋（deafness）。WHO 在 1986 年提出，仅将不能听到任何言语的极重度听力减退（profound hearing impairment）称为聋，而听力减退未达到此严重程度者，则称为听力损伤（hearing impairment）或听力减退（hearing loss，HL）。目前临床上对各种听力减退仍统称为"聋"。

耳聋的分级按听力减退程度分为轻、中、重、极重度听力损失；按出现时间分为先天性聋和后天性聋；按病变的性质分为器质性聋和功能性聋；器质性聋按病变部位分为传导性聋、感音神经性聋和混合性聋。功能性聋又称精神性聋，包括癔症性聋。此外尚有诈聋，又称伪聋、夸大性聋。按言语功能和耳聋发育的时间关系可分为语前聋和语后聋，在言语功能发育之前即发生的重度或极重度聋称为语前聋，在言语功能发育完成之后开始的耳聋称为语后聋。

一、流行病学

听力减退（HL）在 45 岁以下的普通人群中占 4%，在 64 岁以上的人，有多达 29% 的人患有"障碍性听力损失"，一般认为，听阈达到 25 ～ 30dB 时就已经严重到足以影响成年人的有效会话。据我国 2006 年进行的全国第二次残疾人抽样调查结果，当时听力残疾人约 2004 万人，言语残疾 127 万人，共占各类残疾人总数的 27%。听力减退是新生儿常见的异常之一，其发生率为 0.1% ～ 0.2%，在新生儿重症监护病房可高达 2% ～ 4%。影响人群听力减退患病率的主要因素：①种族、性别和年龄，根据不完全的调查结果显

示，白种人的耳聋患病率高于黑种人，男性多于女性。②社会经济条件及教育，经济条件和教育好的较发达地区，儿童听力减退的患病率较低，农村儿童患病者多于城市儿童。③遗传因素，父母有亲缘关系的、有家族性听力障碍史的孩子听力减退的患病率较高。④外伤和疾病史，山东省调查研究，头外伤增加了儿童听力减退的患病率，Zakzouk 等认为新生儿早产和低体重也是听力减退的危险因素。儿童期的急性中耳炎、脑膜炎可以导致听力减退。⑤调查方法和标准，采用不同的流行病学调查方法和判断听力减退的标准不同，将影响调查的结果，使资料缺少可比性。

引起听力减退的病因主要有耳道堵塞、耳部的疾病、先天因素造成的耳聋、耳部的增龄改变、全身性疾病及噪声性耳聋等。一系列的研究表明，噪声的累加可对听力造成直接的损伤，尤其是对高频听力的损伤。李宗华等对西安市中学生中噪声性耳聋做了分析，在 1567 名中学生中 55 人患有噪声性听力损伤，患病率为 3.51%，其中 MP3/MP4 的使用与听力损伤的发生有关，并成为独立危险因素。赖丹等所做的在校大学生听力现况调查的研究也显示，在 962 例被调查学生中，听力损失的患病率为 3.43%。尽管引起听力减退的病因多种多样，但噪声的暴露是青年学生这个特定人群听力减退的主要原因，特别是跟青年人耳机的使用有关。高黎黎等也对中国的在校大学生做了类似的调查研究，结果显示被调查的大学生中耳机使用率达 99.8%；其中有噪声性听力损伤者占 28.0%；有听力下降者占 0.1%。多因素 Logistic 回归分析结果表明：每日佩戴耳机 ≥ 1h、音量 ≥ 70dB 的大学生更容易造成噪声性听力损伤。Kim MG 等对 490 名韩国的青少年做的关于个人音响设备的使用情况调查显示：94.3% 的被调查者拥有 MP3 等个人音响设备，81.4% 的拥有者使用耳内式的耳机并在 1 ～ 3 年每天使用时间长达 1 ～ 3h。根据他们的调查，使用随身听超过 5 年，每年的累积使用时间超过 15h，4kHz 的听阈就会造成升高。因此，在年轻人中，高频听力损失发病率呈升高趋势，个人频繁使用娱乐设施使耳朵长期暴露在噪声中是重要原因之一。

二、诊断和鉴别诊断

听力减退的初步诊断依赖于听功能检查，但是要明确病因、听力减退的性质、导致听力减退的具体病变部位还需要详细的病史询问、仔细的耳鼻咽喉科体格检查、颞骨的影像学检查，在这个过程中，全面的听力学检查必不可少，甚至包括家系调查、全身系统性疾病的排查等。

听功能检查法分为主观测听法和客观测听法两大类。主观测听法又称行为测听，它要依靠受试者对声信号进行主观判断，并做出行为反应，因此会受到受试者主观意识及行为配合的影响，因此在某些情况下（如弱智、婴幼儿、精神障碍者、伪聋等），测试结果可能不完全反映受试者的实际听功能水平。主观测听法包括语音检查法、音叉试验、纯音听阈检查法、自动描记测听法（Bekesy 自描测听）、阈上功能检查法、言语测听等。客观测听法无须受试者的行为配合，不受其主观意识的影响。临床上常用的有声导抗测量、耳蜗电图测试、听性脑干反应测试、耳声发射测试及多频稳态测听等。听力检查，主要目的有三：一是确定有无听力障碍，二是确定听力损失的程度，三是确定听力障碍的性质或部位，为治疗和康复提供依据。

人类可听到的声音频率范围在 0.25Hz 到 20kHz，而听力正常的幼儿尚可听到 24kHz 频率的声音。声波频率超过 20kHz 称之为超声。一般言语的频率范围以 0.5 ～ 3kHz 为主，其中 0.5 ～ 2kHz 最为重要。临床上常以 0.5 ～ 2kHz 的平均听阈为准对听力减退进行分级。

WHO 推荐的分级法与我国习用的分级有 2 点不同：①该法以 0.5kHz、1kHz、2kHz 和 4kHz 四个频率的听阈平均值为对应依据，而我国习用 0.5kHz、1kHz 和 2kHz 三个频率的听阈平均值为依据；② WHO 推荐的分级法将听力减退分为轻、中、重和极重度 4 级，听力较好耳前述 4 个频率的听阈平均值达 81dB 即为极重度。我国习用轻、中、中重、重和极重度 5 级，较好耳前述 3 个频率的听阈平均值达 91dB 才属极重度，如表 2-9-1、表 2-9-2 所示。

表 2-9-1 我国现用的听力减退分级表

分级	听阈平均值	表现	诊断
0	≤ 25dB	没有或有很轻的听力问题，可听耳语声	听力正常
1（轻度）	26 ～ 40dB	近距离听一般谈话无困难	轻度听力损失
2（中度）	41 ～ 55dB	近距离听话感到困难	中度听力损失
3（中、重度）	56 ～ 70dB	近距离听大声语言困难	中、重度听力损失
4（重度）	71 ～ 90dB	在耳边大声呼喊方能听到	重度听力损失
5（极重度、包括聋）	> 90dB	听不到耳边大声呼喊的声音	极重度听力损失

表 2-9-2 WHO（1997，日内瓦）听力减退分级表

分级	听阈平均值	表现	推荐
0	≤ 25dB	没有或有很轻的听力问题，可听耳语声	
1（轻度）	26 ～ 40dB	可听到和重复 1m 处的正常语声	咨询，可能需用助听器
2（中度）	41 ～ 60dB	可听到和重复 1m 处提高了的语声	通常推荐用助听器
3（重度）	61 ～ 80dB	当叫喊时，可听到某些词	需用助听器，如不可能应教唇读和手势
4（极重度）包括聋	> 80dB	不能听到和听懂叫喊声	助听器可能有助于懂得话语，需外加康复措施如唇读和手势

我们按照引起耳聋的病变发生部位来讲耳聋的诊断和鉴别诊断。

（一）传导性聋（conductive hearing impairment）

外耳和中耳的疾病均可不同程度地影响其传音和增益功能，引起传导性听力损失，如各种原因引起的外耳道堵塞（炎症、异物、肿瘤等）、外耳道先天性或后天性闭锁、中耳畸形、鼓膜穿孔、各种急慢性中耳炎及其后遗症、耳硬化症，听骨链脱位，中耳肿瘤等（图 2-9-1）。

传导性听力损失的听力学特点：①音叉试验：Rinne test BC > AC（－）；Weber test 偏向患侧；Schwabach test BC 延长（＋）。②纯音听阈测试：气导听阈不同程度的提高，最高达 60dB，骨导阈值正常，气、骨导差＞10dB。③声导抗测试：因病变不同，鼓室导抗图变为 B、C、D、Ad、As、E 等型。气骨导差＞5dB 时，有 50% 耳引不出声反射。

④ ABR 可出现波 I 潜伏期延长；波 V 潜伏期 - 强度曲线右移，右移程度与气骨导差值大致一致。⑤ OAE：在外耳道内引不出 OAE。

在实际工作中，确定是否为传导性耳聋，还应注意以下各点：①虽然传导性听力损失骨导阈值是正常的，但是在听骨链固定或中断时，常可以在 2kHz 附近的骨导听阈出现提高（典型者约 15dB），就是 Carhart 切迹。②对纯音听力图应该全面分析。例如，气导听阈提高到 70 ～ 110dB 时，受试者在测听仪骨导输出已经达到最大值 45 ～ 75dB 仍不能听到测试音，这种听力图看上去也存在气骨导差，仍有人误判为传导性耳聋。③传导性耳聋多以低频下降为主，听力曲线可呈缓升型或平坦型。但是，传导性耳聋也可以有高频听力下降，如分泌性中耳炎时因积液而使中耳传声系统的质量增加，高频区听阈也会提高。另外，以低频听力下降为主的曲线不都是传导性耳聋，例如，听神经病时的听力曲线以低频下降为主，但是为感音神经性耳聋（图 2-9-2）。

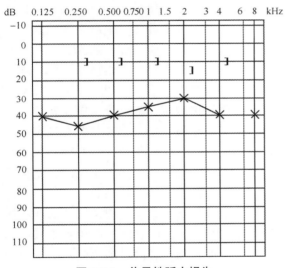

图 2-9-1　传导性听力损失

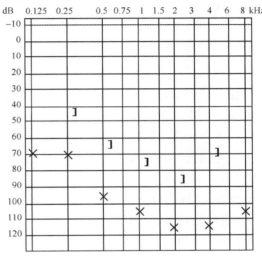

图 2-9-2　感音神经性听力损失：似有气骨导差，实际上受试者左耳在测听器骨导已达最大输出功率仍未能听到测试音

（二）感音神经性聋

感音神经性聋是耳蜗和听神经病变所致的耳聋。也有学者将蜗核以上各级传导路径病变引起的听功能障碍包含在内。目前已经能够通过听力学检查在临床实践中将耳蜗病变所致的感音性聋（耳蜗性聋）和听神经及听觉传导通路病变所致的神经性聋（蜗后性聋）区别开来。在感音神经性聋中以感音性聋居多（图 2-9-3）。

感音性聋常见疾病：特发性突聋、老年性聋、噪声性声损伤、遗传性聋、药物中毒性聋、感染性聋、梅尼埃病，自身免疫性内耳病等。感音性聋的听力学特点：①音叉试验：Rinne test AC ＞ BC（＋）；Weber test 偏向健侧；Schwabach test BC 缩短（－）。②纯音听阈测试：气导听阈和骨导听阈一致性提高，无气骨导差（差＜ 10dB）。③声导抗测试：A 型鼓室导抗图；镫骨肌反射存在，反射阈和纯音气导听阈＜ 60dB（Metz 试验阳性）；声反

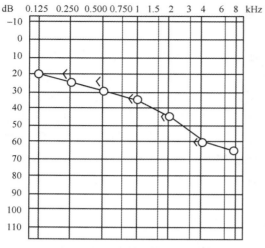

图 2-9-3　感音神经性听力损失

射衰减（－）。④响度重振试验：双耳交替响度平衡试验（ABLB）有重振，Metz 试验阳性，短增量敏感指数试验（SISI）：高得分值（80%～100%）。⑤音衰变试验：轻、中度异常。⑥ Bekesy 试验：Ⅱ型曲线。⑦ OAE 中度以下听力损失的耳蜗性聋可记录到 DPOAE，但幅值降低。听力损失＞ 40dB 时，TEOAE 消失。⑧ ABR 纯音听力图不同而有差异，可出现波Ⅰ潜伏期延长和波Ⅴ潜伏期延长，波Ⅴ潜伏期强度函数曲线陡峭；Ⅰ～Ⅴ波间期正常、缩短或延长。

蜗后性聋是听神经和（或）其中枢传导通路的病变所致之耳聋。蜗后性聋的病因主要有听神经病、听神经瘤、小脑桥脑角其他肿瘤（如脑膜瘤、胶质瘤）、先天性胆脂瘤、多发性硬化等脑干脱髓鞘病损、结核性脑膜炎、梅毒、脑血管意外、脑血管疾病、脑干损伤等。蜗后性聋的特点：①纯音听力曲线示感音神经性聋，音衰变试验（＋），Bekesy 试验曲线多呈Ⅲ、Ⅳ型。言语识别率明显下降。②声导抗测试：鼓室导抗图正常，纯音听阈正常或阈值轻度升高时，声反射即引不出，声衰减试验（＋）。交叉与非交叉声反射呈"对角式"分布或"水平式"分布。③耳蜗电图（ECoch G）描记：示 AP 波形增宽，CM 正常或振幅增大，反应阈可较纯音听阈降低。④听性脑干诱发电位（ABR）：结果为患侧波Ⅴ潜伏期延长，波Ⅰ～Ⅴ波间期，波Ⅴ潜伏期耳间差增大，尚可有波Ⅲ、波Ⅴ缺失等。⑤ 40Hz 听性相关电位（40Hz AERP）：对于脑干上部病变、中脑、丘脑及颞叶病变的诊断有参考价值。⑥耳声发射（OAE）：诱发性耳声发射存在、而 ABR 未引出提示蜗后病变。⑦前庭功能检查：可记录到有中枢性特征的自发性眼震，有向患侧或同侧的优势偏向及前庭减振现象。扫视试验、注视试验等出现异常结果。⑧其他检查：神经系统检查可发现其他脑神经病变征象。颅脑影像学检查：颅脑 CT、MRI 等对诊断有重要意义。

（三）混合性聋

当耳的传声系统和感音神经系统两部分均有病损，而不论两者是受同一疾病所累，或由不同疾病所致，即出现混合性聋。混合性聋的纯音听力图：气导听阈和骨导听阈皆提高，但气、骨导间出现差值，而不论这气、骨导差仅限于某几个频率或全部频率。如慢性化脓性中耳炎合并迷路炎、晚期耳硬化症、分泌性中耳炎合并感音神经性聋等（图 2-9-4）。

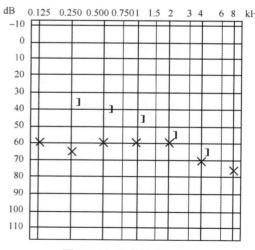

图 2-9-4　混合性听力损失

三、航空医学考虑

传导性聋的治疗方式：①积极治疗导致传导性聋的各种外耳和中耳疾病。70%～80%的传导性聋和部分混合性聋通过手术，如各种鼓室成形术、外耳道成形术、镫骨手术等，听力可达实用水平。②双侧传导性聋，因各种原因不能手术或手术无望提高听力，可佩戴助听器。③积极预防和治疗小儿分泌性中耳炎。④认真治疗鼻及鼻窦和鼻咽部疾病。

在所有感音神经性聋中，除特发性突聋等极少数病种有可能自愈或通过及时适当的治疗，使听力得到部分或全部的恢复外，其余几乎均无有效的药物和手术治疗方法，只能致力于积极的预防工作。助听器的功能日渐完善，但并不能对所有耳蜗性聋的病耳有足够增益。人工耳蜗植入术或脑干植入术的适应证正在扩大。此外，基因诊断，预防遗传性聋，采用基因治疗和干细胞移植治疗等，近年来在科研和临床方面取得了明显的进步。

显然，对飞行员来说，理解语音通信、警报是至关重要的。这不仅包括能够及时正确地听到语音通信的声音，也包括双耳可以分辨在飞行中听到的报警来自左边还是右边。语言频率的听力下降对言语识别率的影响是不言而喻的。严重的耳鸣可以如影响睡眠那样影响通信。另外听力损失还可以是其他医学问题的早期症状，如听神经瘤，这些疾病可以直接影响前庭功能和飞行安全。最后，已经患有听力损失的人员，尤其是高频听力损失者继续在飞行中暴露在噪声环境里会使得听力损失不断加重，噪声性听力损失不仅局限于 4～6kHz，随着噪声暴露时间的延长、噪声强度的增加，其他频率比如 3kHz 也会逐渐受到影响（图 2-9-5），这会使言语识别率进一步下降。

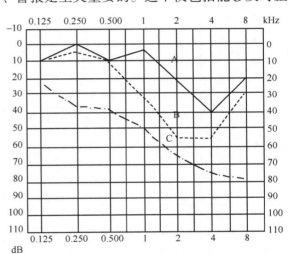

图 2-9-5　噪声性聋听力图演变过程（示意图）
A. 早期听力曲线呈"V"形（楔形曲线）；B. 中期听力曲线呈"U"形（乙型曲线）；C. 晚期听力曲线呈下降型

四、技术操作规范

（1）纯音听力计应符合 GB 7342-87 规定的要求，按先左耳后右耳的顺序分别检测。在飞行学员医学选拔过程中，常规听力检查只做气导听力检查，一般不需行骨导听力检查。

（2）受检者坐在隔音室内，背向检测人员，手握听力计应答器，检测人员在隔音室外操作听力计。测试者应能清楚地看到被测试者的行为，而被测试者不应看到测试者的动作。隔音室环境噪声强度应符合国标 GB 7583-87 的规定。

（3）熟悉试验：以 1kHz、40dBHL 强度的测试音给测试耳，如能听到则 20dB 一挡降低强度，如听不到则 10dB 一挡的强度增加。声音刺激时间为 1～2s。每次给声间隔为 1～2s。

（4）熟悉后，以低于熟悉过程中反应的听级下 10dB 开始给声，手动检测从 1kHz 开始测试，按上升法测试，受试者反应后，降低声强 10dB 一挡，如无反应，则以 5dB 一挡增加强度，至做出反应。以此法反复给声 5 次，如 3 次反应出现在同一听级，即为听阈。

（5）然后以同样的方法测 1kHz 以上和 1kHz 以下各频率的听阈（检测顺序为 1kHz、2kHz、3kHz、4kHz、6kHz、8kHz、0.5kHz、0.25kHz、1kHz），以及测试对侧耳。最后将各频率之听阈连成一曲线，即为受检者的听力图。

（6）目前的听力计都配备了打印设备，可以直接打印听力图。在听力图上，右耳红色标记，左耳蓝色标记，标记符号如图 2-9-6 所示。

	右耳	左耳
气导		
未掩蔽	○	×
掩蔽	△	□
骨导		
乳突		
未掩蔽	<	>
掩蔽	[	]
前额		
掩蔽	⌐	⌐
电大输出无反应	↙○	×↘
	↙△	□↘
	↙<	×↘
	↙[	]↘

图 2-9-6　纯音听力图符号

（7）注意事项

1）检查前应向受检者说明检查方法及要求，使之能配合检查，清除外耳道耵聍或异物，使外耳道保持。

2）增加听力级检查时，每增加 5dB 可给 3 次测试。

3）声音刺激时间不能过长或过短，以免出现听觉疲劳或引不起听觉反应。

4）招飞体检只做气导检查，一般不需诊断听力减退的类型是哪一种，无论鼓膜、中耳、内耳、听神经等任一部位的病变，只要引起气导听力的下降并超出标准，都要予以淘汰。但需注意,应排除外耳道耵聍对听力的影响。另外，需结合外耳道、鼓膜和中耳检查情况判定，如果是急慢性中耳炎、鼓膜炎、外耳道炎症或肿瘤、突发性耳聋等引起的听力下降，应以常规体格检查结果来做结论，此时听力下降仅是辅助性检查。这样做的原因在于在这些情况下听力检查结果通常是波动的，并不是稳定的，随着这些疾病的好转或治愈，听力也会随之改善甚至恢复正常，而且对于该疾病的整体评估并不局限于听力情况，还包括对疾病预后和转归的判断、耳气压功能的评估、前庭功能的评估等。因此在这些情况下单纯以听力减退淘汰并不严谨。

5）伪聋。正常情况下，当测试条件不变时，数次复测的纯音听阈值的变化一般不超过 10dB，如相邻两个以上频率的听阈变化大于 10dB，示听力有变化。伪聋者，不仅数次测试结果明显不同，而且听力曲线多为平坦形或蝶形，甚至出现数个起伏很大的波形。真正耳聋患者，在相同条件下，尽管反复测试，其"曲线"无明显区别。此外，还可采用 ABR 阈值、耳声发射、镫骨肌声反射等客观听力测试来排除伪聋。

6）对高频听力损失的判定要考虑到暂时性阈移的影响。我们知道噪声对听功能的影响主要表现在听敏度下降、听阈升高。表现形式有暂时性和永久性两种。

暂时性阈移（temporary threshold shift，TTS）是指人短时间暴露于强噪声后引起的听力下降可很快恢复到原水平。这个短时间可以是数秒到一分钟恢复到原水平者称为听觉适应。如果阈移达 15 ~ 30dB，经数分钟、数小时、至数天或更长时间听阈才恢复到原来水平者称为听觉疲劳，或称为 TTS。影响 TTS 的因素有噪声的强度、频率、暴露时间和个体的敏感性等。永久性阈移（permanent threshold shift，PTS）是在噪声作用下引起的不可恢复的听力损失。PTS 的好发部位在 4 ~ 6kHz，即便是 250Hz 以下的强噪声暴露，听力损失也常出现在高频区。在飞行学员医学选拔过程中，对于疑及噪声性听力损伤的应征者应嘱其停止使用耳机及噪声大的娱乐设施，1 周后复查听力，以去除暂时性阈移的影响。

7）对突发性耳聋应征者的判定要慎重。约有 90% 的突发性耳聋病因不明，常见的临床表现有突然发生的听力下降、耳鸣（约 90%）、耳闷胀感（约 50%）、眩晕或头晕（约 30%）、耳周感觉异常、听觉过敏或重听，部分患者会出现精神心理症状、睡眠障碍等。突发性耳聋的诊断要首先排除脑卒中、鼻咽癌、听神经瘤等严重疾病，其次需除外常见的局部和全身疾病，如梅尼埃病、各种类型的中耳炎、大前庭导水管综合征、自身免疫性疾病、神经系统疾病、病毒感染如流行性腮腺炎、耳带状疱疹等。根据中华耳鼻咽喉头颈外科杂志编辑委员会和中华医学会耳鼻咽喉头颈外科学分会共同制定的突发性聋诊断和治疗指南（2015）推荐的治疗方案治疗，低频下降型的有效率为 95.83%，高频下降型的有效率为 68.33%，平坦下降型和全聋型有效率为 87.39%。复发率目前没有统计，但是临床上突发性耳聋复发的患者屡见不鲜，有的甚至复发多次，复发主要出现在低频下降型。

（8）听力计应按国家有关规定按时校验。听力计为国家强制检定的计量仪器，检测人员必须受过专业培训，掌握相关理论，并有一定的操作经验的积累，仪器应该按照 GB7342-87 规定进行校准。具体校准的项目包括以下内容：

1）耳听检验：每天开始测试前进行。在日常操作位置，由听力正常的固定测试者在低听级（10 ~ 15dB）及高听级（气导 60dB，骨导 40dB）处仔细辨别两个耳机在各个测试频率是否正常。

2）主观校准检验：每周至少一次。即对一名听力正常的受试者测一基准听力图，将结果与基准听力图对比，如任一频率的听阈相差超过 10dB，即进行客观校准或基础校准。

3）客观校准试验：至少每 3 个月一次。将听力计的衰减器调至 70dB，测量所有频率是否都在规定范围内。如果符合要求，则在 70dB 处再分别测量两个耳机中所有频率测试音的声压级，并与 GB 4854-84 中所规定的数值进行比较。

4）声音失真的检查及衰减器和声开关的瞬态声检查：将听力计的各个衰减器调到最小值，在所有的测试频率上倾听有无来自听力计的任何不应有的声音。

5）基础校准：每两年进行一次，校准程序按 GB 4854-84 及 IEC 645 要求进行。

（徐　辉　聂玉涛）

第十节 前庭功能不良

广义的前庭系统，不仅包括前庭结构的本身，还有诸如视觉、本体感觉、网状系统、小脑、丘脑、皮质等诸多的神经部分，十分复杂，远远超出了耳科对于平衡的认识，需要多学科共同探索。飞行活动中易于出现刺激信号过度刺激感受器或同时刺激多个感受器导致感觉矛盾，出现眩晕乃至飞行错觉。因此，招飞工作的任务是将前庭敏感，易于出现上述情况的受检者筛选出来。通过多年的体检结果跟踪观察，科里奥利加速度耐力试验应用于招飞体检，检查前庭自主神经功能，对于前庭功能敏感的诊断是适用的，可将前庭自主神经功能亢进者加以鉴别。但也应认识到其局限性，对前庭功能减退及单侧前庭功能障碍的诊断帮助不大。前庭自主神经功能紊乱，也即临床上所说的晕动病（motion sickness），是机体暴露于被动运动的环境中，受到不适宜的环境刺激，引起定向（orientation）功能和平衡（body balance）功能失调的正常保护性应激反应。晕动病又称运动病，晕动病的症状包括头晕、头痛（皮质感觉性反应）、上腹部不适、出冷汗、面色苍白、恶心、呕吐等前庭和自主神经反应为主的综合征。严重时可出现复视、恍惚、意识模糊，甚至因反复呕吐而发生脱水和电解质紊乱等。针对不同运载工具引起的运动病，分别称为晕车病（vehicle sickness）、晕机病（air sickness）、航天病（space sickness）或晕船病（sea sickness）。

一、流行病学

晕动病一词是 Irwin（1881）首先提出的，流行病学研究表明，约 80% 的人体验过晕动病，严重影响人们的日常活动。前庭器官在晕动病发生发展过程中有着重要作用，已经证实前庭功能丧失者，即使在最强烈的刺激下，也不会产生晕动病的临床症状。晕动病可发生于任何年龄，且发病率较高（晕车的发病率为 4%、远航晕船为 25%～30%、晕机为 10%），人群中约 1/3 为晕动病易感者。一项经典的双生子研究显示，遗传因素对于晕动病具有重要的意义，而且发现遗传因素在儿童期影响最大，在青春期和成年早期下降，这个发现有利于搜寻特定的晕动病易感基因。有证据表明中国人较高加索人对晕动病易感，间接证明了遗传在运动易感性方面的影响。对海、陆、空交通的调查显示女性比男性对晕动病更敏感。女性表现出较高的呕吐发生率和某些症状如较高的恶心发病率。这就增加了易感性的客观性，因为女性比男性更易呕吐。对海上乘客大规模的调查表明，男女呕吐比例是 3：5。婴儿和幼儿不发生晕动病，尽管他们呕吐并无阻碍。晕动病敏感从 6～7 岁开始，在 9～10 岁的时候达到高端。对此原因尚不确定。另有在研究航海病时发现女性患病高峰在 11 岁且比男性高 1.5 倍，而男性患病高峰在 21 岁。紧随敏感性高峰后，接下来是在青少年向成人（20 岁左右）过渡时期敏感性下降。这无疑反映了习惯适应的作用。一项纵向调查显示进行高水平有氧运动的个人对晕动病易感，且进行有氧运动训练可以增强晕动病易感性。心理学的变量如情绪将敏感性朝相反方向影响：状态变量如对于条件运动的极度恐惧和焦虑，或许将直接导致晕动敏感。但是反之，在作战中极度紧张的"战斗飞行"可以压制晕动病。通过海员与非海员之间晕动病患病率的比较发现非海员明显高于海员，说明经后天环境训练适应可以降低晕动病易感性。

前庭平衡功能不良可以引起严重晕机反应、飞行错觉、眩晕、跟踪目标和扫视仪表困难等，一直为我军飞行（学）员医学停飞的主要原因。航校阶段，因晕机病、前庭系统疾病而停飞的居身体原因停飞的首位。于立身调查显示，飞行学员晕机病反应率为39%，严重晕机反应率为20%，晕机停飞率为6.4%，占整个停飞人数的16.7%，占身体原因停飞人数的55.8%，占耳鼻喉科停飞人数的90.2%。魏凌统计40年空军某航校学员医学停飞的疾病谱发现，在航校的初教机和高教机阶段，因前庭功能不良而停飞分别占该阶段停飞人数的46.8%和20.0%，均居第1位。进入部队飞行阶段后，因前庭功能不良而停飞的比例虽因航校阶段大量淘汰而有所下降，但仍较高。郭志祥等回顾空军总医院1966～1996年30年间耳鼻喉科住院疾病谱发现，前庭功能不良占19.2%，居该科第一位，且呈逐步上升趋势，20世纪60年代为6%，70年代为18.65%，80年代为16.53%，到90年代即高达32.91%。单希征等分析海军航空兵1988年1月～1997年12月耳鼻咽喉科医学停飞47人，前庭功能障碍性疾病停飞占首位（31.9%），在全部医学停飞疾病中也占相当的比例（10.2%）。高明泉总结1979～1984年424名医学停飞飞行人员的停飞原因，耳鼻喉科疾病占15.5%，前庭功能不良占60%，居第1位，居医学原因停飞的第3位。另外，时有严重的前庭功能丧失或低下者被选入飞行学员的个案报道。从以上资料可以看出，因前庭功能不良停飞的主要集中在飞行学员阶段。在进入飞行部队后因此而停飞或出现问题的比例虽然有所下降，但仍较高。总之诸多的数据表明，因前庭功能不良而停飞的飞行人员占医学停飞的比例相当大，应引起重视。

人的三维空间定向建立在四种感觉输入的基础上：①感受重力和直线加速度的耳石信息；②感受角加速度的半规管信息；③视觉信息；④本体感受信息。在静止环境中和地面自然运动环境中，四种感觉器官相互协同，向大脑传递身体所处状态的一致信息。但当身体处于某些运动环境中，它们传入中枢的信息发生某些畸变，与原有的模式不同，各感觉器官传入的信息发生矛盾而产生冲突，致使协同作用受破坏，引起机体平衡系统功能紊乱而发生晕动病。平衡调节作为一种反射，包括感受器、传入神经、中枢、传出神经和效应器，其中感觉信息来源于身体和环境改变对平衡感受器构成的刺激，因此，平衡感受器构成了这种生理调节的起始。平衡调节依赖相关的感觉功能，构成了这类反射的基础。①视觉器官眼对光信号的捕捉与反应；②前庭器官耳对静止和运动方式的察觉；③本体感觉诸如关节等深部感受器感知自身的空间位置；④触觉，也参与平衡的调节过程。前庭感觉是平衡觉的重要组成部分，主要来源于前庭感受器。

二、诊断和鉴别诊断

（一）临床表现

本病主要症状有皮层感觉性反应：头痛；自主神经系统反应，包括副交感神经系统反应：恶心、呕吐等；交感神经系统反应：面色苍白、出冷汗、心率加快等。严重者因反复呕吐可出现脱水、电解质紊乱等。根据晕动病的症状轻重分为轻、中、重三型；轻型：仅有咽部不适、唾液增多、疲乏、头晕、头痛、嗜睡、面色稍苍白等；中型：有恶心、呕吐、头晕、头痛加重、面色苍白、出冷汗；重型：上述症状加剧，呕吐不止、心慌、胸闷、四肢冰冷、表情淡漠、唇干舌燥，严重者有脱水、电解质紊乱。

（二）诊断

70% 左右的前庭疾病均可以通过病史询问做出初步判断，因此，详细地收集病史是诊断的重要内容。在乘车、船、飞机、航天器时患者出现头晕、恶心、呕吐、面色苍白、肢冷等症状，即可诊断为此病。如以往有晕动病史者，更有助于诊断。造成晕动病易感的因素可以分为两个方面：与刺激相关（刺激的运动方式、刺激的激发性质及刺激的持续时间）；与个体相关（敏感性、个体差异、适应性、先前运动刺激的经历）。

（三）鉴别诊断

1. 良性阵发性位置性眩晕（benign paroxysmal positional vertigo，BPPV） 是指头部迅速运动至某一位置时出现的短暂阵发性发作的眩晕，为眩晕疾病中最常见者，占周围性眩晕的 20% ～ 40%，女性多于男性，多发生于后半规管，其次是外半规管。多于头位变动到某一特定位置时突然发生剧烈旋转性眩晕，伴眼震、恶心及呕吐，一般持续不超过 30s。眩晕停止后可有头重脚轻、漂浮感、不稳感。眩晕可周期性加重或缓解，间歇期长短不一。结合病史、Hallpike 变位性眼震实验、听力学检查可确诊，变位性眼震检查最好在发作期进行。

2. 梅尼埃病（Ménière disease） 是一种原因不明的、以膜迷路积水为主要病理特征的内耳病。临床表现为反复发作性眩晕，波动性、进行性感音神经性耳聋，耳鸣，可有耳内闷胀感；一般单耳发病，随着病程的延长，双耳均可受累。该病发病高峰为 20 ～ 50 岁，男多于女，比例为 1 :（1.3 ～ 1.89），由于诊断标准的不同，各家报道发病率差异较大。近期的研究显示，日本为 34.5/10 万，芬兰为 513/10 万，德国为 120/10 万，美国为 190/10 万。目前尚无中国发病率的报道，北京市某耳研所统计该病占耳源性眩晕的 61% ～ 64%。发达国家发病率高于发展中国家，白种人发病率最高，非洲土著鲜见。一般认为，微循环障碍、解剖和发育异常、病毒感染、代谢失调、内分泌紊乱、自身免疫等因素均可导致内淋巴积水，诱发梅尼埃病。有典型临床症状者（即发作性眩晕、耳鸣、听力下降）诊断并不困难。仅有眩晕而无听力下降和耳鸣，或有耳鸣、听力下降而无眩晕者，须继续观察；同时，反复精确的听力学检查有可能发现患者尚未觉察到的听力下降；诊断时应进一步仔细排除其他疾病。

3. 前庭神经元炎（vestibular neuritis） 为由前庭感受器和前庭神经同时受到损害出现的急性前庭性眩晕，可由病毒感染引起。常发生于春夏且有上呼吸道感染流行的趋势时，多发生于 30 ～ 40 岁年龄组。突发强烈的旋转性眩晕或共济失调，伴明显的恶心呕吐，无听觉及中枢系统病变征象。眩晕持续数天至数周，逐渐减轻。根据以下特点诊断：①突然发作强烈旋转性眩晕；②自发性眼震快相向健侧；③冷热试验前庭功能明显减退或丧失；④无耳蜗功能障碍；⑤无其他神经系异常征象；⑥脑脊液中蛋白含量增高。

4. 椎 - 基底动脉短暂缺血性眩晕（vertebrobasilar transient ischemic vertigo，VBTIA） 为由短暂性脑缺血发作引起的眩晕。临床表现极为复杂，与椎 - 基底动脉不同部位受累，不同侧支循环的建立有关。主要有眩晕及平衡障碍、视觉症状、运动功能障碍、感觉障碍、咽下困难、构语困难、猝倒、黑矇、意识模糊和丧失、枕部疼痛。具备以上临床表现第 1 项并伴有第 2 ～ 5 项任意一项或以上者，同时经听力学、前庭功能、经颅多普勒脑血管检查，排除其他眩晕疾病后可明确诊断。

三、航空医学考虑

飞行人员的工作环境均为飞行状态，前庭自主神经反应敏感，极易发生恶心、呕吐等反应，影响正常飞行训练，严重者甚至出现飞行错觉，严重干扰操作和判断，危及飞行安全，甚至出现机毁人亡的惨剧。由于检查手段的局限及前庭功能的可适应性，对于飞行学员的前庭训练不失为一个很好的补救方法。目前国外把平衡功能训练应用于军事人员及航天员。它包括体操训练、运动器材训练和专用训练器训练（脱敏训练）。通过训练降低机体晕动病发病率，减轻症状。这种训练常与自我放松和生物反馈训练相结合，可提高训练效果。如美国、加拿大空军采用 Coriolis 交叉力偶刺激训练、垂直震动台刺激训练、自我放松和生物反馈训练，飞行中逐渐增加训练量，可使 77% ～ 85% 的空晕病飞行员恢复飞行。我国研究表明，人体经过适当的体位训练，是可以提高前庭系统耐受加速度的能力的。运动病个体可通过特殊的和经常的训练，学习耐受运动环境。适应性训练就是通过反复低强度的前庭或视动刺激，以降低其敏感性而消除或减轻运动病的症状。但应认识到这种训练对运动病耐力的提高是有限的，遇到异常强烈的前庭刺激仍可能诱发运动病，而且这种适应有时限性，需要不间断的训练方可维持，否则无法取得预期效果。有学者采用阶梯式累加 Coriolis 加速度刺激法对晕机病易感性进行预测，准确率虽然高，但耗费时间长，在大样本检查的情况下还有很多困难。综上所述，在招飞环节上，还应从严把握，避免前庭敏感的学员进入飞行员队伍。

鉴于飞行人员工作环境的特殊性，空晕病的发生概率较高，出现定向障碍和平衡失调，会导致空中失能，发生机毁人亡的惨剧，造成巨大损失。因此正确认识和预防晕动病对于航空医务工作者来说具有重大意义。

四、技术操作规范

科里奥利加速度耐力试验

1. 检查方法
（1）嘱受检者闭眼坐在转椅上，头直位靠在头托上。
（2）以 2s 一圈的角速度向左（逆时针）匀速旋转转椅。
（3）转椅旋转的同时，嘱受检者沿头托按节拍器信号连续匀速左右摆头（夹角为 60°），2s 往返 1 次。

（4）转椅旋转 90s（45 圈）停止。

（5）受检者于转椅检查室内静坐 30min，接受观察。

2. 结果评定　根据转椅检查后出现的前庭自主神经反应，分为 4 度和延迟反应。

（1）0 度：无不良反应。

（2）Ⅰ度：有轻微头晕、恶心、颜面苍白、微汗等，30min 后上述体征基本消失。

（3）Ⅱ度：有头晕、恶心、颜面苍白、额部可见微细的汗珠、打嗝等，30min 后上述体征明显减退，但仍未消失。

（4）Ⅲ度：出现平衡失调，有明显头晕、头痛、恶心、呕吐、颜面苍白、大量汗珠、精神抑郁等反应，30min 后未明显消退。

（5）延迟反应：转椅检查后，经过一定时间才出现Ⅲ度以上的自主神经反应，甚至有食欲缺乏、卧床不起等反应。

Ⅱ、Ⅲ度或延迟反应者均为前庭自主神经反应敏感，应予淘汰。

3. 注意事项

（1）电动转椅启动时应人工加力，使转椅迅速启动到正常转速；停止时应人工加以反作用力，使转椅迅速停止。

（2）检查前应向受检查者说明检查情况，消除其精神紧张和顾虑。

（3）旋转前按节拍器练习摆头动作。

（4）检查中嘱受检者一定要闭眼，头紧靠头托，始终保持摆头姿势和速度，以免影响检查结果的准确性。

（5）告诉受检者在旋转过程中会出现前后摆动错觉，但不必害怕，更不能停止旋转和摆头。

（6）少数受检者在旋转中会出现严重反应，本人强烈要求停止检查者应终止检查。

（7）由于疾病（多为感冒发热）、过度疲劳、饮食不当、睡眠不足等可能使前庭自主神经反应暂时增强者，可暂不做此项检查。

（8）检查后的观察时间不应少于 30min，观察期间不准离开检查室。

（9）对于疑似延迟反应者，应予以继续跟踪观察。

（10）检查前 24h 禁服各种中枢兴奋、抑制性药物，禁饮酒。

（王　枫）

第 3 章

咽喉科常见疾病及评价项目

第一节　咽喉部的解剖与生理

一、咽的解剖

（一）咽的分部

咽自上而下可分为鼻咽、口咽和喉咽三部分。

鼻咽（nasopharynx）位于颅底与软腭游离缘平面之间。顶为蝶骨体和枕骨基底部；前方为鼻中隔后缘和后鼻孔，与鼻腔相通；后方平对第一、二颈椎。顶壁与后壁之间呈穹窿状，称为顶后壁，有呈橘瓣状淋巴组织聚集，为腺样体；左右两侧有咽鼓管咽口和咽隐窝，咽口呈三角形或喇叭状，周围有散在淋巴组织称为咽鼓管扁桃体。咽鼓管圆枕后上方有一凹陷区称为咽隐窝，为鼻咽癌好发部位。下方与口咽相通，吞咽时，软腭上提与咽后壁接触，暂时隔开鼻咽与口咽。

口咽（oropharynx）是口腔向后的延续，介于软腭与会厌上缘平面之间。后壁平对第二、三颈椎体，黏膜下有散在的淋巴滤泡。前方经咽峡与口腔相通。咽峡由悬雍垂、软腭游离缘、舌背、两侧腭舌弓和腭咽弓共同构成。两弓之间为扁桃体窝，容纳腭扁桃体。腭咽弓后方有纵行淋巴组织条索，即咽侧索，舌根与会厌之间有黏膜皱襞称为舌会厌正中襞，左右各一的小窝称为会厌谷，为异物易于存留之处。

喉咽（laryngopharynx）位于会厌上缘与环状软骨下缘平面之间，向下连接食管，食管入口有环咽肌环绕，后壁平对第 3～6 颈椎；前面自上而下有会厌、杓会厌襞和杓状软骨围成的喉口，与喉腔相通。喉口两侧的较深隐窝称为梨状窝，常为异物嵌顿之处。两侧梨状窝与环状软骨板后方的间隙称为环后隙，下方即为食管入口。

（二）咽壁的构造

1.咽壁的分层　咽壁从内至外分为 4 层，即黏膜层、纤维层、肌层和外膜层。

（1）黏膜层：与咽鼓管、鼻腔、口腔和喉的黏膜连续。鼻咽部黏膜主要为假复层纤毛柱状上皮，内有杯状细胞，固有层含混合腺。口咽和喉咽的黏膜均为复层扁平上皮，黏膜下除含有丰富的黏液腺和浆液腺外，还有大量淋巴组织聚集，与咽部其他淋巴组织共同构成咽淋巴环。

（2）纤维层：又称腱膜层，主要由颅咽筋膜构成，上端较厚接颅底，向下逐渐变薄，两侧的纤维在中线形成咽缝，有咽缩肌附着。

（3）肌层：按功能不同分为三组，分别为咽缩肌组，包括咽上缩肌、咽中缩肌、咽下缩肌3对。收缩时使咽腔变小，将食物依次压入食管。咽提肌组，包括茎突咽肌、咽腭肌及咽鼓管咽肌。收缩时可使咽喉上提，封闭喉口，开放梨状窝，协助完成吞咽动作。腭帆肌组，包括腭帆提肌、腭帆张肌、腭舌肌、腭咽肌和悬雍垂肌5对，其作用在于上提软腭，控制鼻咽峡关闭，控制咽鼓管口开放。

（4）外膜层：覆盖于咽缩肌之外，由咽肌层之外的结缔组织构成，上薄下厚，是颊咽筋膜的延续。

2. **筋膜间隙** 是咽筋膜与邻近的筋膜之间的疏松间隙，较重要的有咽后隙、咽旁隙。这些间隙的存在，有利于咽腔在吞咽时的运动，协调头颈部的自由活动，获得正常的生理功能。既可将病变局限在一定范围，又为病变扩散提供了途经。

（1）咽后隙（retropharyngeal space）：位于椎前筋膜与颊咽筋膜之间，上起自颅底，下至上纵隔，相当于第1、2胸椎平面。被咽缝分为左右两侧且互不相通。其内有疏松结缔组织和淋巴组织，是咽后脓肿的所在部位。

（2）咽旁隙（parapharyngeal space）：位于咽外侧壁和翼内肌筋膜之间，与咽后隙仅一薄层筋膜相隔，左、右各一，形如锥体。锥底向上达颅底，锥尖向下达舌骨。内侧借颊咽筋膜及咽缩肌与扁桃体相邻；外侧为下颌骨升支的深面与翼内肌；后界为颈椎前筋膜。咽旁隙以茎突及其附着肌肉为界。前隙和后隙两部分：前隙较小，内有颈外动脉和静脉丛通过，扁桃体炎症可扩散到此隙；后隙较大，内有颈内动脉、颈内静脉、舌咽神经、迷走神经、舌下神经、副神经、交感干等通过。

（三）咽的淋巴组织

咽黏膜下淋巴组织丰富，较大淋巴组织团块呈环状排列，称为咽淋巴环（Waldeyer淋巴环），主要由咽扁桃体、咽鼓管扁桃体、腭扁桃体、咽侧索、咽后壁淋巴滤泡及舌扁桃体构成内环。内环淋巴流向颈部淋巴结，后者又互相交通，自成一环，称为外环，主要由咽后淋巴结、下颌角淋巴结、颌下淋巴结、颏下淋巴结等构成。

1. **腺样体** 位于鼻咽顶后壁交界处，形似半个剥皮的橘子，表面不平，有5～6条纵形沟槽，居中者最深，形成中央隐窝。腺样体出生时即存在，6～7岁时最显著，10岁后逐渐退化萎缩。

2. **腭扁桃体** 位于口咽两侧腭舌弓与腭咽弓围成的扁桃体窝内，为咽淋巴组织中最大者。腭扁桃体是一对卵圆形淋巴上皮器官，可分为内、外两面和上、下两极。除内侧面外其他部分均由结缔组织形成的被膜包裹。内侧面朝向咽腔，表面有鳞状上皮黏膜覆盖，黏膜上皮向扁桃体内陷入形成6～20个扁桃体隐窝。6～7岁时淋巴组织增生，扁桃体呈生理性肥大，中年以后逐渐萎缩。

3. **舌扁桃体** 位于舌根部呈颗粒状，大小因人而异，含丰富的黏液腺，由细而短的隐窝与周围淋巴组织形成淋巴滤泡。

4. **管扁桃体** 为咽鼓管咽口后缘的淋巴组织。

5. **咽侧索** 为咽部两侧壁的淋巴组织，位于腭咽弓后方，呈垂直带状，由口咽部上沿至鼻咽，与咽隐窝淋巴组织相连。

二、咽的生理

咽是呼吸与消化的共同通道，具有以下功能。

（一）呼吸功能

咽是呼吸气流出入的通道，黏膜内及黏膜下丰富的腺体对空气有调节温度、湿度和清洁的作用，但弱于鼻腔的同类功能。

（二）言语形成功能

咽腔为共鸣腔之一，发音时使声音清晰、悦耳，并由软腭与口腔器官协同作用构成各种语言。

（三）吞咽功能

吞咽动作是一种许多肌肉参与的反射性协同运动。吞咽运动一经发动不能终止。

（四）防御保护功能

防御保护功能主要通过咽反射来完成。一方面协调的吞咽反射可封闭鼻咽和喉咽，在吞咽或呕吐时避免食物吸入气管或反流鼻腔；另一方面当异物和有害物质接触咽部时会发生恶心、呕吐，有利于有害物质的排出。

（五）调节中耳气压功能

咽鼓管咽口的开放与咽肌的运动，尤其是吞咽运动密切相关。咽鼓管不断随吞咽运动开放，调节中耳内外压力的平衡。

扁桃体的免疫功能：扁桃体属末梢免疫器官，其生发中心含各种吞噬细胞，同时可以制造有免疫力的细胞和抗体，如 T 细胞、B 细胞、吞噬细胞、免疫球蛋白等，具有积极的防御作用。

三、喉的解剖

喉是呼吸的重要通道，上通喉咽，下连气管。位于颈前正中，上端是会厌上缘，下端是环状软骨下缘，在成人相当于第 3 ～ 5 颈椎平面。喉由软骨、肌肉、韧带、纤维结缔组织和黏膜等构成。

（一）喉软骨

软骨构成喉的支架，单个的有甲状软骨、环状软骨和会厌软骨，成对的有杓状软骨、小角软骨和楔状软骨，共计 9 块。

1. 甲状软骨（thyroid cartilage） 是喉部最大软骨，上缘正中有一"V"形凹陷，称之为甲状软骨上切迹。甲状软骨的后缘上、下各有一角状凸起，分别是甲状软骨上角和下角，下角的内侧面与环状软骨后外侧面形成环甲关节。

2. 环状软骨（cricoid cartilage） 位于甲状软骨下方，第一气管环上方，形状如环。前部较窄为环状软骨弓，后部较宽为环状软骨板。该软骨为喉气管软骨中唯一的完整环形结构，对保持喉气管的通畅至关重要。

3. 会厌软骨（epiglottic cartilage） 呈叶片状，上宽下窄，其中有一些小孔。位于喉上部，覆以黏膜，构成会厌。吞咽时会厌盖住喉口，防止食物进入喉腔。前面为舌面，组织疏松，炎症时肿胀明显，后面为喉面，邻近喉腔。

4. 杓状软骨（arytenoid cartilage） 位于环状软骨板上缘，左右各一，形似三角锥体，其底部和环状软骨之间形成环杓关节，运动时带动声带内收和外展。杓状软骨底部前端为声带突，有甲杓肌和声韧带附着；底部外侧为肌突，环杓后肌附着于其后侧，环杓侧肌附着于其前外侧。

（二）喉韧带与膜

喉的各软骨之间，喉和周围组织之间均由纤维韧带组织互相连接。

甲状会厌韧带连接会厌软骨茎和甲状软骨切迹后下方。环甲关节韧带位于环甲关节外表面。环杓后韧带位于环杓关节后面。舌骨会厌韧带是会厌舌面、舌骨体与舌骨大角之间的纤维韧带组织。舌会厌韧带是会厌软骨舌面中部与舌根之间的韧带。环气管韧带连接环状软骨和第一气管环上缘。甲状舌骨膜是甲状软骨上缘和舌骨下缘之间的弹性纤维韧带组织，环甲膜是环状软骨弓上缘与甲状软骨下缘之间的纤维韧带组织。喉弹性膜为宽厚的弹性组织，左、右各一，被喉室分为上下两部分。上部者称方形膜，下部者称弹性圆锥。

（三）喉肌

1. 喉外肌 位于喉外部，连接喉与周围结构，与喉的上下运动及固定有关。按功能分为升喉肌群和降喉肌群，前者有甲状舌骨肌、下颌舌骨肌、二腹肌、茎突舌骨肌；后者有胸骨甲状肌、胸骨舌骨肌、肩胛舌骨肌、中咽缩肌和下咽缩肌。

2. 喉内肌 喉内肌按功能分为 4 组。

（1）声带外展肌：为环杓后肌，收缩时使杓状软骨向外、稍向上，声带外展、声门变大。

（2）声带内收肌：为环杓侧肌和杓肌。两者收缩时使声带内收闭合。

（3）声带紧张肌：为环甲肌，收缩时使甲状软骨前缘和杓状软骨之间的距离增加，将甲杓肌拉紧，声带紧张度增加。

（4）声带松弛肌：为甲杓肌，收缩时使声带松弛，同时兼有使声带内收，关闭声门的作用。

（5）使会厌活动的肌肉：有杓会厌肌和甲状会厌肌。杓会厌肌收缩将会厌拉向后方关闭喉口，甲状会厌肌收缩将会厌拉向前方使喉口开放。

（四）喉黏膜

喉黏膜大多为假复层纤毛柱状上皮，仅声带、会厌舌面大部、杓会厌皱襞黏膜为复层扁平上皮。除声带外喉腔黏膜富有黏液腺，会厌喉面和喉室等处尤为丰富。在声带边缘上皮层和声韧带之间有一潜在腔隙，称为 Reinke 间隙。

（五）喉腔

上界为喉入口，下界相当于环状软骨下缘，以声带为界分为三部分：

（1）声门上区：喉入口至声带上缘之间的区域。

（2）声门区：两侧声带之间的区域。

（3）声门下区：位于声带以下的喉腔部分，其下界相当于环状软骨下缘。

四、喉的生理

喉有四大生理功能，具体如下所述。

（一）呼吸功能

喉是呼吸通道的重要组成部分，声门裂是呼吸道最狭窄的地方。运动时声带外展，声门裂变大，以便吸入更多的空气；静息状态时声门裂变小，吸入的空气变少。

（二）发音功能

喉是发音器官，发音的主要部位是声带。发音时神经调节控制声带运动，呼出气流冲击声带发生振动，再经口、咽等的共鸣发出不同声音。

（三）保护下呼吸道功能

吞咽时，肌肉收缩使喉上提，会厌向后下盖住喉口，两侧室带向中线靠拢，声带内收、声门闭合，食物从梨状窝进入食管。如有异物进入喉腔或下呼吸道，则会引起剧烈的咳嗽反射将其排出。

（四）屏气功能

当机体在完成如咳嗽、排便、分娩、举重物等生理功能时，需增加胸腹腔内压力，声带内收，声门紧闭，此时呼吸暂停。使气流不能自喉腔通过。

第二节 急、慢性扁桃体炎

急、慢性扁桃体炎是发生在腭扁桃体的急、慢性炎症，作为耳鼻喉科常见病、多发病随处可见，治疗较易，疗效理想。在普通人群中对工作生活的影响不大。但是对于飞行人员来说，长期反复的急性发作，无疑会干扰到正常的飞行训练，并且有发生并发症的潜在风险。

一、流行病学

急性扁桃体炎（acute tonsillitis）为腭扁桃体的急性非特异性炎症，常伴有不同程度的咽黏膜和淋巴组织的急性炎症。其多发于 10 ～ 30 岁青少年，50 岁以上及幼儿少见。春、秋换季时易发。主要致病菌为乙型溶血性链球菌，其次尚有非溶血性链球菌、葡萄球菌、肺炎双球菌。细菌和病毒合并感染亦较多见，尚有厌氧菌感染病例。研究显示流感杆菌、革兰氏阴性菌感染呈上升趋势。病原菌为条件致病菌，仅在机体抵抗力下降时方大量繁殖而致病。病原体可经飞沫、食物或直接接触而传入，具传染性。急性扁桃体炎一般分为 3 类（临床上分为 2 类）：①急性卡他性扁桃体炎（acute catarrhal tonsillitis），多为病毒（腺病毒、流感或副流感病毒等）引起，病变较轻，局限于黏膜表面，隐窝实质无炎性改变。②急性滤泡性扁桃体炎（acute follicular tonsillitis），扁桃体充血、肿胀，炎症侵入实质内的淋巴滤泡，化脓的淋巴滤泡大小一致，一般不隆起于扁桃体表面。③急性隐窝性扁桃体炎（acute lacunar tonsillitis），隐窝内充塞豆渣样流出物（由脱落上皮、纤维蛋白、脓细胞、细菌等组成），有时形成成片假膜，易于拭去。

慢性扁桃体炎（chronic tonsillitis）多由急性扁桃体炎反复发作或因扁桃体隐窝引流不畅，窝内细菌、病毒滋生感染而演变为慢性炎症。临床常见，在儿童多表现为扁桃体增生肥大，成年人多表现为炎性改变。有报道本病发病率为 22.04%。链球菌、葡萄球菌为主要致病菌，急性扁桃体炎反复发作致机体抵抗力下降，致病菌在隐窝内繁殖，诱致本病的发生发展，也可继发于猩红热、白喉、流感、麻疹等急性传染病。可分为 3 型：①增生型，淋巴组织、结缔组织增生，腺体肥大，质地较硬。②纤维型，淋巴组织和滤泡变性萎缩并被纤维组织取代，纤维组织收缩形成瘢痕、粘连。③隐窝型，主要病变深居隐窝；脓栓阻塞隐窝，或隐窝口被瘢痕组织封闭引流不畅，隐窝明显扩大，形成小囊肿或脓肿，或淋巴组织瘢痕化等。

二、诊断和鉴别诊断

（一）临床表现

急性扁桃体炎 3 型症状相似，包括全身症状：起病急、畏寒、高热、头痛、乏力、周身不适；消化道症状：食欲下降、便秘；局部症状：咽痛剧烈、吞咽困难、放射至耳部（迷走神经耳支反射），下颌角淋巴结肿大（咽淋巴环内环），在患儿还可引起呼吸困难（肿大的扁桃体阻塞口咽，使气体进出受阻）。检查见急性病容，面红高热，不愿说话或惧怕吞咽；黏膜弥漫性充血，腭扁桃体肿大，可见黄白色点状滤泡，隐窝口豆渣样分泌物可连成片状，假膜不超出扁桃体范围，易拭去，不易出血。下颌角淋巴结肿大，压痛。血常规可出现白细胞总数及中性粒细胞分类增高。

慢性扁桃体炎有反复发作咽痛、易感冒或扁桃体周围脓肿病史，或伴有扁桃体源全身疾病的症状。局部症状常有咽痛、咽干、咽痒、异物感、刺激性咳嗽、口臭，小儿扁桃体过度肥大致呼吸不畅、入睡打鼾、吞咽及言语共鸣障碍。全身症状可见隐窝脓栓咽下刺激胃肠、隐窝内细菌、毒素吸收致消化不良、头痛、乏力、低热。检查扁桃体触诊硬实感，多为瘢痕和纤维增生，扁桃体瘢痕与周围组织粘连，可见扁桃体、腭舌弓慢性充血；隐窝口可见黄、白色干酪样分泌物，下颌角淋巴结肿大。

（二）诊断

急性扁桃体炎根据病史、典型症状及检查所见，诊断较易。

慢性扁桃体炎患者有反复急性发作的病史是其主要诊断依据。还应结合局部检查所见。

（三）鉴别诊断

1.急性扁桃体炎应与以下疾病相鉴别 详见表 3-2-1。
2.慢性扁桃体炎应鉴别
（1）扁桃体角化症：没有反复发热咽痛之急性发作病史。隐窝白色沙粒样角化物，坚硬，附着牢固，若用力拉之，常连同周围正常组织一同取下，遗留出血创面。
（2）扁桃体肿瘤：一侧扁桃体迅速增大或有溃疡形成，常伴有同侧颈淋巴结肿大，扁桃体局部活检可确诊。
（3）隐性扁桃体结核：无急性炎症反复发作病史；可有结核感染的全身症状，低热、盗汗、乏力；特殊实验室检查及取病理行抗酸染色可供确诊。扁桃体结核可以是颈淋巴结结核的原发病灶。

（四）并发症

急、慢性扁桃体炎的并发症的危害远远大于扁桃体炎本身，有必要加以说明。由于抗生素的应用，并发症的发生率明显降低，可分为局部并发症和全身并发症。局部并发症较易发生，扁桃体周围脓肿、咽后脓肿、咽旁脓肿等颈深部感染为急性炎症沿扁桃体周围潜在间隙并被筋膜局限所致；炎症向邻近组织蔓延向上可引起急性中耳炎、急性鼻炎、急性鼻窦炎，向下可引起急性喉气管炎、急性支气管炎甚至肺炎、颈内静脉血栓性静脉炎等。目前认为全身并发症的发生与各个靶器官对链球菌所产生的Ⅲ型变态反应有关，包括急性关节炎，常侵犯肩、肘、膝关节，运动时疼痛明显；风湿热症状常发生于急性扁桃体炎发作后 1～3 周，也可发生于急性炎症间歇期；循环系统疾病包括急性心包炎、急性心内膜炎、急性心肌炎、急性全心炎。在急性扁桃体炎后出现风湿热者，心脏病并发

表 3-2-1　急性扁桃体炎的鉴别诊断

	急性扁桃体炎	咽白喉	猩红热	樊尚咽峡炎	单核细胞增多症	粒细胞缺乏症	白血病
发病	突发	亚急性发作	突发	亚急性发作	急发，小儿多见	急发，小儿多见	亚急性发作，多见于青年
咽部症状	咽痛较重	咽痛较轻	咽痛	咽痛轻，一侧明显	咽痛	剧痛	咽痛
病变侵犯部位	两侧扁桃体及其周围	扁桃体及其周围	全咽	一侧扁桃体	多为一侧扁桃体	扁桃体及其周围	咽淋巴环，主要在腭扁桃体
局部所见	隐窝栓塞，灰白色或黄白色，位于扁桃体区内，可融合成片，易拭去，拭之不易出血	灰白色假膜，常扩展到扁桃体区以外，不易拭去，常一侧较重，一侧较轻，拭之不易出血	在充血肿胀的扁桃体上出现灰白色或褐色假膜，易拭去，下层红，不出血，咽黏膜弥漫深红色，软腭上有散在红点	扁桃体上覆以灰色或黄色的假膜，呈腐肉状，有臭味，易拭去，其下有溃疡	扁桃体发红肿胀，有溃烂，上有灰白色渗出物附着，易拭去。病变很少超出扁桃体	坏死性溃疡上附恶臭污秽的褐色坏死物，发展迅速，不限于扁桃体，溃疡及咽周围无明显反应，或周围黏膜呈紫红色	扁桃体上深在溃疡，可环死。扁桃体周围有炎性浸润，腭弓剧烈肿胀，咽似扁桃体周围脓肿，咽黏膜常有广泛浸润，并可发生坏死性溃疡，假膜污白或死色臭味
颈淋巴结	下颌角淋巴结肿大，压痛	有时肿大显著，呈典型的"牛颈状"	肿大（有时化脓），全身淋巴结可能肿大	常患侧肿大	全身淋巴结肿大	无肿大，面颈部软组织可能肿胀但化脓	肿大，全身性淋巴结肿大
症状	畏寒、高热、全身症状与热度成正比，全身酸软，头痛	中度发热，虚脱现象与热度不成正比。面色苍白，脉快而弱，蛋白尿	恶寒、高热、头痛、呕吐、皮疹（12～36h）。杨梅舌（1～2d后）	一般全身症状不明显，常有龋病	发热、头痛、全身症状明显。肝、脾可能肿大	脓毒性高热，全身症状严重以致衰竭，蛋白尿	高热，全身状况严重以致衰竭。全身皮下及黏膜下出血，肝、脾大
诊断	可检出链球菌。血白细胞明显增多	可检出白喉杆菌，呈流行性发作	可检出链球菌。皮疹、杨梅舌，流行性发作	检出梭形杆菌及螺旋体，且为一侧病变	白细胞早期减少，以后增多（10～40）×10^9/L，单核细胞增多40%～80%。血清嗜异性凝集试验（+）	白细胞显著减少，中性粒细胞消失。贫血。血小板减少。红细胞沉降率加速，血培养10%～15%获阳性结果	白细胞早期可能减少，以后明显增多，以原始白细胞和幼稚白细胞为主。出血，凝血时间延长，骨髓穿刺检查结果（+）

症尤为多见；急性肾小球肾炎常出现在扁桃体炎发作后 2～3 周，还可并发急性尿道炎、睾丸炎和附睾炎；全身并发症还包括脓毒血症、亚急性甲状腺炎、急性腹膜炎、急性阑尾炎和急性胆囊炎等。怀疑有并发症发生者行相关检查，如红细胞沉降率、抗链球菌溶血素"O"、血清黏蛋白、肾功能、尿常规、心电图等，一旦确诊应转相关科室进行正规治疗。

三、航空医学考虑

急、慢性扁桃体炎治疗效果及预后都非常好，不必因此停飞。急性扁桃体炎因发热咽痛症状影响飞行，可按急性感染性疾病临时停飞，积极治疗，治愈后恢复飞行。慢性扁桃体炎发作间歇期无明显症状可正常飞行，若发作频繁，每年发作 3 次以上，病程超过 2 年则应考虑干预治疗手术切除病灶扁桃体。其并发症包括心肌炎、关节炎、肾炎等威胁飞行安全。如发生相关并发症，需要单独判定。在招飞工作中偶有不适应环境或旅途劳累致扁桃体炎急性发作的学员，可以治疗后再予以结论。

四、技术操作规范

详细询问病史，包括咽痛、发热初次及最近一次发作的时间，发作频度，治疗情况；有无心悸、腰痛、关节疼痛等相关并发症的症状。

口咽检查法：受检者端坐，放松，自然张口，以压舌板轻压舌前 2/3 处，观察口咽部黏膜及运动情况。咽部肿块者可配合咽部触诊了解肿块的范围、大小、动度、质地等。

注意动作轻柔，压舌板不可过于靠近咽部，以免引起受检者恶心反射。

五、异常图谱

见图 3-2-1～图 3-2-8。

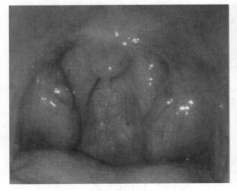

图 3-2-1　急性扁桃体炎。双扁桃体充血水肿

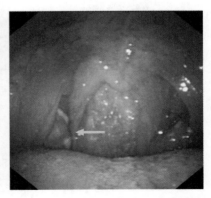

图 3-2-2　急性扁桃体炎。黏膜轻度充血，扁桃体隐窝内可见少量脓栓

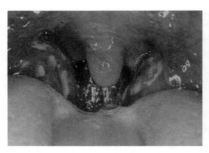

图 3-2-3　急性扁桃体炎并扁桃体肿大（1）

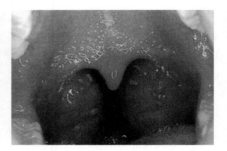

图 3-2-4　急性扁桃体炎并扁桃体肿大（2）

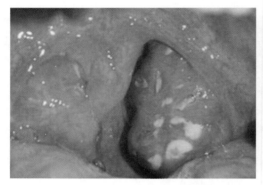

图 3-2-5　急性扁桃体炎并扁桃体肿大（3）

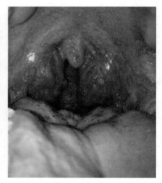

图 3-2-6　慢性扁桃体炎。扁桃体慢性充血，坚硬感

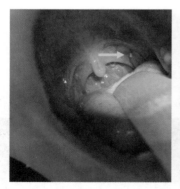

图 3-2-7　扁桃体隐窝内分泌物潴留，可见隐窝口黄白色栓子。由下向上挤压隐窝，栓子可脱落

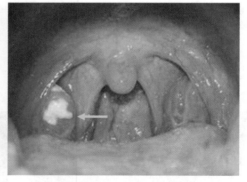

图 3-2-8　扁桃体隐窝内分泌物潴留，可见隐窝口黄白色栓子。左侧扁桃体表面可见炎症反复发作形成的瘢痕

第三节　腺样体、扁桃体肥大

腺样体（规范词为咽扁桃体）、扁桃体肥大是指腺样体和（或）扁桃体增生肥大且引

起相应阻塞症状者。因两者的增生肥大均可引起呼吸道的阻塞并影响咽鼓管的通气引流，因此本节一并讲述。在生长发育过程中，腺样体的大小在动态变化，临床上常以 CT 扫描显示腺样体最大截面占据鼻咽腔 ≤ 59% 为正常、≥ 60% 为生理性肥大、≥ 70% 为病理性肥大。因其增生肥大产生了相应阻塞症状，即可诊断为腺样体肥大。扁桃体的大小以腭舌弓、腭咽弓为界分为三度，超过腭咽弓并向中线靠拢阻塞口咽腔者为扁桃体肥大。

一、流行病学

腺样体在儿童出生后就存在，随着年龄增长而逐渐长大，2 ～ 6 岁为增殖旺盛时期，可占居鼻咽腔截径 1/2 (＜ 59%)，10 岁后逐渐萎缩。邻近器官炎症、上呼吸道感染、变态反应、营养、内分泌等也是继发腺样体肥大的诱因。当儿童出现鼻咽部及毗邻部位或腺样体自身的炎症反复刺激时，腺样体会发生病理性肥大，3 ～ 5 岁为好发年龄。1872 年，Tomes 首先发现腺样体肥大可能导致面部畸形，并提出了腺样体面容 (adenoid face)，即上牙弓狭窄，硬腭高拱，牙列不齐，上切牙突出，唇厚，缺乏表情等面部发育异常。扁桃体是儿童重要的免疫器官，上呼吸道慢性感染等会引起急性扁桃体炎，急性扁桃体炎长期发作或扁桃体隐窝引流不畅会导致慢性炎症，使淋巴组织与结缔组织增生，出现扁桃体病理性肥大。扁桃体肥大但腺样体发育正常的儿童，上下颌骨发育趋势与仅患腺样体肥大的儿童完全相反，表现为下颌相对上颌前突。肥大的扁桃体并未阻塞鼻气道而主要阻塞了口咽部气流的通过，于是上颌骨的发育相对正常，下颌则为了保证呼吸及吞咽，出现了舌体前伸及整个下颌骨的前移，呈现骨性错颌畸形表现。儿童患者，进食吞咽障碍及频繁发生的恶心呕吐也被认为与肥大的扁桃体有关。

二、诊断和鉴别诊断

（一）临床表现

腺样体位于鼻咽顶后壁，外形类似半个剥了皮的橘子，表面不平，有数条凹槽。腺样体出生时即已发育，成年后完全消失或仅有少许残余。在儿童患者腺样体肥大常见的症状：耳部症状，因肥大的腺样体压迫咽鼓管圆枕影响通气引流，出现同侧分泌性中耳炎，产生传导性聋及耳鸣，有时可引起化脓性中耳炎，如不及时治疗可能后遗永久性听力减退；鼻部症状，肥大的腺样体及黏稠的分泌物阻塞后鼻孔，分泌物聚集于鼻腔不易擤出，易合并鼻炎、鼻窦炎，可有张口呼吸、闭合性鼻音及睡眠打鼾症状。长期张口呼吸则会出现颌面部发育异常，形成腺样体面容。咽喉部及下呼吸道症状：分泌物向下刺激呼吸道黏膜，出现咳嗽，易并发支气管炎，可有低热和下颌角淋巴结肿大。全身症状：主要是慢性中毒和反射性神经症状。分泌物咽入胃内引起胃肠活动障碍，导致厌食、呕吐、消化不良；呼吸不畅肺扩张不足可造成胸廓畸形。还可有夜惊、多梦、遗尿、磨牙、反应迟钝、注意力不集中及性情烦躁等症状。成人症状少见，多表现为鼻咽干燥感、异物感。习惯于回吸咳吐，全身症状不明显。

扁桃体左右各一，位于口咽两侧腭咽弓与腭舌弓之间的扁桃体窝内。以腭咽弓为界将其按大小分为三度：Ⅰ度扁桃体位于腭舌弓与腭咽弓之间；Ⅱ度扁桃体超出腭咽弓；Ⅲ度扁桃体超过中线或两侧扁桃体接触。临床上常将Ⅲ度肿大并产生症状时称为扁桃体肥大。主要症状包括两大类：一类是病灶扁桃体局部刺激症状。由于隐窝排泄不畅，机体抵抗力低下时可出现扁桃体炎急性发作，发热、咽痛、局部化脓。菌团刺激可有口臭、咽部异物感、刺激性干咳等，患者常反复吞咽以缓解症状；一类是阻塞症状，影响呼吸、吞咽，出现睡眠打鼾及频繁发生的吞咽障碍。

（二）诊断

有典型"腺样体面容"者易于诊断腺样体肥大。口咽部常可见黏液从鼻咽部流下。常伴有扁桃体肥大。间接喉镜或电子纤维鼻咽镜检查可见鼻咽顶后壁分叶状淋巴组织，可有 5～6 条深槽，槽中有时有脓液或碎屑。若腺样体较大，可将鼻咽部全部占满并阻塞后鼻孔。触诊鼻咽部可触及软组织团块，不易出血，可与肿瘤相鉴别。因此方法可给患者带来痛苦，目前已很少使用。鼻咽侧位片及 CT、MRI 扫描可判断腺样体的部位及大小，可与肿瘤相鉴别。多导睡眠监测有助于判断整个呼吸道的阻塞程度及对睡眠的影响程度。

检查时见扁桃体肥大，两侧扁桃体挤在一起，口咽腔狭小或消失。CT、MRI 检查有助于判定其界线及性质。对于两侧扁桃体大小不对称，相差悬殊者还应警惕扁桃体肿瘤的可能。局部取活检或摘除可疑扁桃体送病检可以确诊。

（三）鉴别诊断

1. 咽囊炎　咽囊是胚胎期脊索顶端退化回缩时，咽上皮向内凹陷形成的囊性隐窝，位于鼻咽顶后壁，开口于腺样体中央隐窝下端。囊内杯状细胞分泌物不能排出形成囊肿。继发感染时成为脓肿，脓肿进一步发展可破裂。常表现为鼻后部流脓及枕部钝痛，多见于儿童，成人非常少见。囊腔开放时常可感到鼻咽部有黏脓向下流，有臭味，清晨多见。回吸时可有痂皮及豆渣样物咳出。常伴恶心、咳嗽、易感冒症状。囊腔闭锁时枕部可出现放射性疼痛，少数可伴发热。对症状典型者在排除了鼻腔及鼻窦炎症和鼻咽部肿瘤后，应考虑咽囊炎的可能。间接鼻咽镜或电子喉镜检查见鼻咽顶部圆形隆起肿胀，或呈息肉样变，黏膜充血。中线处可见囊口，常有干痂附着，清除后挤压可见脓液流出。探针易探入囊内，可见豆渣或干酪样物。

2. 鼻咽囊肿　较为罕见,因胚胎发育异常所致。根据胚胎组织来源不同分为三种类型：垂体囊肿、鼻中线隐窝囊肿、咽囊囊肿。此三种囊肿虽来源不同，因其都位于鼻咽部因此症状基本相同。主要是鼻腔后部脓涕向下流，头痛，有时鼻咽部有胀满感及疼痛，鼻咽部脓性分泌物及脓痂阻塞咽鼓管引起耳闷、耳鸣及听力减退。囊肿较大可阻塞后鼻孔发生鼻塞。囊肿破裂后症状可迅速消失，故症状可呈周期性变化。喉镜检查可见鼻咽部肿块，穿刺或咬破囊肿后可有液体流出。CT 扫描可明确软组织肿物及其范围，局部注射造影剂可显示囊腔。囊壁活检可明确组织来源。

3. 鼻咽癌　为原发于鼻咽部的恶性肿瘤。以鳞状细胞癌为主，腺癌少见。常见症状包括涕中带血，肿瘤侵犯压迫咽鼓管咽口致分泌性中耳炎症状，鼻塞，侵犯眼部出现眼球运动障碍及视力受损，侵犯颅内出现头痛及脑神经受损症状，肿瘤转移较早出现颈部包块。电子鼻咽镜检查可直观鼻咽部肿物的位置、大小及表面性状，CT、MRI 检查有助于明确肿瘤的范围和邻近破坏情况。活组织检查可明确肿瘤的性质及分类。鼻咽癌大多数对放射治疗具有中度敏感性，治疗首选放疗，但对高分化癌，病程较晚及放疗后复发的病例，手术切除和化疗亦属不可缺少的治疗手段。

4. 颅咽管瘤和脊索瘤　颅咽管瘤发生于残留的颅咽管上，在原颅咽管径路的各部皆可发生。肿瘤位于鞍膈以上者出现视神经及其周围脑组织和第 3 脑室受侵犯症状，位于鞍膈以下者则有垂体受侵犯症状。脊索瘤发生于胚胎残余的脊索，鼻咽部多属继发。除见鼻咽部有光滑而质硬的肿块外，常伴有脑神经症状和颅底骨质破坏。

5. 扁桃体恶性肿瘤　扁桃体表面被覆鳞状上皮，内为淋巴组织，可发生相应的恶性肿瘤，如鳞状细胞癌、淋巴上皮癌及各种类型之恶性淋巴瘤（淋巴肉瘤、网状细胞肉瘤、霍奇金病等）。早期可无任何症状。一般常见咽异物感，咽喉疼痛、颈部肿块，一侧扁桃体迅速增大可致吞咽和呼吸困难。肿瘤表面破溃可有痰中带血。单侧扁桃体迅速肿大或有溃疡，伴同侧颈淋巴结肿大而无明显急性炎症者应考虑扁桃体恶性肿瘤，必要时行扁桃体活检以确诊。

三、航空医学考虑

腺样体及扁桃体肥大对飞行的影响有两方面：一方面因气道阻塞出现睡眠障碍及缺氧，出现白天嗜睡、注意力下降，影响飞行中的判断力及反应（详见阻塞性睡眠呼吸暂停低通气综合征）；另一方面肥大的腺样体和扁桃体均可影响咽鼓管开放肌群的收缩导致耳气压功能不良，在飞行中出现压耳，可因剧烈耳痛影响飞行安全。对于飞行人员一经确诊应尽快治疗，治疗效果均较理想，痊愈后经低压舱及睡眠监测检查正常可以恢复飞行。

四、技术操作规范

（一）鼻咽检查法

1. 前鼻镜检查法　经鼻腔观察后鼻孔及鼻咽部。缺点是狭窄深在，不易窥清。若有肥大的下鼻甲遮挡，可能完全不能观察鼻咽部。

2. 间接鼻咽镜检查法　和受检者相对而坐，嘱其挺胸，用鼻呼吸使软腭放松。

间接鼻咽镜镜面选用小号，加热至水汽消散，手背试温后，将额镜反射光线照到咽后壁。

左手持压舌板将舌前 2/3 压下，并使之固定于口底，右手以持钢笔姿势从左侧口角（镜面向上）置入软腭与咽后壁之间。

调整镜面以 45° 倾斜并对好光，分区观察后鼻孔及鼻咽部。

注意事项：①嘱受检者精神放松，平静用鼻呼吸，务使舌位最低软腭离咽后壁最远；②压舌板轻轻加压，不可用力过猛；③鼻咽镜悬空，勿接触周围组织，以免因咽反射妨碍检查；④受检者检查过程中不自觉抬高软腭时，可嘱其闭眼或遮挡双目，然后操作。

3.纤维鼻咽镜检查　多采用坐位，可根据情况酌情施行鼻腔及口咽部表面麻醉。

纤维鼻咽镜可经鼻腔导入鼻咽部，也可经口腔绕过软腭向上至鼻咽部。

检查时应注意观察咽隐窝、咽鼓管圆枕、鼻咽顶部等部位，观察有无新生物、溃疡、黏膜粗糙、炎症、出血等，并注意两侧对比。

（二）口咽检查法

详见急、慢性扁桃体炎。

五、异常图谱

见图 3-3-1 ～图 3-3-16。

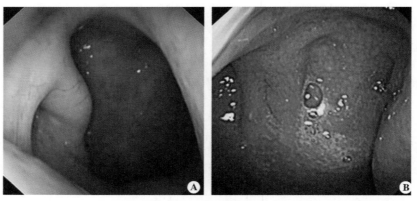

图 3-3-1　正常成年人鼻咽部，黏膜光滑，无腺体增生，咽鼓管圆枕及咽口清晰可见，鼻咽后壁黏膜光滑。箭头分别指向鼻咽后壁、咽鼓管圆枕及咽鼓管咽口

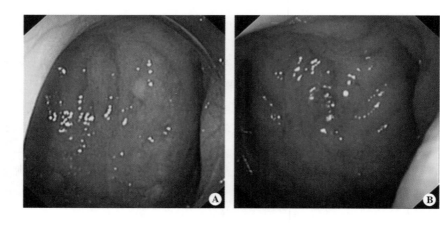

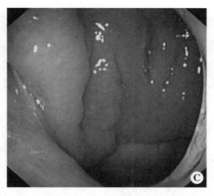

图 3-3-2　鼻咽后壁可见小的条索状物，腺样体轻度残留。三张图片程度稍有不同

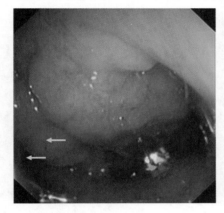

图 3-3-3　腺样体较大，部分阻塞气道，咽鼓管圆枕受压迫，有影响咽鼓管功能的可能。箭头指向咽鼓管圆枕和咽鼓管咽口

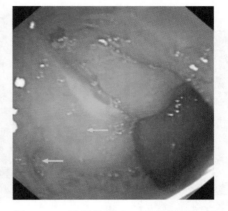

图 3-3-4　腺样体稍大，气道通畅，但咽鼓管咽口有分泌物聚积，圆枕黏膜充血，认为判定咽鼓管功能障碍可能性大。箭头指向咽鼓管圆枕和咽鼓管咽口

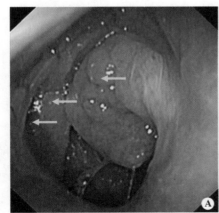

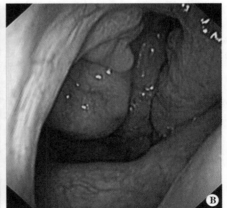

图 3-3-5　腺样体较大，部分阻塞气道，但腺样体位置靠近中线，与咽鼓管咽口有一定距离，不影响咽鼓管功能。箭头指向肥大的腺样体、咽鼓管圆枕和咽鼓管咽口

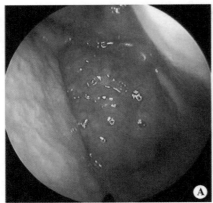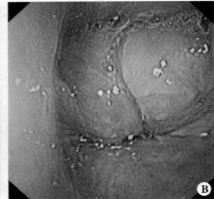

图 3-3-6　腺样体极度肥大，突入后鼻孔，气道完全阻塞

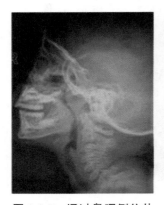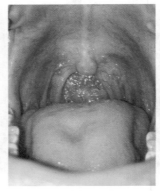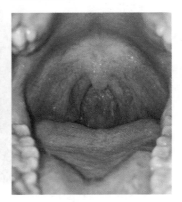

图 3-3-7　通过鼻咽侧位片可以看到鼻咽部软组织影增厚，气道受压呈一线状

图 3-3-8　扁桃体萎缩，位于腭舌弓与腭咽弓之间的扁桃体窝内

图 3-3-9　扁桃体 Ⅰ 度肿大，位于腭舌弓与腭咽弓之间的扁桃体窝内（1）

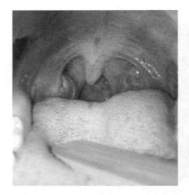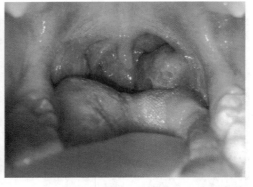

图 3-3-10　扁桃体 Ⅰ 度肿大，位于腭舌弓与腭咽弓之间的扁桃体窝内（2）

图 3-3-11　扁桃体右侧 Ⅰ 度肿大，位于扁桃体窝内；左侧 Ⅱ 度肿大，超出腭咽弓，接近中线，表面清洁，无充血水肿，局部凹凸不平。对于单侧扁桃体肿大的受检者，应仔细问诊体检，排除肿瘤性疾病

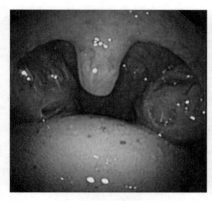

图 3-3-12 双侧扁桃体 Ⅱ 度肿大，超过腭咽弓

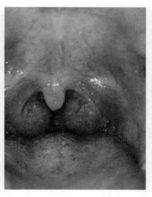

图 3-3-13 双侧扁桃体 Ⅱ 度肿大，超过腭咽弓。口咽腔狭窄

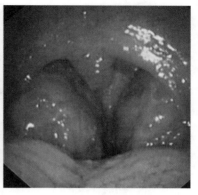

图 3-3-14 双侧扁桃体 Ⅲ 度肿大，超过腭咽弓。口咽腔狭窄

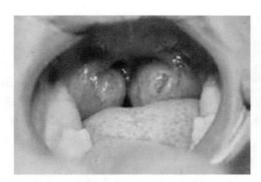

图 3-3-15 双侧扁桃体 Ⅲ 度肿大，超过腭咽弓挤向中线。左侧已越过中线。口咽腔狭窄

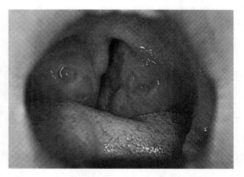

图 3-3-16 右侧扁桃体 Ⅲ 度肿大，超过腭咽弓并挤向中线，口咽腔狭窄

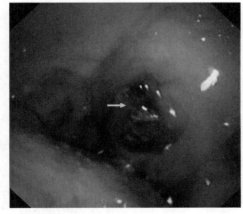

图 3-3-17 左侧扁桃体恶性肿瘤。扁桃体表面污秽，溃烂出血

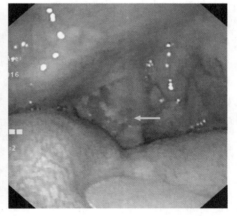

图 3-3-18 右侧扁桃体 B 细胞性淋巴瘤。扁桃体表面溃烂，附黄白色假膜

第四节　嗓音障碍的相关疾病

嗓音疾病（voice disorders）是指声音在音质、音量、音调及发音持续时间等方面的异常，通常按发病机制可分为器质性、功能性嗓音疾病及心因性发声障碍。正常的发音功能，是飞行人员与他人交流和维持正常空中通信的基本条件。本节讲述与嗓音障碍相关的一类器质性疾病，包括慢性喉炎、声带小结、声带息肉、声带白斑、局限于声带的良恶性肿瘤及声带麻痹。

一、流行病学

调查显示 14 岁以下未成年患者嗓音障碍疾病以声带小结、急慢性喉炎和喉乳头状瘤多见；中青年以声带息肉、声带小结、急慢性喉炎为主；老年人以喉癌、声带麻痹为多见，说明不同年龄段患者嗓音障碍疾病的分布特点各不相同。

（一）慢性喉炎

慢性喉炎（chronic laryngitis）是喉部黏膜因非特异性病菌感染或用声不当所引起的慢性炎症，可波及黏膜下层和喉内肌。常见病因包括患者自身抵抗力低下、急性喉炎的反复发作、鼻窦炎的分泌物对咽部的刺激，以及大气污染、粉尘和有害气体的刺激性作用，不良的饮食习惯如过食刺激性食物、吸烟等。根据病变程度不同分为慢性单纯性、慢性肥厚性、慢性萎缩性喉炎。慢性单纯性喉炎其病理改变为声带黏膜弥漫性充血，腺体分泌增多和淋巴细胞浸润，黏膜肿胀、浸润向深部喉内肌层侵入。我军新兵在军事训练特别是入伍集训的时候由于大声喊队列及拉歌，发病率较高。

（二）声带小结和声带息肉

引起慢性喉炎的各种因素均可引起声带小结（vocal nodules）和声带息肉（polyp of vocal cord）。尤其是长期用嗓不当或用声过度，目前被认为是单一的或极其重要的激发因素。声带小结也称歌唱者小结、教师小结，发生于儿童者也称为喊叫小结，是慢性喉炎的特殊类型，同样由炎性病变形成，好发于声带前中 1/3 交界处，由于此处撞击摩擦较多，易造成 Reinke's 间隙水肿或血肿，后经机化，上皮局限性增厚发展形成小结。声带息肉是一类特殊的喉部良性肿物，也发生于声带前中 1/3 交界处，息肉主要表现为黏膜下层水肿、出血、血浆渗出、血管扩张、毛细血管增生、血栓形成、纤维蛋白沉着、黏液样变性、玻璃样变性和纤维钙化等，可有少量炎性细胞浸润，偶见钙化。声带息肉在人群中广泛存在，不同年龄、不同性别的人均可患病。随着社会生活的变化及人们对嗓音使用的增加和新的用声职业的出现，声带息肉的发病率也出现了上升趋势。黄冬雁等的研究提示职业、环境噪声、饮酒、过度用声、嗓音滥用 5 个因素与声带息肉疾病密切相关。同时指出男性发病率高于女性，其可能的原因与环境嘈杂、饮酒等因素有关。近年研究发现部分声带息肉患者与胃食管反流病（GERD）有一定相关性。据报道 7.5% GERD 患者伴有慢性顽固性耳鼻咽喉科症状。长期的咽喉胃酸反流可能会导致喉部组织的病理改变，出现喉部黏膜角化、狭窄、肉芽增生、息肉、癌前病变的形成。其电子喉镜下表现为声带水肿、红斑和（或）出血，室带充血肥厚，杓区黏膜红斑，接触性溃疡，后期可发展为息肉。经过抑酸和促胃动力药物治疗后，声嘶可以得到缓解。镜下见声带小结外覆增厚的复层鳞状上皮，基层与息肉相似。有专家认为声带小结与声带息肉是同一疾病的不同发展阶段，仅能在临床上区别，在病理组织学上并没有差别。在临床上，慢性单纯性喉炎、声带小结、声带息肉均可有声带结构不同程度的改变，从而致患者出现不同程度的声音嘶哑。小结和息肉的声带黏膜均有水肿，导致声带结构发生变化。声带小结在发声时最小声门面积增大，声带息肉使声带的厚度、肌张力及喉神经传导速度都发生一定的变化，对声带振动的频率和振幅产生影响，因此 3 种疾病声嘶程度是逐渐递增的。

（三）喉乳头状瘤

喉乳头状瘤（laryngeal papilloma）是来源于上皮的良性肿瘤，其发生与 HPV 病毒感染有关，由多层鳞状上皮及其下的结缔组织向表面呈乳头状突出生长。占喉部真性肿瘤的 73.4%，发生的性别差异不大，可发生于任何年龄，10 岁以下儿童更为常见。儿童患者 80% 见于 7 岁以下，更集中于 4 岁前发病。多因出生时产道感染所致。乳头状瘤可单发或多发。单发多见于成人，好发于一侧声带边缘或前联合，两侧均受累者少见。成年患者有恶变倾向。多发者多见于儿童，可生长于声带、室带、喉室等处。可出现声嘶或失声，严重者因肿瘤生长阻塞气道出现窒息危及生命。

（四）声带白斑

声带白斑（vocal leukoplakia）属癌前病变，是指发生于声带的片状角化增生性病变。病理变化是黏膜上皮增生并有不全角化，黏膜下组织有轻度增生。可能与吸烟、用声不当、慢性炎性刺激或维生素缺乏有关。目前认为长期烟酒嗜好为本病的主要诱因。有报道称约 72% 患者长期吸烟，54% 的患者有嗜酒史，20% 的患者存在胃食管反流。嗜酒、吸烟及胃食管反流都是声带白斑的危险因素，并直接影响到手术的效果及疾病的预后情况。喉部恶性肿瘤以鳞癌多见，发病率男高于女，近年来发病有增加趋势。其原因除与诊断技术的改进、平均寿命的增加有关外，可能还与空气污染、吸烟、饮酒、某些职业长期接触有害物质有关。

（五）声门型喉癌

声门型喉癌（glottic carcinoma）系指原发于声门区的恶性肿瘤，多来源于声带，占喉癌的 60%。其中以鳞癌多见，占 90% 以上。目前发病率城市高于农村，重工业城市高于污染轻的城市。近 50 年来喉癌发病率呈上升趋势，除与诊断技术水平提高有关外，还可能与空气污染、吸烟、接触致癌物等职业因素有关。

（六）声带麻痹

声带麻痹（vacal cord paralysis）是一类包括声带各层病变和由不同原因造成喉返神经受损导致声带运动障碍的疾病，按照病变部位分为周围性和中枢性两大类。其中周围性最常见，两者之比约为 10 ：1。又因左侧迷走神经与喉返神经行程较对侧长，其发病率较对侧高 1 倍左右。周围性声带麻痹常见病因：①外伤，包括甲状腺手术及颈部意外损伤；②机械压迫或牵拉，如甲状腺肿、肺尖疾病、胸腺压迫、纵隔疾病、左心室扩大、主动脉瘤等；③肿瘤，食管癌及纵隔、咽旁间隙、鼻咽顶部肿瘤，尤以前两种多见；④周围神经炎，如白喉、流感、急性风湿病、带状疱疹、伤寒、麻疹、猩红热等均可引起喉的运动神经炎，金属及化学药品（如铅、砷、可卡因、奎宁、抗毒血清等）有时可引起中毒性神经炎；⑤原因不明，大约有 1/3 病例没有明确病因。单侧声带麻痹发病初期有明确的发音障碍，包括声嘶、声音低哑、发音费力、失声等，后期由于对侧声带过度运动代偿后上述症状可以减轻甚至消失，但仍有易疲劳、高音困难等症状。双侧声带麻痹视其固定位置不同，可以有失声，也可能出现喉阻塞危及生命（图 3-4-1）。

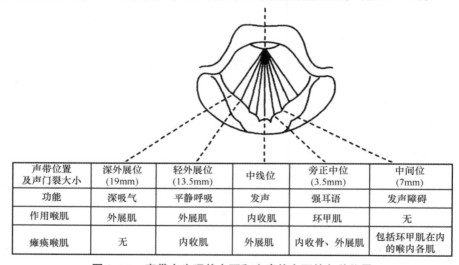

声带位置 及声门裂大小	深外展位 (19mm)	轻外展位 (13.5mm)	中线位	旁正中位 (3.5mm)	中间位 (7mm)
功能	深吸气	平静呼吸	发声	强耳语	发声障碍
作用喉肌	外展肌	外展肌	内收肌	环甲肌	无
瘫痪喉肌	无	内收肌	外展肌	内收骨、外展肌	包括环甲肌在内的喉内各肌

图 3-4-1 声带在生理状态下和麻痹状态下的各种位置

二、诊断和鉴别诊断

（一）临床表现

嗓音障碍性疾病的共同症状是声音嘶哑。往往伴有发音费力，发声易疲劳。声门区较大肿物及双侧声带麻痹可能影响呼吸出现呼吸困难，严重或急性发作者可能因窒息危及生命。

1. 慢性喉炎　主要表现为声音嘶哑，初为间歇性，用声越多嘶哑越重，完全失声者少见。患者常感喉头痰液黏附，说话前需咳嗽清除分泌物。喉部常有烧灼感、异物感、干燥感，需不时咳嗽清嗓方感舒适。

2. **声带小结和声带息肉**　早期的声带小结主要表现为发声疲劳和间歇性声嘶，声嘶常发生于高音时，继续发展则声嘶逐渐加重呈持续性，且发较低音时也可出现。声带息肉往往声嘶程度较重并呈持续性，休息后不缓解。较大息肉位于两声带之间可出现失声，脱垂在声门下可伴随刺激性咳嗽，甚至导致呼吸困难和喘鸣。

3. **喉乳头状瘤**　在成人和儿童有不同的表现和发展规律。成人因其发展缓慢，常见症状为声嘶和失声。喉乳头状瘤最常发生于声带，并向声门上下侵犯或累及对侧。初时声嘶，继而失声，肿瘤大者可引起咳嗽、喘鸣，严重者有呼吸困难，活动的乳头状瘤嵌顿声门或声门下可突然发生窒息。发生恶变后可出现恶性肿瘤的相关症状。儿童的喉乳头状瘤较成人生长快，常为多发性，极少发生恶变，但易复发，随年龄的增长有自限趋势。对中年以上喉乳头状瘤患者，须严密观察。对于屡次多发者，需反复活检，以便及时发现有无恶变倾向。检查见肿瘤呈苍白、淡红或暗红色，表面呈桑葚状或绒毛状，进行活组织检查即可确诊。

4. **声带白斑**　主要症状是声嘶，因其需努力提高声音说话发声易疲劳，随病变发展而加重。喉镜检查可见声带表面或前中 1/3 处白色平整的斑片状隆起，范围局限，不易拭去。其声带活动度良好，不受病变影响。

5. **声门型喉癌**　因其原发于声带，初起症状为发声易疲劳及声嘶。因无其他症状往往易被忽视，认为是感冒或喉炎。随肿瘤增大渐出现声音粗、哑甚至失声。有时出现痰中带血和局部疼痛，肿瘤生长阻塞声门后出现喉梗阻的症状。颈部包块及邻近侵犯的相关症状则出现较晚。

6. **声带麻痹**　多由喉返神经麻痹造成，临床表现较复杂，单侧喉返神经不全麻痹症状可以不显著，甚至是在体检时偶然发现，即便有声嘶，也很快恢复，通常没有呼吸困难。双侧喉返神经不全麻痹可引起喉阻塞甚至窒息。单侧喉返神经完全麻痹者声音嘶哑，易疲劳，说话、咳嗽有漏气感。后期由于代偿作用，发音好转。双侧喉返神经完全麻痹者发音嘶哑无力，音色单调，说话费力，常感气促，但没有呼吸困难；由于声门不能关闭，失去正常的保护反射，易引起误呛，气管内常有分泌物，排痰困难，呼吸有喘鸣声。

（二）诊断

根据患者症状及喉镜检查结果，本类疾病的诊断并不困难。本类疾病之间须相互鉴别。对于喉腔新生物病理活检是诊断金标准。而病变范围则应结合喉部 CT 检查，必要时行 MRI 检查明确诊断。颈部超声能够明确恶性肿瘤有无颈部转移。因甲状腺、食管、肺部疾病可能是喉返神经麻痹的直接原因，声带麻痹的患者必查甲状腺超声、食管镜或上消化道钡剂及肺部 CT，以防漏诊。

（三）治疗

1. **慢性咽喉炎**　治疗关键是去除病因，否则局部用药徒劳无益。鼻腔、鼻窦、口腔、咽腔等邻近病变须予以治疗。清除职业性致病因子，戒除不良嗜好特别是烟酒过度，发声休息至关重要。药物治疗包括雾化吸入，合并感染者可适当应用抗生素，萎缩性者可应用有轻微刺激腺体分泌的药物如含碘喉片及维生素。肥厚性者可以在显微镜下全麻对肥厚声带进行"修剪"改善发音功能。

2. **声带小结和声带息肉** 早期的声带小结在适当休声后常可变小或消失。即使较大小结不能消失，发声也会得到改善。如非手术治疗 2 ～ 3 周仍无明显变小者可以考虑手术治疗（见声带息肉手术治疗）。需要配合发声训练并限制烟酒。声带息肉的治疗方法主要是手术切除。早期在间接喉镜下用喉异物钳进行息肉或小结的摘除术，但对体胖、颈短、舌体肥厚及咽腔极度敏感的患者有一定局限；出现纤维喉镜后人们尝试在监视系统下经纤维喉镜进行手术，具有视野清晰、操作准确等优点，一直沿用至今。对于对术后声音要求高的患者可以采用全麻支撑喉镜显微镜下摘除息肉或小结，并对声带创面进行修复甚至缝合，以期术后良好的发声效果。近年来 CO_2 激光作为操作工具具有副损伤小、作用精确的优点，也被应用于声带的微创手术治疗中。

3. **喉乳头状瘤** 治疗以手术切除为主。常规方法是全麻后直接喉镜下采用喉钳咬除肿瘤，局部可涂布鸦胆子油预防复发。目前激光已广泛应用于喉乳头状瘤的治疗，其优点是准确、无出血，视野清楚损伤小，避免局部传播，术后并发症少缓解期长，气管切开率低。其常见并发症是前联合粘连，偶有后联合粘连或持续性声带水肿。小儿喉乳头状瘤还可采用免疫疗法，包括干扰素和转移因子，干扰素具有抗病毒及抑制细胞分裂增殖作用及调节免疫系统作用，在小儿喉乳头状瘤的治疗中有一定疗效；转移因子疗效不确定，现已很少应用。

4. **声带白斑** 强调早期诊断和治疗，避免疾病进展和恶变，并可减少由于喉癌手术产生的损伤。常规非手术治疗包括抑制病因，戒除烟酒，避免不良刺激，进行声带休息。合并胃食管反流的患者合理膳食，同时抑酸治疗，可以逆转和修复轻度白斑病变。手术治疗需在喉镜下仔细清除病变，对于不断扩展的病例，可行喉裂开术彻底清除病变。局部禁用刺激性药物。术后应避免有害刺激因素（烟酒刺激），定期随访观察。

5. **声门型喉癌** 早期诊断和及时治疗是提高治愈率的关键。其治疗包括手术、放疗、化疗、中医中药治疗、免疫治疗等。目前主张计划性综合治疗。治疗方法的选择应从以下方面考虑，如肿瘤的原发部位、扩展范围、组织学特征，患者的年龄和身体状况，喉的运动情况，有无颈淋巴结转移，能否定期随访等。手术是喉癌治疗的主要手段，根治性放疗适用于早期病变局限，声带活动无受限的病例，照射总量 60 ～ 70Gy/（6 ～ 7）周。

6. **声带麻痹** 单侧喉返神经麻痹的患者，若发声和呼吸功能尚好，可加强语言训练及药物治疗、理疗等。若声带代偿不良，可行患侧声带内收术，缩小声门裂，改善发声。双侧喉返神经完全麻痹，若无呼吸困难发声尚可，可不做特殊治疗；如无呼吸困难但发声差，可做单侧声带内收术改善发声。双侧喉返神经不全麻痹常发生严重的呼吸困难甚至窒息，慢性者常因呼吸困难影响工作生活，治疗首先行气管切开保持气道通畅，后行声带手术，原则是对发声和呼吸兼顾，恢复喉的正常功能。手术方法很多，疗效不一，主要术式有声带外移固定术、神经肌蒂移植术、杓状软骨激光切除术。

近年来，嗓音声学分析已经在声带小结、声带息肉、喉炎、喉癌等多种疾病所致的病理嗓音中获得广泛的临床应用，为疾病的病情变化、病程发展和疗效等提供了客观的量化指标。发声训练也成为嗓音疾病治疗很重要的方面。养成良好的用声习惯，避免嗓音误用，减少环境噪声，戒烟、酒，减少用声时间，是预防嗓音障碍疾病的有效方法。

三、航空医学考虑

飞行人员由于飞行任务重、训练强度大，精神高度紧张，生活往往不规律，易导致自主神经功能失调，从而引起慢性咽喉疾病。军队生活相对单调，有烟酒嗜好者比例较高，因此，嗓音障碍性疾病发生率相对较高。在航空环境，飞行人员嗓音障碍性疾病还可能与下列因素有关：①座舱内低气压且气压变化快；②歼击机飞行员需加压呼吸；③缺氧和面罩吸入干燥氧气；④噪声环境需大声讲话进行交流；⑤辐射等。这些因素可能会导致喉部黏膜细胞代谢功能紊乱，出现细胞炎性水肿，腺体分泌增加和毛细血管充血扩张、水肿、渗出，轻者表现为喉部炎症，重者表现为声带小结或息肉。随着飞行器及其附属设备的不断改进，上述问题终将被不断弱化乃至克服。此类疾病的预防和治疗同样重要，都是保障空军战斗力的重要措施。招飞工作中一旦发现发音异常的应征者，首先应进行相关检查，必要时请神经内科共同会诊，初步判断发音异常的性质，对于喉炎、声带息肉、小结等治疗周期短，预后良好者可以从宽掌握，有新生物不易判断性质者应从严把握，喉乳头状瘤因其有复发可能性，虽治疗效果良好也应从严把握。

四、技术操作规范

简单询问病史，包括有无咽喉痛、张口困难、吞咽疼痛、吞咽困难、异物感、言语障碍、声嘶等及持续时间，治疗情况。病史调查中还应包括烟酒等不良嗜好和有无不良发声习惯。在明确学员有发音障碍疾病后进行如下检查。

（一）间接喉镜检查

（1）和受检者相对而坐，嘱其挺胸，颈部略向前伸。

（2）间接喉镜镜面选用 18 ～ 22mm 大小，加热至水汽消散，手背试温后，镜面向下，与水平面成 45° 角迅速稳妥地放于软腭部，避免接触舌、硬腭及扁桃体，以免发生恶心反射。

（3）如受检者不能配合，恶心较重，局部可喷少许 1% 丁卡因进行表面麻醉。调整镜面方向及角度，逐区检查，以窥全貌。

（4）以干净纱布包裹舌前部并向前下牵拉，嘱受检者发"依"音时观察声带运动及声门闭合情况。

（二）纤维喉镜、电子喉镜检查

（1）受检者坐位，经鼻腔置入喉镜。

（2）操纵喉镜经鼻腔、鼻咽部向下至喉腔，逐区观察。

（3）嘱受检者发"依"音时观察声带运动及声门闭合情况。

（三）硬性喉内镜检查

（1）受检者坐位，嘱其挺胸，颈部略向前伸。

（2）检查者左手牵拉舌体，右手执镜经口腔置入喉内镜。

（3）将喉内镜置入口咽部，执镜手略向上抬，暴露喉腔，逐区观察。

（4）嘱受检者发"依"音时观察声带运动及声门闭合情况。

五、异常图谱

见图 3-4-2 ～图 3-4-27。

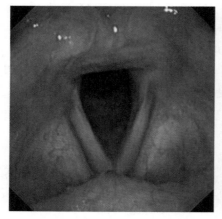

图 3-4-2　正常声带，声门开放状态。声带呈珍珠白色，表面光滑

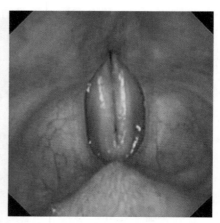

图 3-4-3　正常声带，声门闭合状态。声带运动良好，声门闭合佳

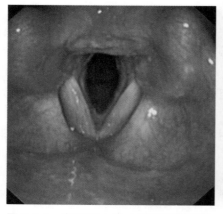

图 3-4-4　声门下水肿。声门下黏膜水肿明显，超过声带，影响声门闭合发音。其属喉部急性炎症，治疗效果好，但有一定的再发率

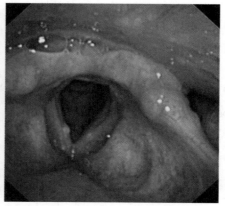

图 3-4-5　声带小结。双侧声带前中 1/3 处小米粒大小对称性隆起，界线较清楚。影响发音。治疗效果好，但如不改变不良用声习惯极易复发

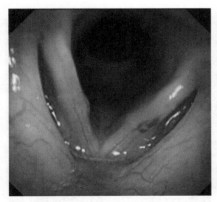

图 3-4-6　声带小结。双侧声带前中 1/3 处小米粒大小隆起。左侧声带少量黏膜下出血

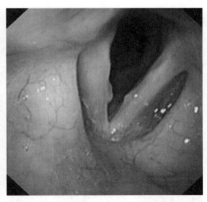

图 3-4-7　声带小结。双侧声带前中 1/3 处小米粒大小对称性隆起，界线较清楚

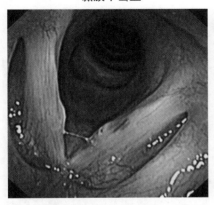

图 3-4-8　双侧声带前中 1/3 处隆起，基底较宽，肿物已较大，介于小结与息肉之间，因其双侧发生，仍归于声带小结之列。如不及时治疗，肿物进一步长大，脱垂于黏膜之外，则称之为声带息肉

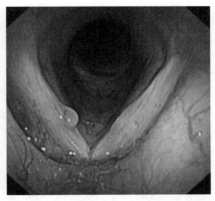

图 3-4-9　声带息肉。常见部位同声带小结，但往往单发。小的声带息肉仅出现声嘶，大的息肉可随呼吸上下运动，如脱垂于声门下，可能因为刺激气管壁出现咳嗽。影响发音

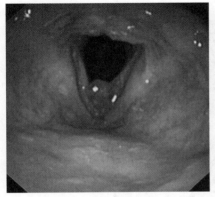

图 3-4-10　左侧声带息肉，位置近前联合，影响声带运动和声门闭合

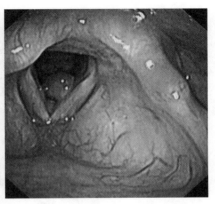

图 3-4-11　左侧声带息肉，位置近声带中部，影响声带运动和声门闭合

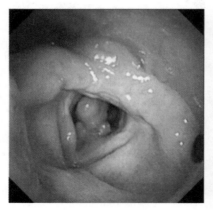

图 3-4-12　左侧巨大声带息肉，位置近声带中部。可随呼吸上下运动，如脱垂于声门下，可因为刺激气管壁出现咳嗽，影响声带运动和声门闭合

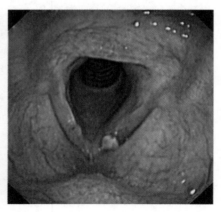

图 3-4-13　发生于左侧声带表面的息肉。右侧声带相对部位因反复摩擦出现增厚

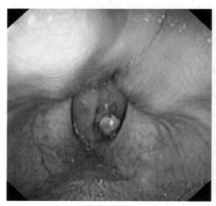

图 3-4-14　声门闭合相，可以清楚地看到息肉的位置

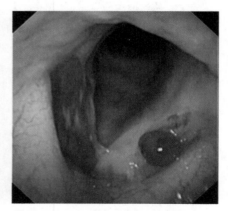

图 3-4-15　左侧声带出血性息肉。右侧声带全程黏膜下出血，影响声带运动和声门闭合

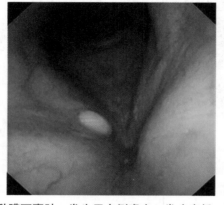

图 3-4-16　黏膜下囊肿，发生于右侧喉室，发病率低，治疗效果好

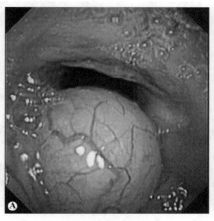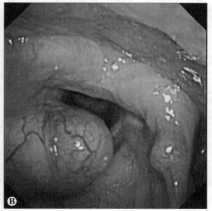

图 3-4-17　较大喉室囊肿，阻塞声门，影响呼吸及发音。病变较复杂，
不易彻底切除，有一定的复发率

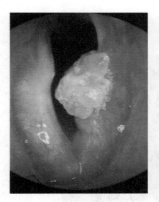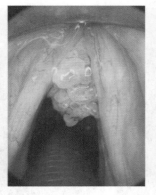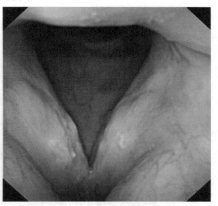

图 3-4-18　声带黏膜角化。左侧声带可见白色三角状圆锥状黏膜堆积隆起，多见于中老年男性，发生于年轻患者者罕见　　图 3-4-19　喉乳头状瘤。乳头状肿物位于前联合，分叶状，表面光滑，粉红色。治疗及预后判断较为复杂，耗时较长　　图 3-4-20　声带白斑。双侧声带黏膜肥厚，前中 1/3 处稍隆起，表面呈灰白色。因白斑好发于中老年患者，不是招飞体检的研究对象

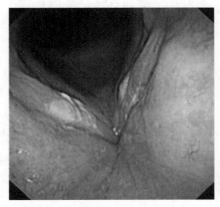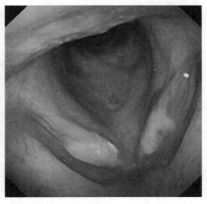

图 3-4-21　声带白斑。双侧发生，右侧较重　　图 3-4-22　声带白斑。白色片状位于声带黏膜表面，双侧发生，位置对称

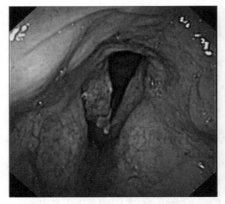 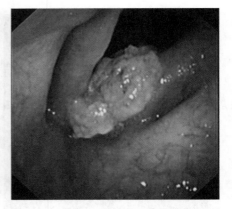

图 3-4-23 声门型喉癌，肿物位于右侧声带中后部，以鳞癌多见，向外凸起，呈菜花状，表面欠光滑。因其影响声带振动及声门闭合，患者较早出现声嘶症状。随着肿物长大，症状加重，阻塞声门则出现呼吸困难

图 3-4-24 声门型喉癌，肿物位于左侧声带前中部，向外凸起，呈菜花状，表面污秽覆假膜

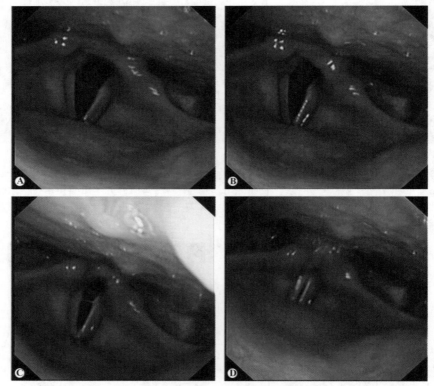

图 3-4-25 左侧声带麻痹（病史 1 年）。可以看到左侧声带固定在旁正中位，张力正常。病变早期发音时左声带固定不动，右声带运动到中线，声门闭合不全，发音困难，沙哑，漏气，经过数月到半年的代偿，发音时右侧声带向对侧过度靠拢越过中线，声音可部分恢复，但仍有发音易疲劳，声音低沉，高音费力的情况。美军标准中提到双侧声带麻痹影响语言交流或呼吸不合格，并未涉及单侧声带麻痹，但是单侧声带麻痹病因较复杂，往往由颈胸部肿瘤或淋巴结转移癌压迫侵蚀喉返神经及手术损伤等原因所致，多治疗复杂、预后不良，应从严把握

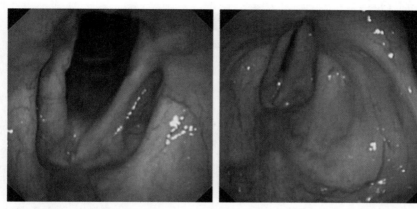

图 3-4-26　右侧声带麻痹，右侧声带肌瘫痪，声带边缘松弛不整，发音时左侧声带过度运动以缩小声门裂隙，改善发音质量

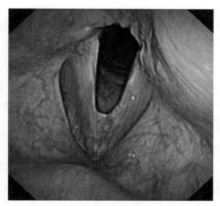

图 3-4-27　声带粘连，常见于双侧声带相对位置出现创面，上皮修复过程中两侧创面黏膜相互愈合生长，形成喉蹼，影响发音，严重者可出现呼吸困难。治疗后再粘连发生率高

（王　枫）

第五节　咽部常见肿瘤

　　咽部的常见肿瘤分为良性、恶性两大类。口咽部及喉咽部的良性肿瘤常见的有乳头状瘤、纤维瘤，其他肿瘤如血管瘤、脂肪瘤、各种囊肿及神经纤维瘤均较少见。鼻咽部的良性肿瘤中，血管纤维瘤较常见，鼻咽部息肉、畸胎瘤、混合瘤较少见。恶性肿瘤中最常见者为鼻咽癌，鼻咽癌的发病率是耳鼻喉科恶性肿瘤之首，在招飞选拔中鲜有发现。

一、流行病学

流行病学研究显示，饮酒使得咽喉部肿瘤发生的危险较非饮酒者明显增加，而如果大量吸烟加上饮用烈性酒，尤其是长期使用，将会使发生肿瘤的危险性成倍增加。

（一）鼻咽部肿瘤

鼻咽部良性肿瘤远少于恶性肿瘤，有报道良性肿瘤约占鼻咽部肿瘤的 7.9%，良性肿瘤中以鼻咽纤维血管瘤占绝大多数。鼻咽纤维血管瘤（angiofibroma of nasopharynx）好发于 16 ～ 25 岁男性青年，一般在 25 岁以后可停止生长，病因不明。肿瘤源于颅底，且生长扩张能力强，又常发生迅猛出血，临床上虽属良性，但发展后果严重。鼻咽部其他良性肿瘤罕见，婴儿期可见鼻咽部息肉、畸胎瘤、混合瘤；成人患者可见鼻咽部囊肿、血管瘤、浆细胞瘤、涎腺混合瘤。尚有报道发现皮样囊肿、畸胎瘤、神经纤维瘤、颅咽管瘤、脊索瘤。

鼻咽部恶性肿瘤占鼻咽部肿瘤的 92.1%，其中鼻咽癌（nasopharyngeal carcinoma）占绝大多数，约为 86.7%。欧美等地发病率低，不超过 1/10 万。非洲为鼻咽癌中发地区，亚洲高发，我国最高发，且以广东省的肇庆、佛山、广州市和广西壮族自治区的梧州地区为高发中心。该病以男性居多，男女比例约为 2：1。多发生于 30 ～ 50 岁。占国人全身恶性肿瘤的 30.97%，占头颈部恶性肿瘤的 78.08%，占上呼吸道癌的 92.99%。鼻咽癌病因与以下因素密切相关：

（1）遗传因素，鼻咽癌患者有家族聚集现象；具有种族易感性，多见于黄种人，少见于白种人；免疫遗传标记观察发现人类白细胞抗原中 A 位点的 HLA-A2 及 B 位点的新加坡 2（sin2）与鼻咽癌发生有关。

（2）目前已明确鼻咽癌的发生与 EB 病毒感染密切相关。

（3）环境因素在鼻咽癌的发病过程中起重要作用，亚硝胺类化合物是明确的致癌因素。

（4）现已明确微量元素中镍元素与鼻咽癌的发生有一定作用。鼻咽部恶性肿瘤中其他恶性肿瘤少见，发病率约为鼻咽部肿瘤的 3.6%，目前已有报道的有恶性淋巴瘤、纤维肉瘤、骨肉瘤、胚胎性横纹肌肉瘤、葡萄状肉瘤、血管内皮瘤、恶性纤维组织细胞瘤、恶性黑素瘤、乳头状瘤恶变等。

（二）口咽部及喉咽部肿瘤

1. 口咽部及喉咽部良性肿瘤 口咽部及喉咽部良性肿瘤种类繁多，包括乳头状瘤、纤维瘤、脂肪瘤、血管瘤、各种囊肿。其中以乳头状瘤和纤维瘤较多见。乳头状瘤最为常见，可能由于病毒感染所致。纤维瘤发生部位多同乳头状瘤。潴留囊肿多因腺体腺管阻塞排泌不畅所致。

2. 口咽部恶性肿瘤 以鳞癌多见，腺癌及淋巴肉瘤也有发生。其中扁桃体恶性肿瘤尤为最常见，约占 57.8%。多发生于男性，男女比为（2 ～ 3）：1。病因尚不明确，可能与嗜烟酒有关。有报道扁桃体癌中吸烟较多者占 95%，饮酒量较大者占 50%。

3. 喉咽部恶性肿瘤　原发于喉咽部的恶性肿瘤少见。原发恶性肿瘤中鳞癌最多约占 95%，其中 70% 为低分化鳞癌。国外资料统计喉咽癌的发病率为 0.8/10 万。我国有资料显示男性发病率为 0.15/10 万，女性为 0.02/10 万。喉咽恶性肿瘤占头颈部恶性肿瘤的 1.4%，占全身恶性肿瘤的 0.2%，占耳鼻喉恶性肿瘤的 1.9%。喉咽癌的好发年龄为 50 ~ 70 岁，好发部位为梨状窝，其次为喉咽后壁，环后区最少。前两者多发于男性，环后区癌多发于女性。

二、诊断和鉴别诊断

（一）鼻咽部肿瘤

1. 鼻咽纤维血管瘤　主要症状为出血，肿瘤堵塞后鼻孔导致鼻塞，压迫咽鼓管咽口、三叉神经、视神经，引起耳鸣、听力下降、三叉神经痛、视力障碍等症状。鼻咽镜检查可见表面光滑，圆形呈结节状的肿瘤，色淡红，表面有明显的血管纹。有时可见肿瘤侵入鼻腔，或推压软腭突出于口咽。活检虽可确诊，但易引起严重出血，列为禁忌。需与腺样体肥大、后鼻孔息肉、鼻咽部恶性肿瘤特别是淋巴肉瘤相鉴别。治疗上应以手术切除为主，注意术中减少出血。

2. 鼻咽癌　症状包括涕中带血和鼻出血；耳部症状：肿瘤压迫咽鼓管咽口，出现分泌性中耳炎的症状，如耳鸣、听力下降等；鼻部症状：原发癌浸润至后鼻孔可致机械性堵塞；头痛：多表现为单侧持续性疼痛，部位多在颞、顶部；眼部症状：鼻咽癌侵犯眼眶或与眼球相关的神经，出现视力障碍、视野缺损、复视等症状；脑神经损害症状；颈淋巴结转移及远处转移，晚期恶病质，全身多器官功能衰竭。鼻咽镜检查见新生物多呈肉芽组织状，X 线、CT、MRI 均可帮助诊断鼻咽癌。病理活检可明确诊断。鼻咽癌应与鼻咽部其他恶性肿瘤如恶性淋巴瘤、胚胎性横纹肌肉瘤、鼻咽结核、鼻咽纤维血管瘤、腺样体肥大或感染、咽旁隙肿瘤、颈部及颅内肿瘤等相鉴别。

鼻咽癌大多对放射治疗具有中度敏感性，放射治疗是鼻咽癌的首选治疗方案。但是对较高分化癌，病程较晚及放疗后复发的病例，手术切除和化学药物治疗亦属不可缺少的手段。

3. 鼻咽部其他恶性肿瘤　鼻咽部恶性肿瘤以鼻咽癌占绝大多数，其他恶性肿瘤少见。恶性淋巴瘤发病年龄较鼻咽癌早，颈淋巴结转移发生率较鼻咽癌高，多为双侧性，增长迅速。胚胎性横纹肌肉瘤体积较大，有时外形如息肉样，多有阻塞性症状，可发生颈淋巴结及远处转移，确诊需活检。

（二）口咽及喉咽部良性肿瘤

1. 乳头状瘤　口咽部多发生于悬雍垂底部、软腭、腭舌弓、腭咽弓及扁桃体表面。形如桑葚，色白或淡红色，常多数聚集，单个而具蒂者少见。多无任何症状，常于检查咽部其他疾病时被发现。治疗可将其切除并于基底部用激光烧灼，以防其复发。位于扁桃体表面者，可将扁桃体一并切除。

2.纤维瘤

（1）口咽纤维瘤：好发部位与乳头状瘤相似，瘤体大小不一，呈圆形凸起，表面覆以正常的黏膜，质坚实，基底可广，但亦有呈蒂状者。症状视肿瘤之大小和位置而异，肿瘤大者常妨碍进食及言语，肿瘤小者可无任何症状。手术切除是有效的治疗方法。

（2）喉咽纤维瘤：为起源于结缔组织的肿瘤，较少见。瘤体大小不一，多发生于声带的前中段或位于声带前联合而垂入声门下腔。也可发生在室带、会厌或声门下区。主要症状为声嘶，发展缓慢，不恶变。检查见肿瘤有蒂或无蒂，质稍硬，光滑，色灰白或淡红。较小之肿瘤，可从口腔切除。较大之肿瘤，应在气管插管全麻下经颈部切口切除肿瘤。

3.血管瘤

（1）口咽部血管瘤：常发生于咽后壁及侧壁，为紫红色不规则的肿块。患者常感咽部不适或异物感，常有出血现象。可用冷冻，硬化剂注射，电凝固术，放射治疗。较大的血管瘤，治疗多较困难。

（2）喉咽血管瘤：喉血管瘤较少见，有毛细血管瘤和海绵状血管瘤两种。前者较多。症状多为声嘶、咳嗽，偶见咯血。亦有无症状者，可暂不处理。如有经常咯血而肿瘤较局限者，可考虑电烙术或激光治疗。对出血严重者，宜行气管切开术并喉裂开术下切除肿瘤。小儿声门下血管瘤，对生命威胁较大，应尽早治疗。

4.咽潴留囊肿　黏液腺的潴留囊肿可生长于咽后壁、咽侧壁、会厌谷、会厌游离缘。圆形，色灰黄，大小不等，常无症状，多偶然发现。囊肿小者可以不治疗或用激光烧灼破坏之，大者可以用剥离法切除。

5.咽组织细胞瘤　组织细胞瘤是间充质肿瘤中新的一大类肿瘤，它来源于组织细胞，多发生在四肢、躯干、肺或泌尿生殖系统。头颈部的发病率较低，偶尔发生于咽旁间隙或咽后间隙。无特异的临床表现，早期多为咽异物感。随着肿瘤的逐渐增大，则可出现邻近的组织和器官受压的相应症状，如吞咽梗阻感，喝水呛咳，呼吸不畅，构语不清，睡觉打鼾或耳鸣、听力下降等，严重时可出现吞咽困难。肿瘤表面黏膜大多光滑，无溃疡，触之较硬，常固定不易移动，无触痛。偶尔在颈部触及肿块。良性咽组织细胞瘤最好的治疗方法是手术彻底切除肿瘤。组织细胞瘤多无明显的包膜，与周围组织界线不清，手术不易彻底，术后复发率较高。恶性组织细胞瘤术后应补充放疗或化疗。

（三）口咽部及喉咽部恶性肿瘤

1.扁桃体恶性肿瘤　早期可无症状，一般常见症状有咽部异物感，咽喉疼痛，颈部肿块，一侧扁桃体迅速增大可致吞咽和呼吸困难。肿瘤表面溃破可有痰中带血。诊断：可见一侧扁桃体肿大，表面可呈结节状、菜花状、表面溃疡；或表面光滑，扁桃体呈球形肿大。颈部淋巴结转移发生率较高，发生转移时间较早，转移部位从颈上部至锁骨上窝的淋巴结均可发生。辅助诊断措施包括 CT 及 MRI，确诊有赖于病理活检。需要与单侧扁桃体炎性肿大相鉴别，单侧扁桃体迅速增大或伴有溃疡，伴有同侧颈部淋巴结肿大，而无明显急性炎症者，应考虑为扁桃体恶性肿瘤，必要时行扁桃体活检。手术切除结合放射治疗为主要治疗方法，放射治疗多用颈部外照射。

2. 喉咽部恶性肿瘤　喉咽癌早期缺乏特异性临床表现，因而易被误诊为咽炎或咽喉神经官能症。年龄在 40 岁以上，长期咽部异物感或吞咽困难，尤其是伴有颈淋巴结肿大者，均需常规检查喉部、喉咽，必要时行 X 线片、CT、MRI 检查。症状：咽喉部异物感是喉咽癌患者最常见的初发症状，患者常在进食后有食物残留感；或有吞咽疼痛，初期疼痛较轻，以后逐渐加重。梨状窝癌或喉咽侧壁癌多为单侧咽痛，且多能指出疼痛部位。肿瘤增大到一定体积，阻塞喉咽腔或侵犯食管入口时常出现吞咽不畅感或进行性吞咽困难。肿瘤累及声带，或侵犯声门旁间隙、喉返神经时，均可引起声嘶，常伴不同程度的呼吸困难。因声带麻痹、喉组织水肿或肿瘤阻塞咽腔，在吞咽时唾液或食物可吸入气管而引起呛咳，严重时可发生吸入性肺炎。约 1/3 的患者因颈部肿块为首发症状而就诊，肿块通常位于中颈或下颈部，多为单侧，少数为双侧。肿块质硬，无痛，且逐渐增大。喉咽癌晚期时，患者常有贫血、消瘦、衰竭等恶病质表现。观察喉外形，注意有无喉体增大或不对称，了解喉、气管旁有无肿块，观察喉咽及喉部、梨状窝、环后、喉咽后壁等处有无菜花样或溃疡型新生物，一侧梨状窝有无积液或食物滞留，喉咽黏膜有无水肿等。可行喉镜、CT、MRI 等检查帮助诊断。颈淋巴结穿刺细胞学检查可确定转移癌，病理检查是确诊的依据。应与咽炎及咽神经官能症相鉴别，咽部症状持续，或出现进行性吞咽困难者，应常规行喉镜检查以排除喉咽或食管恶性肿瘤，在排除器质性病变后方能确诊。喉咽部良性肿瘤甚少见，有血管瘤、脂肪瘤、神经纤维瘤及食管平滑肌瘤，影像学检查及病理活检可做鉴别。颈淋巴结结核由结核杆菌感染所致，以颈部包块为主要临床表现，可有结核常见的症状。及时穿刺找到抗酸杆菌可以确诊。喉咽癌的治疗包括放疗、化疗、手术、免疫治疗等方法。

三、航空医学考虑

招飞选拔的对象主要为 18 岁左右的青年，恶性肿瘤少见，确诊为恶性肿瘤者应判定为不合格。咽喉部的良性肿瘤，如果肿瘤引起相应的生理功能改变，使患者不能胜任高强度军事训练，无法承受飞行中缺氧、加速度载荷、高空减压等复杂的航空生理变化，例如，口咽及鼻咽部的较大肿瘤，因阻塞气道出现打鼾、构音不清、呼吸困难的症状，影响日常生活，高空条件下缺氧症状更加严重，这类患者不宜作为招飞选拔人选。

我们总结较常见的两种情况：一是口咽部乳头状瘤，若瘤体体积较小，无异物感，无呼吸、发音及吞咽等功能的变化，手术治疗预后良好，可以合格。二是鼻咽部的纤维血管瘤，由于肿瘤生长扩张能力强，又有凶猛的大出血，虽属良性肿瘤，但治疗复杂，也应从严判定。

总之，我们应该从肿瘤大小、位置、形态等对功能的影响，是否为难治愈易复发来综合考虑，判断是否适合飞行。

四、技术操作规范

目前招飞选拔中主要使用的检查方法和步骤为：

（1）询问病史：主要询问有无疼痛，有无呼吸、吞咽障碍，判断有无声嘶。既往是否就诊治疗过。

（2）视诊：取坐位，处于自然放松状态，检查者用压舌板轻压舌前 2/3 处，使舌背低下，观察口咽部的各种结构，有无新生物，并嘱发"啊"声，可看清扁桃体全貌。

（3）触诊：对于可疑恶性肿瘤患者可行颏下、下颌下、颈部及锁骨上淋巴结的触诊。可根据情况行扁桃体触诊。

（4）声嘶者行喉镜检查：选用 1% 丁卡因喷雾做咽喉黏膜表面麻醉，喷雾麻醉 3～4 次后，取坐位，纤维喉镜远端沿咽后壁缓慢插入，至声门处，观察有无声带息肉、占位性病变及声带运动性病变（喉返神经麻痹等），观察会厌、梨状窝等喉部结构。

（5）后鼻孔及鼻咽部检查

1）检查用间接鼻咽镜进行，或鼻腔内镜检查后鼻孔及鼻咽部。

2）观察鼻咽部有无异常增生（腺样体肥大，肿瘤，息肉等），有无前鼻镜看不到的分泌物等。

3）配合耳气压功能检测，检查咽鼓管咽口区域有无红肿增生。

（6）必要时选择行 X 线片、CT、MRI 检查。

五、异常图谱

见图 3-5-1 ～图 3-5-5。

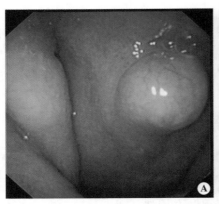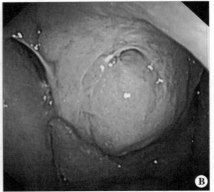

图 3-5-1　鼻咽囊肿，位于鼻咽部的光滑隆起，界线清晰

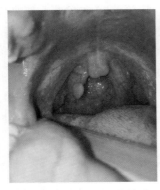

图 3-5-2　口咽部乳头状瘤。肿瘤位于右侧腭咽弓，黄豆大小，粉红色颗粒状，窄蒂。临床症状不明显，易于治愈

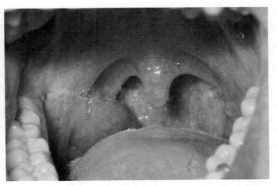

图 3-5-3　单侧扁桃体肥大（右）。表面清洁光滑无溃疡，行扁桃体活检提示炎细胞增生

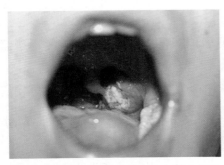

图 3-5-4　扁桃体恶性肿瘤。左侧扁桃体肿大，表面溃烂，附白色假膜。确诊需行病理活检

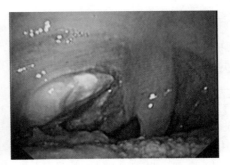

图 3-5-5　扁桃体非霍奇金 B 细胞淋巴瘤。右侧扁桃体肿大，水肿、质脆，表面散在假膜。已病理确诊

（徐　辉　王　枫）

第六节　阻塞性睡眠呼吸暂停低通气综合征

阻塞性睡眠呼吸暂停低通气综合征（obstructive sleep apnea-hypopnea syndrome，OSAHS）是多种原因造成睡眠中上气道不同程度的狭窄或阻塞所引发的以睡眠打鼾、呼吸暂停和日间嗜睡等症状为主的一组综合征。病变位于上气道，却能引起全身合并症，其危害涉及心脑血管、呼吸、消化、血液、泌尿生殖和代谢等多个系统。对于儿童患者来说，其危害更大，除可造成多系统损害外，严重者还可导致语言缺陷、食欲下降、吞咽困难、发育缓慢、肺源性心脏病、生长落后，甚至造成儿童死亡。因此，对 OSAHS 的治疗绝不仅仅是为了消除鼾声和呼吸暂停，也不能停留在解除睡眠间歇低氧和睡眠结构紊乱的层面，而是要从根本上预防和治疗 OSAHS 系统性合并症，提高患者的生活质

量。为了达到这个最终的治疗目标，需要制订科学的治疗策略和方案。近年来飞行人员 OSAHS 屡有报道，虽然发病率较普通人群低，但是对飞行和空中安全的威胁却非常巨大。从另一方面来讲，幼年罹患 OSAHS，对生长发育和学习能力均有不良影响，这部分人群是不适合选入飞行员队伍的。因此，我们应该对 OSAHS 有一正确认识。

一、流行病学

（一）临床分型

临床根据病变部位的不同将睡眠呼吸暂停分为三型：

（1）中枢型，也称膈肌型，即呼吸气流和膈肌运动都有暂停。这是由于呼吸中枢对血液二氧化碳分压变化的刺激感受发生障碍，导致各呼吸肌暂时停止运动出现呼吸暂停。此型不伴明显鼾声，呼吸中枢受损和某些颅脑疾病是其常见病因。

（2）阻塞型，也称周围型，由于上气道阻塞，胸壁肌和膈肌虽然有持续性运动，但是口鼻却没有有效气流通过。

（3）混合型，初时为一短暂的中枢型呼吸暂停，紧接着膈肌运动恢复后延续为阻塞性呼吸暂停。此三种呼吸暂停中，以阻塞型最为常见。

（二）解剖基础

上呼吸道任何部位的狭窄或阻塞都可能导致 OSAHS 的发生。相关的疾病或发育异常包括鼻中隔偏曲、鼻息肉、后鼻孔闭锁、腺样体扁桃体肥大、舌体肥大、咽部及鼻咽部肿块、软腭肥厚、先天性喉软骨软化、喉蹼、喉囊肿、喉气管新生物和气管狭窄、小颌畸形、Treacher Collins 综合征、Crouson 综合征、Down 综合征、先天性或获得性小颌等，这些都是 OSAHS 发生的解剖基础。其中腺样体、扁桃体肥大是引起儿童 OSAHS 最主要的原因。另外 OSAHS 也与变应性鼻炎、慢性鼻窦炎及甲状腺功能减退等疾病相关。

（三）发展规律

鼾声（snore）是睡眠期间上呼吸道气流通过时冲击咽黏膜边缘和黏膜表面分泌物引起振动而产生的声音，其部位始自鼻咽，直至会厌，包括软腭、悬雍垂、扁桃体及腭咽弓、腭舌弓、舌根、咽肌及咽黏膜。响度在 60dB 以下的鼾声，目前认为属正常现象；若响度超过 60dB，妨碍上呼吸道呼吸气流的通过，影响同室人休息或导致他人烦恼时则称为鼾症（snoring disease）。鼾症较轻者（单纯型）不引起明显的缺氧症状；重者（憋气型）鼾声响度可达 80dB 以上，并可伴有不同程度的缺氧症状，此种鼾症实为 OSAHS 征。OSAHS 发病机制包括睡眠中呼吸驱动或通气调节的不稳定，觉醒阈值的增高或减低、低肺容量和上气道肌肉活动异常等因素。

睡眠时呼吸功能降低，表现为每分钟气流量减少。保持咽部气道的反射功能消失，舌肌和咽腭肌等的张力降低，加之咽部气道在解剖上缺乏骨性支架，咽部的正常形状和气道的保持需要依赖感觉和肌肉的反射活动。在生理状态下，吸气时气道产生负压，气道扩张肌和咽肌等收缩，肌张力增大，维持气道开放。任何原因引起保持咽腔开放的肌肉张力减弱或咽腔负压增加，机体无力克服吸气时所出现的咽腔压力低于大气压的状态，就会使咽壁软组织被动型塌陷，出现上呼吸道的阻塞症状和呼吸暂停。持续较久的或反复的呼吸暂停，就会引起低氧血症和高碳酸血症，久之导致全身诸多系统的病理生理变化。

（1）呼吸系统：由于气体交换受阻，动脉氧分压下降，引起呼吸性酸中毒，出现发绀、气促、躁动不安等症状，严重者可能出现呼吸骤停。

（2）心血管系统：呼吸暂停时，低氧导致交感神经兴奋，回心血量增加，小动脉收缩，心排血量增加，引起肺循环体循环压力上升，产生肺循环和体循环压力周期性升高，导致原发性高血压和肺源性心脏病。低氧和高碳酸还可使肾上腺髓质儿茶酚胺分泌增加，引起血压升高，心率加快，甚至各种心律失常。心律失常是睡眠中猝死的主要原因。

（3）血液系统：血氧过低可刺激促红素的分泌增加，导致循环血中红细胞增加，血黏度增加，外周阻力增大，影响血流速度和循环功能。

（4）神经系统：缺氧和循环障碍可导致神经系统受到损害，出现头胀、头痛、头晕、耳鸣。睡眠结构紊乱引起白天困倦、嗜睡；低氧引起脑损害可造成智力减退、记忆力下降、性格改变和行为异常等。

（5）内分泌系统：垂体前叶分泌生长激素主要是在快动眼睡眠期间，患有OSAHS的患儿在睡眠期间生长激素的释放有不同程度的减少，影响患儿生长发育。

（四）发病率

本病的发病率不易确定，其真实的发病者人数很可能超过目前报道的数量。Fairbanks估计美国的发病者数为200万～500万人。Maniglia报道，睡眠呼吸暂停和打鼾是常见病征，美国成年男性的发生率为5%～10%；其中打鼾更为常见，约发生于50%男性和30%女性；认为鼾症是OSAHS的前驱阶段。根据美国流行病学调查估计，40岁以上男性的患病率为1.24%。Fairbanks称30～35岁人群中，有20%男性和5%女性打鼾；60岁左右者，则有60%男性和40%女性打鼾；肥胖者打鼾的要比瘦者多3倍；严重的打鼾者与相同年龄和体重的不打鼾者相比较，前者患高血压的可能性更大，且往往发展成为阻塞性睡眠呼吸暂停。国内韩子刚等进行了13 275人鼾症普查发现，经常打鼾者占18.8%，属于鼾症者（含单纯型与憋气型）483例，占3.64%；其中憋气型鼾症172例，占1.3%。鼾症发生率以45～59岁年龄组为最高，占8.23%，男性明显高于女性，超重型和肥胖型明显高于正常体型的人群。北京协和医院内科于1986～1987年对57例有睡眠呼吸障碍者进行多导睡眠监测，结果显示30例诊断为OSAHS，其中男性26例，女性4例，年龄为37～67岁，90%以上为年龄大于40岁的患者。OSAHS是儿童时期较常见的疾病之一，在儿童中的发病率可高达5%～6%。据文献报道OSAHS的患病率有2个高峰期，第1个高峰发生在2～8岁，主要由于腺样体扁桃体肥大；另一个高峰出现在青春期，主要是由于体重增加。

Guilleminault等指出口腔颌面部畸形与遗传有关，某些严重的OSAHS患者具有家族性，亚洲人头部短而圆，上颌后移，下颌骨前置，产生脸型的后凹感，这使得上气道相对狭小，容易导致上呼吸道阻塞产生OSAHS，因此，亚洲人发生OSAHS概率高于白种人。

总之，本征可发生于任何年龄和性别的患者，包括婴儿和儿童，多见于 40 岁以上男性；女性患者则多见于绝经期以后，其病情多较男性为轻。少数患者可有家族史。

二、诊断和鉴别诊断

（一）临床表现

本病主要症状分为白天和夜间两类症状。白天症状主要有晨起头痛，常感困倦，容易疲劳，过度嗜睡，情绪紊乱，性格怪僻，行为异常，思想不易集中，记忆力衰弱，分析判断能力下降，工作效率减退，易出差错、事故。夜间症状有大声打鼾，呼吸暂停，张口呼吸，不能安静入睡，容易从噩梦中惊醒，同床或同室者常可观察到而患者可能并不自知。为了拮抗呼吸阻塞，患者可有睡时乱动、挣扎、突然挥动手臂，甚至坐起或站立；尚有失眠、梦游、梦魇等，少数患者可有夜间遗尿、勃起障碍。有时睡眠前出现幻觉，夜间全身出汗，流涎，咽喉干燥，吞咽障碍等。还可出现心血管系统和呼吸系统的继发症状，如高血压、心律失常、室性期前收缩、窦性心动过缓或过速及慢性阻塞性肺疾病等。

对于未成年患者，家长首先发现患儿的症状主要是打鼾，其夜间症状包括张口呼吸、憋气、睡眠惊醒、遗尿及晨起头痛等，而婴儿白天主要表现为情绪烦躁及易激惹等；年长的儿童白天主要表现为注意力缺陷和记忆力下降等。严重的可以引起行为异常、学习困难、系统性高血压、右心衰竭，以及其他心血管疾病、胰岛素抵抗、血脂代谢异常等，甚至导致患儿抑郁和缺乏认知等心理疾病。根据国外学者研究发现长期患有 OSAHS 的儿童生活质量明显下降，而长期张口呼吸可导致明显的颌面部发育异常称为"腺样体面容"。

（二）诊断

首先是询问病史，包括患者和家属，了解其夜间睡眠情况，有没有大声打鼾和憋气现象，憋气持续时间及频度，白天精神状态，有没有嗜睡和情绪变化等。观察患者外貌、体型、是否肥胖，是否颈短，有无下颌后缩、小颌等颌面畸形；口咽腔狭小，悬雍垂粗长，舌大后置，扁桃体肥大等；有些合并肥厚性鼻炎、鼻中隔偏曲、鼻息肉及鼻和咽喉部其他病变或肢端肥大症等全身性病症。用纤维喉镜或电子喉镜分别于患者清醒及睡眠状态进行检查，X 线测量法用以发现存在骨骼和软组织畸形的 OSAHS 患者，两者都可以用来判断阻塞的部位和程度，为制订手术方案和评价手术效果提供依据。透视电影包括 CT 和 MRI 的动态影像，能够更清晰地反映睡眠状态狭窄的真实情况，有助于选择手术适应证，从而提高手术成功率。多导睡眠监测法（polysomnography，PSG）是诊断 OSAHS 必不可少的也是最重要的实验室检测手段。作为诊断的金标准，可以对 OSAHS 进行定性、定量判定。目前的 PSG 系统主要由监测床、传感器、前置放大器、红外线摄像系统、计算机辅助系统等组成。它的基本工作原理是各个传感器将机体信号收集后，滤过干扰经前置放大器放大，再由模数转换器将模拟信号转换为数字信号，传输到计算机，受试者的影像信号由红外摄像机同步传输到计算机，在监视器上同步显示并存储到计算机硬盘，计算机辅助软件进行实时或事后分析，最终经专业人员矫正得出分析结果。根据典型的症状体征及相关检查诊断并不困难。

（三）鉴别诊断

1. 婴儿猝死综合征（sudden infant death syndrome，SIDS） 病因不明。看似健康的婴儿，多在睡眠中意外死亡，常发生于 3 周至半岁的婴儿，具有特定年龄分布的特点。易发生于冬季，多见于男婴，部分死亡婴儿可能与上呼吸道感染、喉炎、喉痉挛、鼻塞及体重减轻等有关。也有学者认为 OSAHS 可能是本病的致死原因之一。

2. 发作性睡病（narcolepsy） 为间段发生的突然出现的嗜睡或不能控制嗜睡的状态，可能发生猝倒。患者发病年龄多在 14～16 岁，30 岁以后的成年人发病甚少，男性多于女性，男女比为 1∶0.62。发病时可突然哈欠不断，倒身便睡，发作时间 10～20min，醒后与常人无异，但数小时后可能再次发作。

3. 甲状腺功能减退 是由于甲状腺激素合成和分泌减少或其生理效应不足所致机体代谢降低的一种疾病，可因黏液水肿导致上气道阻塞出现 OSAHS 症状。临床表现为面色苍白、颜面水肿、表情淡漠；记忆力减退，智力低下，腱反射迟钝；心动过缓，血压下降；腹胀，厌食，便秘；肌肉软弱无力，疼痛，强直；女性月经过多或闭经，男性性欲减退，阳萎；幼年发病可有身材矮小，智力低下，性发育延迟等。甲状腺功能检查 TT_4、TT_3、FT_4、FT_3 均低于正常值；病因不同，TSH 可升高、正常或低于正常；X 线检查可有心脏扩大、心包积液，颅骨平片蝶鞍可增大。根据病因、临床表现及实验室检查可做出诊断。治疗采用甲状腺素替代治疗及相应对症治疗。

4. 肢端肥大症 为生长激素分泌异常所导致的罕见疾病。临床呈慢性进展，主要表现为软弱乏力，如青春期前发病可导致巨人症，青春期后发病则表现隐匿，易见病症有渐进性骨骼生长，手足增大，皮肤增厚，颜面粗糙。其骨骼生长主要表现在颜面突出部位和四肢末端等处。可因舌体肥厚导致上气道阻塞出现 OSAHS 症状，恶性睡眠呼吸暂停极少见。治疗目标是生长激素恢复正常，缓解临床症状。

（四）治疗

OSAHS 的治疗目的是为了在睡眠过程中保证上呼吸道的通畅。而目前，还没有一种简单、易行、长期可靠，并为所有患者乐于接受的治疗手段。这也是 OSAHS 相关临床和研究同道面临的挑战和需要致力解决的大问题。随着对 OSAHS 认识的不断提高，国外对于 OSAHS 的治疗已经趋向主要以无创通气技术为主，其中包括持续气道正压通气装置（continuous positive airway pressure，CPAP）、双水平气道正压通气装置（BiPAP）和自动持续气道正压通气装置（AutoCPAP）等。自 2011 年起，CPAP 也作为国人成年患者治疗鼾症及 OSAHS 的首选方式，对这种治疗方法的重视主要是该种措施的可靠疗效，包括对 OSAHS 多系统合并症的预防和治疗效果。另一种治疗方法是手术解除上呼吸道狭窄或梗阻。手术可分为鼻部、鼻咽部、口咽、喉咽区及上呼吸道多层次手术（multilevel OSA surgery）和颜面部骨性正颌手术。医师在进行外科手术治疗前，应详细了解患者的病情及伴随症状，并针对 OSAHS 患者多层面上气道阻塞情况，进行详细的评估，手术方式也应是多平面联合序贯、个性化手术治疗。近年来随着对手术适应证严格把握和术式的不断改进及科学的手术疗效评估，在手术的适应证中除了具备用手术确可以解除的上气道狭窄的轻中度患者外，增加了非手术治疗失败一个条件。总的趋势是手术治疗的病例数量在减少，而疗效在不断地提高，并逐渐杜绝盲目的和不必要的手术。另外还有经口或经鼻的阻鼾装置，因其不具侵袭性，对于轻症或不愿接受手术和呼吸机的患者可以尝试。但长期佩戴的依从性一直是临床要面对的难题。一些生活习惯的改变如戒除烟酒、药物减肥、睡前避免服用催眠药和改仰卧位为侧位睡眠，只能作为治疗的辅助措施。

三、航空医学考虑

OSAHS 在普通人群中的研究较多，在飞行人员中的研究起步较晚，据报道 OSAHS 发病率明显低于一般人群，其发病原因可能与飞行人员的年龄结构以中青年人为主、长期体能训练体型肥胖者少，整体健康水平较高有关。

据美军 1971～1978 年统计，睡眠不足引发的飞行事故为 134 起，占事故总数的 10.5%，占总死亡事故人数的 17%。切尔诺贝利和福岛核反应堆、挑战者号航天飞机等一些举世震惊的事故都在一定程度上与睡眠障碍有关。我国有关飞行人员 OSAHS 的调查显示，在 10 例中、重度嗜睡及精力下降等临床症状的患者中，有 3 例出现了空中错漏动作，其空中发生的安全隐患可能与患者长时间未治疗导致的认知功能损害及情感异常有一定相关性。笔者认为有必要加强各级医疗部门对本病的认识，在飞行部队开展健康教育，指导飞行员进行一般治疗。一篇有关 OSAHS 飞行员引发事故征象的个案报道指出其注意力、集中力、复杂问题解决能力及短时词语、空间信息记忆能力损害明显，而这些认知功能对于安全飞行具有重要意义。徐先荣等对 10 年间住院飞行员耳鼻咽喉头颈外科疾病谱进行分析得出 OSAHS 患病率升至第 4 位，认为一方面因为对该病的认识有所加强，一方面与近年来飞行员代谢综合征患病增加有关。该调查中没有因为本病停飞的患者。空军总医院进行了大量多导睡眠监测（PSG）应用于飞行员 OSAHS 的相关研究证实 OSAHS 是睡眠障碍的一种，除影响飞行人员的身体外，还影响中枢神经系统功能，从而危害飞行安全。对中枢系统的影响主要表现为对飞行员的情绪、认知功能和操作能力的影响，导致飞行事故或事故征候。据国外报道确诊 OSAHS 的飞行员没有经过治疗禁止飞行，在经过 CPAP 等有效治疗后可以特许飞行。我军虽然针对飞行人员 OSAHS 进行了大量研究，但目前飞行人员体格检查标准中对本病没有明确的医学鉴定原则，建议在临床工作中尤其是飞行员的医学鉴定方面需慎重对待。

OSAHS 作为临床上可控可治的疾病，经过治疗完全可以正常工作生活。笔者认为，虽然在招飞标准中未提及其判定方法及标准，但在招飞过程中发现 OSAHS 者，仍应从严把握，予以淘汰。因为一方面该病所致学习困难、注意缺陷、多动障碍对患者的影响可能持续终身，阻碍飞行员培训过程中学习能力的培养；另一方面对于飞行员情绪、认知及操作能力的影响，其潜在的风险也可能带来不可估量的损失。而发病率的升高使这些阻碍和风险进一步增大。

四、技术操作规范

（一）病史询问及一般检查

病史询问主要由患者本人及家属提供其夜间睡眠情况，有无鼾声及憋气，发作的时间及频度，白天精神状态，有无嗜睡、记忆力减退、情绪改变等。体格检查应重点关注是否肥胖、小颌、短颈，有无并发高血压，是否口咽部狭小、舌体肥厚、软腭肥厚、悬雍垂粗长、扁桃体肥大等，有无下鼻甲肥大、鼻中隔偏曲、鼻腔息肉等病变，是否有肢端肥大。

（二）纤维鼻咽喉镜或电子鼻咽喉镜检查

纤维鼻咽喉镜或电子鼻咽喉镜检查应分别在清醒状态和睡眠状态进行检查。

1. 清醒状态　鼻腔咽腔进行表面麻醉，在坐位或卧位进行喉镜检查。然后分别在患者平静呼吸时和捏鼻闭口用力吸气（做 Muller 动作）时，分别观察软腭和舌根后移、咽侧壁向咽腔塌陷及会厌向喉内移动、缩小或遮盖喉入口的情况，进行比较。做 Muller 动作时咽壁向咽腔塌陷程度分度：仅轻微塌陷为轻度塌陷，约达咽腔 1/2 为中度塌陷，约达咽腔 3/4 为重度塌陷，塌陷部位咽腔几乎消失为极度塌陷。

2. 睡眠状态　患者安静入睡（可酌情应用短效镇静药）后，采用电视睡眠可曲式鼻咽镜（video sleep flexible nasopharyngoscopy）进行检查，可以清楚观察到打鼾和呼吸暂停期间，咽腔的塌陷部位和程度，以及会厌软弱向后内倾倒、遮盖喉入口导致呼吸梗阻的情况。

（三）影像学检查

头影测量（cephalometry）分别在坐位和卧位、吸气和呼气时对头部进行正侧位 X 线拍片，测量后鼻棘至枕骨斜坡底，悬雍垂至咽后壁，会厌尖平面舌根至咽后壁的距离。头影测量鼾症患者的特点：①舌和软腭明显增大；②舌骨向下移位；③下颌骨的大小和位置可以正常，但由于下颌体向下移位，使面部增长；④上颌骨位置偏后并且硬腭增长；⑤鼻咽部正常，但口咽和喉咽水平的气道平均缩小 25%，因而引起或加重 OSAHS。

透视电影（cinefluoroscopy）包括快速连续 CT 扫描拍片或 CT 扫描电影（cine CT scenes）、睡眠透视（somnofluoroscopy）等，均为患者清醒或睡眠状态进行的头颈部检查，从动态或接近连续的（CT 扫描拍片）影像上观察鼻咽部、喉咽部、舌体和舌后部及喉咽部气道的狭窄或阻塞情况及程度。

（四）多导睡眠监测

监测内容包括脑电图（electroencephalogram，EEG）、眼动图（electro-oculogram，EOG）、肌电图（electromyogram，EMG）、心电图（EEG）、肺容积变化、气流监测、脉搏血氧监测（SpO_2），其他还包括血压、鼾声、食管压及夜间阴茎勃起功能等。通过对以上内容的监测，可以得到的参数包括总记录时间（total recording time，TRT），总睡眠时间（total sleeping time，TST），睡眠效率 [TST/TRT（%）]，Ⅰ + Ⅱ期睡眠 /TST（%），Ⅱ + Ⅲ期睡眠 /TST（%），Ⅲ + Ⅳ期睡眠 /TST（%），快动眼（REM）睡眠 /TST（%），打鼾时间（snoring time，ST）比 [ST/TST（%）]，呼吸暂停低通气指数（apnea hypopnea Index，AHI），最低指脉氧饱和度（$LSpO_2$）等。

（五）其他检查

儿童病例可在睡眠期间取血检测生长激素浓度；甲状腺功能低下者行甲状腺功能检测；肢端肥大症者可行蝶鞍区、指端骨及其他颅骨、长骨、脊柱骨 X 线拍片或 CT 扫描等。

五、异常图谱

见图 3-6-1 ～图 3-6-22。

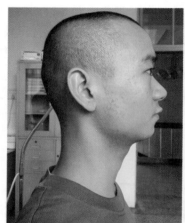
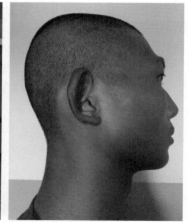

图 3-6-1　我国人正常男性青年侧面观

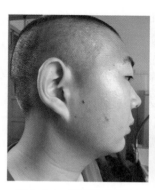
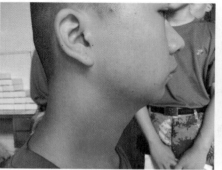
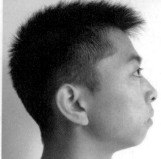

图 3-6-2　轻度下颌后缩　　　　　　　　　　图 3-6-3　轻度小下颌

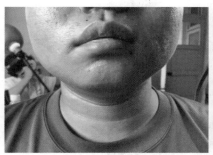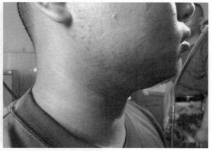

图 3-6-4　短颈，下颌小，体型偏胖，存在鼾症解剖基础

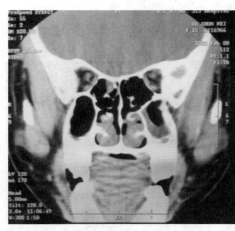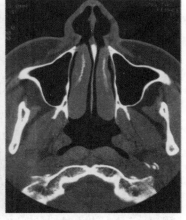

图 3-6-5　肥厚性鼻炎是 OSAHS 鼻腔平面阻塞的主要病因。图片分别为冠状位和水平位 CT 图像，显示肥大的下鼻甲几乎完全阻塞鼻腔，以软组织增生为主。对于阻塞平面位于鼻腔的患者，鼻甲减容手术可以很好改善症状，明显降低 OSAHS 的相关指标

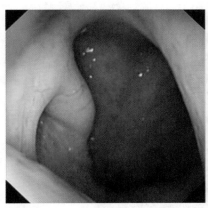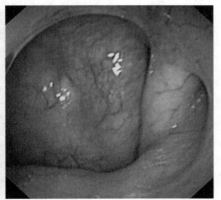

图 3-6-6　腺样体在 6～7 岁时发育最大，其后逐渐萎缩，成年人基本消失。图片为正常鼻咽部图像，可见鼻咽后壁黏膜光滑，咽鼓管圆枕、咽口及咽隐窝结构清晰可见

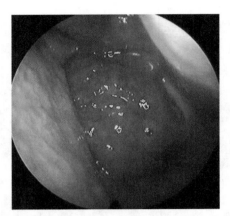

图 3-6-7　腺样体肥大时，鼻咽顶后壁可看到团状软组织阻塞甚至突入后鼻孔，因其程度和部位不同，产生不同临床症状

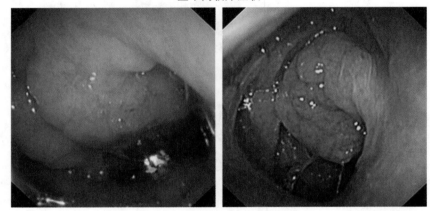

图 3-6-8　腺样体肥大不完全阻塞后鼻孔，因其突出方向和程度的不同，对通气和咽鼓管功能产生不同影响。若凸起于中线处，则对通气影响较大，若向两侧凸起，则对咽鼓管功能影响较大，压迫圆枕影响咽鼓管开放，则会导致分泌性中耳炎

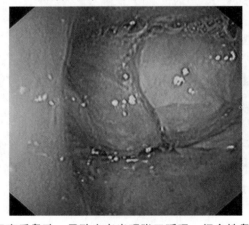

图 3-6-9　肥大腺样体完全阻塞后鼻孔，导致患者出现张口呼吸，闭合性鼻音，症状持续会出现腺样体面容（由于患者长期鼻塞和张口呼吸，引起面骨发育障碍，上颌骨变长，硬腭高拱、上切牙突出，牙列不整齐致咬合不良、下颌下垂、唇厚、上唇上翘、下唇悬挂，且多伴鼻中隔偏曲，加上精神委靡，面部表情愚钝，是为典型腺样体面容）。压迫咽鼓管圆枕会影响咽鼓管通气引流，导致分泌性中耳炎

图 3-6-11 ～图 3-6-14 为电子喉镜自鼻咽部向下观察，不同狭窄情况（清醒状态）。

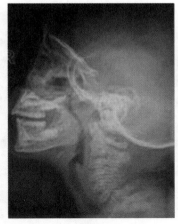

图 3-6-10　鼻咽侧位片显示颅底软组织影极度增厚，气道受压呈一细线状

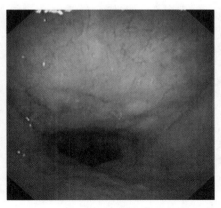

图 3-6-11　鼻咽至口咽黏膜散在增生滤泡，宽度基本正常，不存在狭窄。正常人由于软腭的存在并且经常处于运动状态，咽腔截面呈前后径小于左右径的椭圆形

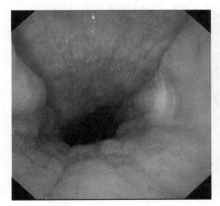

图 3-6-12　黏膜弥漫性肥厚，咽鼓管圆枕下份肥厚，咽腔缩窄，仍属轻度

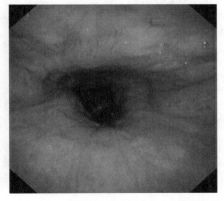

图 3-6-13　软腭平面轻度狭窄，可以看到咽腔两侧壁向中线靠拢，截面呈类圆形

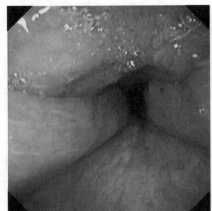

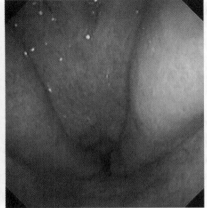

图 3-6-14　咽鼓管圆枕下部明显肥厚，黏膜肥厚，咽腔狭窄较前进一步加重，直接导致呼吸暂停的加重

图 3-6-15 ～图 3-6-18 均为自然张口发"啊"音时所拍摄。

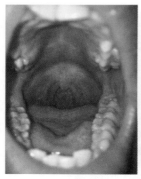
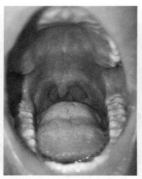
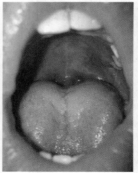
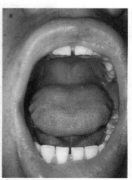

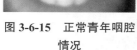

图 3-6-15　正常青年咽腔情况　　图 3-6-16　依次显示自然张口发"啊"音时，暴露软腭、悬雍垂，咽腭弓、舌腭弓及部分扁桃体；暴露悬雍垂根部、软腭；仅可暴露硬腭及部分软腭，咽腔其余结构均被舌体遮挡不可见

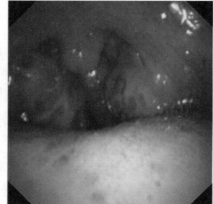
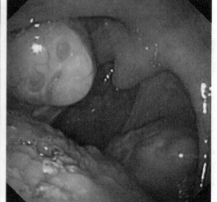

图 3-6-17　扁桃体肥大阻塞口咽平面，扁桃体切除可以完全改善

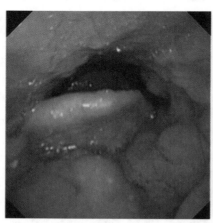
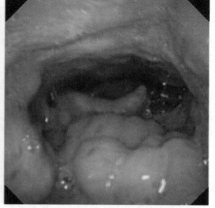

图 3-6-18　咽后壁黏膜轻度肥厚，舌根淋巴组织增生明显，口咽平面存在狭窄。采用等离子、激光等进行舌根淋巴组织消融，减小舌根容积，从而起到扩大咽腔的作用

图 3-6-19 ～图 3-6-22 为同一患者术前和术后的对比照片，狭窄位于口咽平面，均为清醒状态下拍摄。

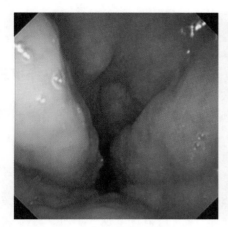

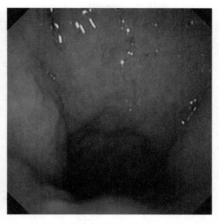

图 3-6-19 为术前自鼻咽部向下所摄取，可以看到黏膜组织增生肥厚明显，左右径极度狭窄

图 3-6-20 为术后第 4 天同一部位，可以看到左右径明显增宽，且大于前后径，可以预测手术效果应该是很理想的

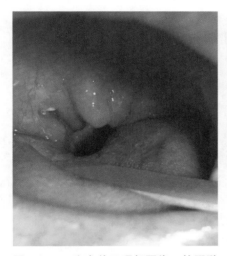

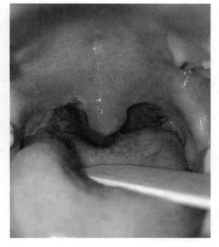

图 3-6-21 为术前口咽部图像，软腭黏膜肥厚多皱褶、脱垂，双侧扁桃体肥大，口咽腔狭小

图 3-6-22 为术后第 10 天，拆除局部残余线头后，悬雍垂仍有水肿充血。可以看到咽弓形态较好，两侧腭弓明显上提，咽腔变宽。创面完全恢复后，水肿消除，瘢痕收缩，症状还会进一步改善

附：[2002 年中华医学会耳鼻咽喉科学分会及中华耳鼻咽喉科杂志编委会制订的阻塞性睡眠呼吸暂停低通气综合征的诊断依据和疗效评定标准]

定义

阻塞性睡眠呼吸暂停低通气综合征（obstructive sleep apnea-hypopnea syndrome,

OSAHS）是指睡眠时上气道塌陷阻塞引起的呼吸暂停和通气不足，伴有打鼾、睡眠结构紊乱，频繁发生血氧饱和度下降、白天嗜睡等病症。

呼吸暂停是指睡眠过程中口鼻气流停止 ≥ 10s。

低通气（通气不足）是指睡眠过程中呼吸气流强度较基础水平降低 50% 以上，并伴动脉血氧饱和度（arterial oxygen saturation，SaO_2）下降 ≥ 4%。

睡眠呼吸暂停低通气（通气不足）指数（apnea hypopnea index，AHI）是指平均每小时睡眠中呼吸暂停和低通气的次数（单位：次/小时）。

阻塞性呼吸暂停是指呼吸暂停时口鼻无气流通过，而胸腹呼吸运动存在。

OSAHS 诊断依据

症状：患者通常有白天嗜睡，睡眠时严重打鼾和反复的呼吸暂停现象。

体征：检查有上气道狭窄的因素。

多导睡眠监测法（polysomnography，PSG）检查每夜 7h 睡眠过程中呼吸暂停及低通气反复发作 30 次以上，或睡眠呼吸暂停和低通气指数 ≥ 5 次/小时，呼吸暂停以阻塞性为主。

影像学检查：显示上气道结构异常。

OSAHS 需与以下疾病鉴别：中枢性睡眠呼吸暂停综合征；其他伴有 OSAHS 症状的疾病，如甲状腺功能低下、肢端肥大症等。

OSAHS 病情程度和低氧血症病情程度判断。

OSAHS 病情程度判断依据	
程度	AHI（次/小时）
轻度	5～20
中度	21～40
重度	>40

低氧血症病情程度判断依据	
程度	最低 SaO_2（%）
轻度	≥85
中度	65～84
重度	<65

以 AHI 为标准对 OSAHS 病情程度判断，注明低氧血症情况。例如，AHI 为 25 次/小时，最低 SaO_2 为 88%，则报告为"中度 OSAHS 合并轻度低氧血症"。

阻塞部位分型

Ⅰ型：狭窄部位在鼻咽以上（鼻咽、鼻腔）；

Ⅱ型：狭窄部位在口咽部（腭和扁桃体水平）；

Ⅲ型：狭窄部位在喉咽部（舌根、会厌水平）；

Ⅳ型：以上部位均有狭窄或有两个以上部位狭窄

手术治疗原则：①对 OSAHS 强调综合治疗。②解除上气道存在的结构性狭窄因素。③根据阻塞部位制订手术方案，对多平面狭窄的患者可行分期手术。④建议对重度患者术前行持续正压通气（continuous positive airway pressure，CPAP）治疗或气管切开术。

OSAHS 疗效评定标准：随访 6 个月和 1 年以上，必须有 PSG 判定结果。

疗效评定标准。

OSAHS 疗效评定标准

疗效评定	AHI（次 / 小时）	SaO$_2$（%）	症状
治愈	＜ 5	＞ 90	基本消失
显效	＜ 2 和降低≥ 50%		明显减轻
有效	降低≥ 25%		减轻
无效	降低＜ 25%		无明显变化

（王　枫）

第 4 章

口腔科常见疾病及评价项目

第一节　颞下颌关节紊乱病

颞下颌关节紊乱病（Temporomandibular disorders，TMD）是口腔颌面部常见的疾病之一，指累及颞下颌关节和（或）咀嚼肌系统，具有相同或相似临床症状的一组疾病的总称。一般都有颞下颌关节区和（或）咀嚼肌疼痛；关节运动弹响、破碎音及杂音；下颌运动异常和伴有功能障碍等三类症状。可单独累及颞下颌关节或咀嚼肌群，也可两者都累及，但又不是指那些具有上述症状但原因清楚的疾病，如类风湿性颞下颌关节炎、感染性颞下颌关节炎和颞下颌关节肿瘤等。

一、流行病学

（一）病因

颞下颌关节紊乱病的病因不清，一般认为与以下因素有关。

1. 咬合因素　咬合因素在对 TMD 患者的检查中常常可发现，包括𬌗干扰、牙尖早接触、严重的锁𬌗、深覆𬌗、多数后牙缺失及𬌗面过度磨耗导致垂直距离过低等。有时一旦消除这些𬌗因素，症状可缓解或消失。

2. 心理社会因素　患者常有情绪焦虑、易怒、精神紧张、容易激动及失眠等症状，有的患者可以明显地存在精神情绪因素与发病之间的因果关系；在慢性迁延性的患者中，也可以发现精神因素对症状反复发作的影响。

3. 免疫因素　关节几乎没有血液供应，软骨细胞被包裹在基质中而远离免疫系统监视，被称为封闭抗原。当软骨表面由于某种原因（如创伤、感染等）发生炎症时，软骨基质被降解，软骨细胞暴露于免疫系统前，可能引起免疫反应，这种免疫反应可进一步破坏软骨。

4. 创伤因素　如偏侧咀嚼、磨牙症、过度开口等使关节负荷过重，造成关节的退行性改变甚至破坏。

5. 其他因素　如关节发育异常因素。

（二）患病率

TMD 为口腔颌面部的常见病和多发病，且为多因素疾病，多年来其流行病学的研究成为各国学者的研究热点。国内外学者对不同人群 TMD 进行了调查，见表 4-1-1。国内一项对 1835 名飞行员的调查显示，TMD 在飞行员中的患病率为 25.78%，而另一项针对空勤人员的调查则显示 TMD 的患病率超过了 75%。不同国家和地区的调查结果差异较大，该差异可能与不同的数据收集方式及对 TMD 的诊断标准不同有关。

表 4-1-1　不同国家 / 地区颞下颌关节紊乱病患病率

国家 / 地区	年龄（岁）	例数（n）	样本量（人）	患病率（%）
芬兰	15 ～ 65	275	312	88.14
美国	19 ～ 25	562	739	76.05
以色列	10 ～ 18	208	369	56.40
中国（山东）	19 ～ 22	237	1297	18.27
中国（四川）	17 ～ 65	1122	5045	22.24
中国（辽宁）	18 ～ 22	345	1637	21.08
中国（南昌）	13 ～ 82	426	1005	42.39
中国（北京）	15 ～ 88	463	1006	46.02

（三）发展规律

TMD 的发展过程一般有三个阶段：功能紊乱阶段（早期）、结构紊乱阶段（中期）、关节器质性破坏阶段（晚期）。早期的 TMD 常常是临床前状态，有的可自限和自愈；有的即使出现临床症状也可经过治疗后痊愈；有的则逐步发展到后期的关节器质性破坏。TMD 虽然病程一般较长（几年或几十年），并经常反复发作，但本病有自限性，一般不发生关节强直，预后较好。

二、诊断

根据临床特点、病变的部位和病理改变的不同，临床上可以分为 4 类。

（一）咀嚼肌紊乱疾病类

咀嚼肌紊乱疾病类主要是关节外疾病，关节的结构本身尚属正常，而以开口度异常和开口型异常及受累肌疼痛为主要临床表现。关节运动时可有弹响发生，弹响多发生于开口末期或闭口初期。X 线检查无骨质改变，可伴有或不伴有关节间隙异常。这类疾病常见的有以下几型。

（1）翼外肌功能亢进：其主要机制是翼外肌在最大开口位时，翼外肌下头继续收缩，把髁突连同关节盘过度地强拉过关节结节。主要症状是弹响和开口过大呈半脱位。弹响多发生在开口末期，为中等频率，单声。弹响发生在一侧时，开口型在开口末期偏向健侧；两侧均有弹响者，开口型不偏斜或偏向翼外肌功能收缩力较弱侧。关节区无压痛及自发疼痛。

（2）翼外肌痉挛：其发病机制是翼外肌处于痉挛状态，呈持续性肌肉小束状收缩。主要表现是疼痛和开口受限。一般无自发痛，在开口、咀嚼食物时自觉关节区深部或关节周围钝痛，翼外肌激惹实验阳性。开口度中度受限，被动开口度可大于自然开口度。不发生弹响。开口时下颌偏向患侧。翼外肌痉挛严重者，可出现急性咬合紊乱。

（3）咀嚼肌群紊乱：除翼外肌痉挛外，其他单一闭口肌或闭口肌群痉挛，常由精神因素，或长期翼外肌痉挛未得到有效治疗发展而来。主要症状是严重开口受限，开口度仅在 0.5～1.5cm，因此开口痛和咀嚼痛反而不明显，也无弹响和杂音，常可触及肌肉痉挛处发硬并伴牙痛，不少患者还伴有头痛。

（4）肌筋膜痛：主要由咬合因素、精神心理紧张、咀嚼肌承受负荷过大、外伤及寒冷刺激等引起。其疼痛性质为局限性持久性钝痛，有明确的部位，并有压痛点。压痛点敏感时称为扳机点，压迫扳机点时可引起远处部位的牵涉痛和不适感，常见扳机点为咬肌或翼外肌。开口轻度受限，用力开口时开口度可达到正常范围，但可引起疼痛。

（二）关节结构紊乱疾病类

关节结构紊乱疾病类为关节盘、髁突和关节窝之间的正常结构紊乱，尤其是"关节盘髁突复合体"出现结构关系的异常改变。继发于咀嚼肌紊乱，以在开口运动中各种不同时期的弹响和破碎音为主要特征，可伴有不同程度的疼痛及开口度、开口型异常。X射线检查一般均有关节间隙异常，但无骨质改变。关节造影或磁共振成像检查可显示关节盘移位，关节盘各附着松弛或撕脱等。

（1）可复性盘前移位：其机制是由于关节盘向前移位，在做开口运动时，髁突横嵴撞击关节盘后带的后缘并迅速向前下继而向前上运动，同时关节盘向后反跳，从而恢复正常的髁突-关节盘的结构关系，在此极为短暂的过程中，发生开口末期的弹响。开口型在弹响发生前偏向患侧，弹响发生后又回到中线。本病除弹响和开口型异常外，关节区常有压痛。X线片（许勒位）可见关节后间隙变窄，前间隙变宽。造影片或磁共振检查可证实关节盘前移位。

（2）不可复性盘前移位：本型机制同可复性关节盘前移位。不同的是，当开口运动时，髁突挤压变形的关节盘不能复位，不能恢复正常的髁突-关节盘关系。临床有典型的关节弹响病史，继之有间断性关节交锁史；进而弹响消失，开口受限，开口时下颌偏向患侧，关节区疼痛；测量被动开口度时，开口度不能增大。X线片（许勒位）常见关节前间隙增宽，造影片或磁共振成像（MRI）可证实为不可复性关节盘前移位。

（3）关节囊扩张伴关节盘附着松弛：此型可以由翼外肌功能亢进发展所致，也可由于开口运动过度或急性前脱位后，关节韧带撕裂未经适当治疗而使关节囊及关节盘诸附着松弛。主要症状与翼外肌功能亢进相似,但因关节结构松弛,开口度过大,故均有半脱位;有的甚至为复发性关节脱位。造影片可证实关节囊扩张和关节盘附着松脱。

(三)关节炎症性疾病类

此类指由过大开口、外伤、咬合因素等,引起滑膜或关节囊的急慢性炎症,不是指由细菌引起的感染性疾病。滑膜炎的主要临床表现为关节运动时发生关节局部疼痛而致关节区轻度肿胀,局部有明显的触压痛,且可伴有同侧后牙不能紧密咬合。关节囊炎在临床上很难与滑膜炎进行鉴别,但其压痛点主要在关节外侧,可能有助于诊断。

(四)骨关节病类

骨关节病类以前称为关节器质性改变类。主要症状除了可同时出现以上几类的症状外,关节运动时可听到连续的摩擦音或多声的破碎音。X线片可见骨质吸收、破坏、硬化、囊性变;髁突前斜面磨平,骨刺形成等;有的伴有上下腔穿通或关节盘移位。

(1)关节盘穿孔、破裂:本病常由关节盘移位发展而成。最常见的关节盘穿孔、破裂部位为关节盘双板区。主要症状是开闭口、前伸、侧方运动的任何阶段有多声破碎音;开口型歪曲;关节区疼痛。

(2)髁突关节骨质退行性变:本病可由关节结构紊乱病发展而来,也可单独发生。主要症状是在开闭口运动中有连续的摩擦音,有的似捻发音,有的似揉玻璃纸音。此型可伴随其他各型而兼有相应的临床症状。X线片可见关节骨硬化、破坏、囊性变、骨质增生、骨赘等。

(3)关节盘穿孔、破裂伴关节骨质退行性变:其临床表现和治疗方法为两者的综合。

三、航空医学考虑

(一)咀嚼功能

咀嚼功能是人体最基本的生理功能之一,是消化系统重要的环节。飞行员长期、高强度、应激性的工作状态需要充足的营养供给保障,严重的颞下颌关节慢性疾病会导致咀嚼功能受限,影响消化吸收,有些还伴有头痛、头晕、耳鸣等其他不适,严重者可影响患者的睡眠及精神状态,影响战斗力。颞下颌关节紊乱综合征还可导致咽部咀嚼吞咽的肌肉群功能紊乱从而影响咽鼓管功能,在飞行过程中气压剧烈变化时,将有可能引起气压损伤性中耳炎。

(二)颞下颌关节脱位

颞下颌关节脱位是指大张口时,髁突与关节窝、关节结节或关节盘之间完全分离,不能自行回复到正常的位置。根据其发作的性质又可分为急性前脱位和复发性脱位。颞下颌关节脱位的临床表现为脱位后不能闭口,前牙呈开𬌗状态,下颌中线偏向健侧,后牙早接触。双侧脱位患者语言不清,唾液外流,面下 1/3 变长。检查可见双侧髁突突出于关节结节前下方，喙突突出于颧骨之下。关节区与咀嚼肌疼痛，特别在复位时明显。复发性脱位则反复出现急性前脱位的状态，患者不敢大张口。复位较容易，部分患者可自行手法复位。

急性前脱位的病因主要有内源性与外源性两种因素。内源性因素包括打哈欠、唱歌、大笑、大张口进食、长时间大张口进行牙科治疗等。外源性因素是指在开口状态下，下颌受到外力的打击；经口腔气管插管、进行喉镜和食管内镜检查、使用开口器、新生儿使用产钳等，用力不当使下颌开口过大，髁突越过关节结节不能自行回位；关节囊和关节韧带松弛、习惯性下颌运动过度、下颌快速运动可增加前脱位的危险。复发性脱位绝大多数则是由于第一次颞下颌关节脱位后未及时治疗、下颌未制动或制动不当所致，患者关节盘附着、关节韧带及关节囊松弛，髁突反复撞击关节结节，使髁突与结节变平，关节窝变浅，咀嚼肌功能失调。

自 2013 年至今，空军总医院共有 3 名飞行人员因颞下颌关节紊乱症而停飞。其中一名飞行员曾在打篮球时受伤导致颞下颌关节脱位，10 年后在一次飞行任务中，因打哈欠张口过大导致颞下颌关节再次脱位，丧失了语音交流功能，发生危险征候。因此，在招飞体检过程中，对于有 TMD 症状者，应详细询问是否曾有颞下颌关节脱位，以免漏诊，对未来的飞行安全造成隐患。

（三）高正加速度作用下对颞下颌关节的影响

国内外研究表明，随着现代高性能战斗机加速性能的大幅提高，正加速度（+Gz）对颞下颌关节可造成多方面的影响。

（1）高 +Gz 作用可能造成颞下颌关节区组织缺血、缺氧：①流体静压高 +Gz 下的流体静压压差增加，心脏泵血至颞下颌关节的阻力增加，血液淤积导致心排血量减少。②肺通气血流交换障碍、组织缺氧，+Gz 会加重肺脏本已存在的通气血流梯度，组织移位致使通气血流交换差，血氧含量下降，氧分压降低。③微循环障碍，微循环改变使颞下颌关节内滑液与周围微循环之间的平衡遭到破坏，导致关节软骨内水分增加，蛋白多糖成分减少致使髁突关节面承受压力刺激的能力下降。

（2）高 +Gz 作用可能引起颞下颌关节的微小创伤：①高 +Gz 下的组织变形移位，颞下颌关节的组织结构缺乏防护，飞行时瞬时的飞行变化作用于下颌骨，使关节内部受到各种方向的压力和撞击，可引起微小的创伤。②自由基损伤，缺血造成全身、脑、眼等损伤，释放出大量的自由基，经循环系统可对局部造成损伤。③生物活性物质，在缺血再灌注早期细胞分泌大量的肿瘤坏死因子，能破坏滑膜和关节软骨。

（3）高 +Gz 作用可能致口颌系统肌肉功能失调：+Gz 条件下肌肉的组织变化随肌肉本身的性质差别而不同，该差异可破坏口颌系统肌肉的肌链平衡，引起颞下颌功能失调甚至结构紊乱。

（4）高 +Gz 下精神紧张：在空战激动或特技飞行时，飞行人员注意力高度集中，精神紧张，可引起咀嚼肌痉挛，应激状态下 +Gz 会加重机体的损伤。

组织缺血、再灌注损伤、组织器官变形移位、口颌系统肌肉失调和精神紧张等都是典型的 TMD 的致病因素，结合飞行员的工作状态，该疾病有随年龄增长而逐渐加重的趋势，有效控制症状已属不易，临床难以快速治愈，所以在体检过程中对于严重的颞下颌关节紊乱综合征应从严掌握。

四、技术操作规范

（1）体检时，受检学生面对医生就座，平视。

（2）观察有无因颌骨发育不佳而造成的颌面部明显畸形、不对称等。

（3）命受检者反复做开、闭口运动，观察开口度是否正常，颞颌关节有无异常摆动。有异常者，检测医生应双手示指压于双侧颞颌关节处，感受开、闭口运动时关节的活动情况，判断颞颌关节有无嵌顿、交锁、弹响、疼痛及压痛等。

（4）重点询问病史，主要是平时有无疼痛、影响咀嚼的情况和有无关节脱位情况。

（5）结果判定：①自述因颞颌关节疾病影响咀嚼反复就医且未能治愈者应从严把握。②曾有颞颌关节脱位病史者应从严把握。③开口中度以上受限（最大开口度小于示指中指宽度）者应从严把握。④开、闭口运动时下颌出现明显的偏斜，并伴有颞颌关节明显的嵌顿、交锁、疼痛及压痛等体征者应从严把握。⑤开、闭口运动时下颌出现偏斜、弹响，关节无嵌顿、交锁、疼痛及压痛等症状，不影响咀嚼功能者可从宽把握。

五、异常图谱

见图 4-1-1。

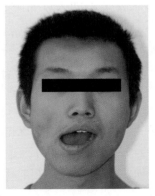

图 4-1-1 可复性关节盘移位，开口型偏向患侧，患者自述曾有颞下颌关节脱位史

（刘　伟　毕云鹏）

第二节　龋　病

龋病是在以细菌为主的多种因素影响下，牙体硬组织发生慢性进行性破坏的一种疾病。龋病是人类最常见的牙齿疾病，引起牙齿颜色、形态、质地的进行性破坏，严重影响发音、咀嚼、语言、美容、社交等活动能力。龋病的发病率高，病程长，很容易被人

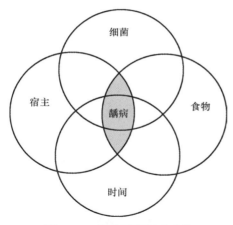

图 4-2-1 龋病四联因素理论

们所忽视，严重影响人类的口腔和全身健康。

一、流行病学

（一）病因

龋病是一种多因素性疾病，目前被广泛接受的龋病病因学说是四联因素理论（图 4-2-1）。四联因素包括宿主、细菌、食物和时间，这四种因素并存的前提下龋病才有可能发生。换而言之，龋病发生要求有敏感的宿主、口腔致龋菌群的作用及适宜的底物，而这些底物又必须在口腔滞留足够的时间。

1. 细菌因素　大量研究已证实，细菌的存在是龋病发生的先决条件。1960 年 Keyes 首先证实龋病是一种感染性疾病，并确定该疾病具有可传染性。口腔中的微生物种类繁多，迄今为止所发现的最重要的致龋菌是变形链球菌，其次为某些乳酸杆菌和放线菌属。这些细菌的致龋特性是基于其利用蔗糖的产酸能力、耐酸能力及对坚硬牙表面的附着能力。在菌斑中生存的变形链球菌可使局部 pH 下降至 5.5 或以下，并能维持相当长时间，避开了唾液的缓冲作用，从而造成局部脱矿，龋病病变过程开始。

牙菌斑是未矿化的细菌性沉积物，牢固地黏附于牙面和修复体的表面，由黏性基质和嵌入其中的细菌构成。细菌主要是借助菌斑黏附于牙面，通过牙菌斑的形式对牙齿产生作用的，没有牙菌斑就不会产生龋齿。

2. 食物因素　食物与龋病的关系十分密切。随着人类进化，食物逐渐精细，精细糖类摄入量的增加，即增加了龋病的发病率概率。流行病学资料发现，蔗糖消耗量大的国家龋病发病率较为严重，反之，蔗糖消耗量少的国家龋病发病率较低。蔗糖及其他糖类的致龋作用必须通过牙菌斑这一特定环境才可能实现。糖的代谢过程就是细菌糖酵解的过程，其终末产物是各种酸，在菌斑的深层可以持续保持低 pH 环境，造成局部牙面脱矿。

3. 宿主因素　宿主对龋病的敏感性涉及多方面因素，如唾液的流速、流量、成分，牙齿的形态结构，机体的全身状况等。唾液对口腔组织的健康有十分重要的作用，唾液的质与量的改变、缓冲能力的大小及抗菌系统的变化，都与龋病发生过程有密切关系。牙齿的形态、结构、排列和成分在龋病发病上亦可起到重要作用，而这些又受到遗传、环境等因素的影响。如牙齿的窝沟处和矿化不良的牙较易患龋；而矿化程度较好，组织内含氟量适当的牙抗龋力较强。机体的全身状况与龋病发生有一定关系，而全身状况又受到营养、内分泌、遗传、机体免疫状态和环境等因素的影响。

4. 时间因素　龋病的发生有一个较长的过程，从初期龋到临床形成龋洞一般需 1.5 ～ 2 年。因此，即使致龋细菌、适宜的环境和易感宿主同时存在，龋病也不会立即发生，只有上述 3 个因素同时存在相当长的时间，才有可能致龋，所以时间因素在龋病发生中具有重要意义。

（二）患病率

目前龋齿流行病调查常用的指数是龋失补（DMF）指数，DMF 为 decayed-missing-filled 的缩写，即龋齿数、因龋失牙数、因龋补牙数的总和。全国第二次口腔健康流行病学抽样调查结果如表 4-2-1 所示。

表 4-2-1　我国 11 省市 5～44 岁年龄不同性别恒牙患龋率　　　（单位：%）

年龄（岁）	男				女			
	D	M	F	DMF	D	M	F	DMF
5	0.54	0.00	0.00	0.54	0.95	0.02	0.00	0.96
12	37.74	0.36	6.00	40.60	47.37	0.47	8.22	51.02
15	42.86	1.30	10.61	47.74	51.74	1.58	14.10	57.11
18	44.25	2.52	15.01	50.52	52.06	3.72	20.02	60.11
35～44	40.93	24.07	16.31	56.45	54.43	28.98	25.04	69.56

龋病的发生具有一定年龄特征，任何年龄的人都可能患龋，但不同年龄的人对龋的敏感程度不同。在人的一生之中，乳牙萌出后不久即可罹患龋病，以后患病率逐渐增高，在 3 岁左右患龋率上升较快，至 5～8 岁乳牙患龋率达到高峰，6 岁左右恒牙开始萌出，乳牙逐渐脱落，患病率逐渐下降。但是，处于年轻期的恒牙尚未矿化完全，亦易患龋。所以 12～15 岁是恒牙龋病的易感时期，因此患龋率又开始上升。25 岁之后由于牙釉质的再矿化，增强了牙对龋的抵抗力，使患龋情况趋向稳定。进入中老年时期，由于牙龈退缩，牙根暴露，此时患龋率可能再次快速上升。

整体而言，龋患具有以下特点：城市高于农村；汉族高于少数民族；沿海地区高于内地。大量调查资料的数据分析表明：恒牙列中，下颌第一磨牙患龋率最高，其次是下颌第二磨牙，随后依次是上颌第一磨牙、上颌第二磨牙、前磨牙、第三磨牙、上颌前牙，患龋率最低的是下颌前牙。在乳牙列中，患龋率最高的牙是下颌第二乳磨牙，其次是上颌第二乳磨牙，随后依次是第一乳磨牙、乳上颌前牙、乳下颌前牙。龋损好发的牙面以咬合面居首位，其次是邻面，再次是颊面。

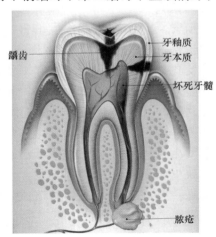

图 4-2-2　龋病的发展

（三）发展规律

龋病首先发生在牙齿表层，其过程经历色、形、质的改变，质变是关键，色、形变化为其结果。随着病程的发展，病变由釉质进入牙本质，组织不断被破坏、崩解而逐渐形成龋洞（图 4-2-2）。龋病的发展规律如下所述。

1. 牙色泽的改变　龋病初始，受累及的牙釉质表层因羟基磷灰石晶体溶解，局部脱矿会发生折光率的变化而表现为肉眼观察时的无光泽的白垩色。脱矿后釉质表层微孔增大、增多，易于吸附外来食物色素，局部呈黄褐色或棕褐色。病变进入牙本质时，可表现为灰白色、黄褐色甚至棕褐色。龋洞暴露时间越长，病程进展越慢，病变颜色越深。外来色素、细菌代谢的色素产物和牙本质蛋白质分解后的变色物质，共同导致了龋坏区的颜色变化。

2. 牙光滑度和硬度的改变　牙体硬组织在龋病发生后都会发生硬度的下降。随着组织脱矿，有机质破坏分解的不断进行，牙釉质和牙本质逐渐疏松变软。临床用探针检查时可以发现，釉质龋坏区有粗糙感，失去原有的光滑度。

3. 组织缺损　龋病由于不断地使牙体组织脱矿和溶解，随着时间的推移，临床上可出现由表及里的组织缺损。早期龋在釉质表面造成微小的损害，然后逐步沿釉柱方向发展，形成圆锥状病损区。釉柱排列的方向在光滑面呈放射状，在点隙窝沟区呈聚合状。

当龋病侵入牙本质后，其发展变快，常沿着釉牙本质界扩展，并形成从顶部向内的圆锥状病损区。早期牙本质龋损的表面，由于表层釉质的覆盖，临床尚未见到明显的龋洞，但表层釉质由于失去正常牙本质支持，称为无基釉，在咀嚼过程中易破损、碎裂，直至形成龋洞。随着龋病的进展，组织缺损逐渐增多，龋洞亦会变得越来越大。

4. 进行性破坏　龋病一旦发生，若环境因素不发生变化则会不断地进展，龋损由小到大，由浅入深，逐渐破坏牙体组织，直至使牙齿成为残冠、残根。在牙体组织遭到破坏的同时，牙髓组织也会受到侵犯，出现牙髓炎症，甚至牙髓坏死，进而导致根尖周病变。这一进行性发展过程可能因机体反应的不同、个体持续时间长短会有所差异，但若不经过治疗，这一过程就不会自动停止，缺损的牙体组织更不会自行修复。

5. 残冠、残根、牙齿缺失的影响　①牙列的完整性遭到破坏：牙齿缺失后，若较长时间不修复，邻近的牙齿由于失去了依靠和约束，会变得倾斜，易造成咬合功能的紊乱。②牙槽骨萎缩：牙缺失后正常咬合力对牙槽骨的生理性刺激不复存在，牙槽骨均会出现不同程度的失用性萎缩，并且会给后期义齿修复及维持口腔颌面部的平衡和稳定带来巨大困难。③咀嚼功能减退：牙齿缺失后，余留牙齿发生了一系列变化，使原本良好的咬合关系发生变化，由于余留牙之间有效功能面积相应减少，咀嚼效能降低。④食物嵌塞：正常牙齿与牙齿之间，排列得十分紧密，邻近的牙齿移动后，牙齿与牙齿会出现缝隙，容易使食物嵌塞到牙齿间隙里，引起口臭、龋齿、牙周病等。⑤牙齿脱落：由于缺牙相邻及对颌牙齿无法获得固有的支撑压力，它们会发生倾斜和伸长等，使牙齿逐渐松动，导致部分牙齿脱落。⑥颞颌关节紊乱：牙齿缺失会引起牙列排列异常，从而破坏正常的咬合曲线，长此以往会造成颞颌关节紊乱。⑦面部畸形：龋病造成患侧牙齿疼痛，导致偏侧咀嚼习惯，从而出现失用侧咀嚼肌萎缩，造成面部不对称。

二、诊断和鉴别诊断

我国龋病·牙周病全国性统计调查委员会制定了《关于龋病牙周病全国性统计调查的规定》,将龋病分为五度,该分类方法与《空军招收飞行学员体格检查办法》中关于龋齿程度的判定相一致,具体如下所述。

(1)第一度(浅龋):在平滑面开始者,表面粗糙,颜色变为暗白或黄褐色;或只有釉质表面剥蚀,无牙本质的龋洞形成。在窝沟内开始者,窝沟变黑,窝沟壁粗糙,能透露出沟内龋坏的颜色,无任何自觉症状,仅在检查时才能发现。

(2)第二度(中龋):龋蚀已达到牙本质浅层,形成龋洞。用探针检查,可探知洞的深度。

(3)第三度(深龋):龋蚀已达牙本质深层,龋洞较深较大,接近牙髓腔。牙髓大多发生充血或变性,可引起牙髓的急、慢性炎症。

(4)第四度(末期龋):牙冠破坏范围很大,牙髓已被感染或坏死,可以引起根尖周围的病变。

(5)第五度(残根):牙冠已全部破坏,仅余牙根残留在颌骨中,残根的尖端有慢性炎症。

对于上述判定的标准,下文将进行逐条分析。

(一)浅龋

龋病损害仅限牙表层时,称浅龋。牙冠部的浅龋为釉质龋或早期釉质龋,牙颈部的浅龋则表现为牙骨质龋和(或)牙本质龋。

1.临床表现　牙面出现白垩色斑块,或黑色着色,局部粗糙感。

2.诊断　龋损部位色泽变棕黑,或表现为龋白斑,呈白垩色改变。或用探针检查时有粗糙感,一般无主观症状。有时采用 X 线片检查可见牙体硬组织密度减低,可帮助发现隐蔽部位龋坏。

3.鉴别诊断

(1)釉质钙化不全:可表现为白垩色损害,但可出现在牙面任何部位,并且其表面光洁,无釉质缺损,而浅龋有一定的好发部位,一般不发生于牙尖、牙嵴、光滑面和自洁区,且表面粗糙。

(2)釉质发育不全:病损也可表现为变黄或变褐,但探诊时坚硬光滑,病变呈对称性,常同时发生于左、右同名牙。

(3)氟斑牙:受损牙面呈白垩色至深褐色横线或斑块,重症时有釉质缺损,病变呈对称性,另外氟斑牙一般在该病的流行地区多见。

(二)中龋

龋损进展到牙本质浅层称中龋,又称牙本质龋。

1.临床表现　有龋洞形成,龋洞中有病变牙本质和食物残渣、细菌等。牙本质软化脱矿，呈黄色或深褐色。过冷或过热刺激可有酸痛感，冷刺激尤为明显，刺激去除后疼痛立即消失，或对酸甜敏感。由于个体差异，有的患者也可以没有主观症状。

2. 诊断　可查及龋洞达牙本质浅层，内有黄褐色或深褐色病变组织和食物残渣等。龋洞探诊质软，可有酸痛感或无自觉症状。邻面的龋洞常不易发现，采用X线片可帮助检查。

3. 鉴别诊断　牙本质过敏症：激发痛，以机械刺激最为显著，其次为冷酸甜。咬合面或牙颈部有磨损的浅黄色牙本质暴露区。探诊在牙面上可找到一个或数个敏感区，引起患者特殊的酸、"软"、痛症状。过敏区探诊硬而光滑。

（三）深龋

龋损进展到牙本质中层以下时称深龋。

1. 临床表现　可见较深的龋洞，探痛明显。引起疼痛以温度刺激为主，对酸甜等化学刺激的反应强度不如中龋。若洞口开放的深龋，当食物嵌入洞中可引起疼痛。位于邻面的龋洞及隐匿性龋洞只能从牙面看到一暗黑色区域，必须仔细探查才能发现。

2. 诊断　深龋洞探诊质软、可有痛感，内有大量深褐色的病变组织和食物残渣等。温度刺激入洞可引起疼痛，温度测试反应同对照牙。位于邻面的龋洞及隐匿性龋洞可通过X线片检查发现。

3. 鉴别诊断　可复性牙髓炎：冷刺激比深龋疼痛明显，温度刺激的疼痛在刺激去除后可有短暂持续后消失，称为一过性敏感。慢性牙髓炎：温度测试可为敏感、迟钝或迟缓痛，可有自发痛、叩痛（＋或 ±）。

（四）第四度龋（末期龋）

牙齿由于龋坏等原因而致使牙冠的大部分缺损称为残冠（末期龋）。

1. 临床表现　牙冠变色，失去光泽。深洞内探诊无反应。患牙对叩诊的反应无明显异常或仅有不适感，一般不松动。有窦型的慢性根尖周炎者可查及窦道开口。

2. 诊断　此时龋病已经深入牙髓腔，牙髓坏死、坏疽已经进入了慢性根尖周炎的阶段。牙冠破坏范围大、侧壁通常不完整、髓腔穿通为该程度的诊断基础，因此较易诊断也无须鉴别诊断。

（五）第五度龋（残根）

牙冠基本缺失，仅剩余牙根，称为残根。

1. 临床表现　牙龈上可见少量腐烂牙冠残留或仅余部分牙根，牙根可浮于牙龈以上或埋入牙龈组织中。

2. 诊断　此阶段由于缺牙时间较长，视诊常可发现缺牙区两侧相邻牙齿倾斜，缺牙区相对的牙齿伸长。由于牙齿咀嚼不便患者容易形成偏侧咀嚼，缺乏自洁作用，患侧可见有大量软垢、牙石堆积，颜面部一侧的咀嚼肌萎缩而出现不对称。

三、航空医学考虑

（一）龋病的治疗

对于未引起牙髓、根尖周炎症的龋坏可采用银汞合金、树脂等材料充填治疗，一般在门诊 1 ~ 2 次即可完成；涉及牙髓组织的缺损，则需要就诊 2 ~ 4 次，先进行根管治疗后再行充填治疗；如果牙体组织缺损较大，根据缺损情况通常采用嵌体、全冠或桩冠等修复方式对牙冠进行保护，恢复其形态和功能。制作时间大概为 1 ~ 2 周，总体耗时约一个半月。缺损严重无法修复者，则需拔除剩余牙体组织，待 2 ~ 3 个月后再采取种植、可摘或固定义齿等手段修复。由于牙科治疗有着就诊频繁、总体耗时较长的特点，因此在就诊期间难免会对飞行学员学习和训练造成一定影响。

（二）航空性牙痛

在飞机上升或下降时，由于气压变化引起的牙痛，称为航空性牙痛（aerodontalgia），或称气压损伤性牙痛（barodontalgia）。其特点是以病牙为中心，向牙齿周围或颌骨处扩散。航空性牙痛在飞机上升至 1.6 ~ 5km 时，开始发生，但发生最多的是在 5 ~ 6km 的高度。上升时呈针刺样牙痛则是牙髓炎。疼痛程度随气压降低而加重，降至地面后疼痛消失或减轻。下降时牙痛为钝痛，其牙髓多半已失活，或合并上颌窦炎。着陆后仍有牙痛，则多是牙根尖周围有病灶存在。发生牙痛的高度有个体差异，但是同一个体发生牙痛高度常是固定不变的。

由于剧烈的牙痛可能造成飞行员头晕或飞行失能，因此该疾病非常值得重视。二战期间美军军事飞行活动中气压性牙痛的发病率在 1% ~ 3%，位列飞行员主诉生理性病痛第 5 位，以及因生理性不适提前结束飞行任务原因的第 3 位。在德国空军的一项采用低压舱对 11 617 人进行了飞行高度为 43 000 英尺（1m ≈ 3.28 英尺）模拟飞行实验中，气压性牙痛的发病率为 0.26%。与之相似的是，0.23% ~ 0.3% 的美军飞行学员在低压舱模拟飞行时患有过气压性牙痛。2004 年 Gonzalez 等的飞行和飞行舱模拟试验中发现气压性牙痛发生率为 2.63%。2006 年和 2007 年分别对 331 名以色列空军，135 名沙特阿拉伯和科威特空军的空勤人员进行试验调查发现，在飞行过程中至少发生一次气压性牙痛的人数分别占实验人数的 8.2% 和 50%。我国在 1979 ~ 1983 年对 11 509 名飞行员的体检中发现气压性牙痛 25 例，发病率为 0.22%。尽管在低压舱中模拟飞行时气压性牙痛等发病率并不高，但也有文献指出，实际飞行过程中，气压性牙痛的发病率约为前者的 10 倍。

对于气压性牙痛等发病原因，Ferjentsik 和 Aker 于 1982 年根据主诉、临床表现、诊断和治疗将航空性牙痛分为四型，见表 4-2-2。

表 4-2-2 航空性牙痛分型

分型	Ⅰ型	Ⅱ型	Ⅲ型	Ⅳ型
症状	起飞过程中出现一过性锐痛	起飞过程中出现跳痛、钝痛	降落过程中出现跳痛、钝痛	起飞和降落过程中出现剧烈的持续疼痛
临床检查	龋坏或修复体牙髓活力测试阳性，X线检查无病理改变	深龋坏或修复体牙髓活力测试阳性，X线检查无病理改变	龋坏或修复体牙髓活力测试阴性，X线检查可见病理改变	龋坏或修复体牙髓活力测试阴性，X线检查可见病理改变
牙髓状态	可复性牙髓炎	不可复性牙髓炎	牙髓坏死	牙髓坏死

1993 年 Kollman 提出三种理论来解释航空性牙痛的发病机制：第一种，根充材料下方或根管壁的气泡膨胀激活感受器；第二种，慢性炎症的牙髓神经末梢受到刺激；上颌窦内的神经感受器受刺激后疼痛放射于牙齿；第三种是指源于上颌窦引发的牵涉性痛，而并非来源于牙髓及牙周组织。感觉神经的分布及上颌牙根尖接近上颌窦底为这种机制提供了有力的解释。航空性上颌窦炎的发病率远远高于航空性牙髓炎。Zadik 报道 18.5%的患者出现航空性上颌窦炎的症状。

虽然航空性牙痛的病因学机制尚无定论，但气压改变是公认的诱发因素。气压的急剧改变仅仅是航空性牙痛的一个诱因。而牙体本身存在的病理因素才是航空性牙痛的主要因素。临床上航空性牙痛的患者一般都能查及以下各种病损中的一种以上情况：如急、慢性根尖炎症，龋齿，不良修复体，根尖周囊肿，上颌窦炎或近期颌面手术病史。Calder 和 Ramsey 在太空舱内通过急剧的气压变化来测试修复及未修复的牙齿是否会造成明显的损害，结果显示：86 颗牙齿中仅有 5 颗出现明显的损伤，这 5 颗牙齿均存在不良修复体，而无修复体的牙齿即使存在龋坏也不会出现损害。这证明不良修复体在牙齿损害中起着重要的作用。2004 年国内一项对于飞行人员口腔疾病 1398 例分析中得出的结果，排列前三位的是龋齿，占 20.8%；龈缘炎，占 17.9%；楔状缺损，占 8.8%。

航空性牙痛的防治关键是及时妥善处理龋齿。因为龋齿常是发生牙髓病的主要原因，而牙髓病又是产生航空性牙痛的重要因素。此外，除去破损的充填材料不合适的义齿，拔掉难以治愈的牙体、牙周炎的牙齿及阻生牙等，对预防本症的发生有益。

四、技术操作规范

（一）口腔检查前准备

（1）环境：诊室应光线明亮，调整好椅位、光源，医生洗手消毒并戴好手套，严格消毒器械，防止交叉感染，特别是门诊需预防医源性感染的发生。

（2）器械：①口镜。检查时左手执口镜，口镜可以用于直接观察牙面情况，也可用于聚集光线。以口镜牵引颊部及推压舌体，便于检查。操作时注意勿将口镜边缘压迫牙龈，使患者产生疼痛或不适感。②探针。两端尖锐，双头呈不同形式弯曲，便于检查邻面。操作时右手执探针，注意检查咬合面的点隙、沟裂，尤其应注意邻面粗糙部位及探查仅靠龈缘下的龋洞，以免误诊。③镊子。呈反三角形，口腔科专用，其尖端弥合，易于夹持敷料、异物。可用镊子检查患牙动度，镊柄可检查患牙叩痛情况。

（3）椅位：为了便于进行口腔检查，要先调好椅位。检查时一般要将受检者的头、颈、背调节呈直线。检查上颌牙时，要将椅背后仰，灯光直射至牙面，医师要充分发挥口镜镜片作用，通过镜片观察上颌后牙情况，否则医师将弯腰仰视，效果及形象均不佳。检查下颌牙时，要使下颌牙平面与地面大致平行，椅背与座位平面大体垂直，但略向后仰，检查后牙时应充分发挥口镜的反光作用。

（二）口腔检查

招飞体检中对龋病的检查主要以望诊和探诊为主。望诊应重点检查牙齿的色泽、缺损、龋洞、畸形、残根、残冠、牙列等。探诊应检查龋洞的深浅、有无探痛。检查应动作轻柔，若初步判定为活髓牙的深龋时，不可贸然深探，以避免探穿牙髓，引起剧痛，增加患者的痛苦。

五、异常图谱

见图 4-2-3 ～图 4-2-7。

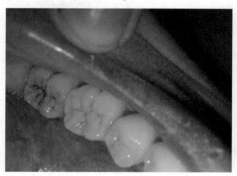
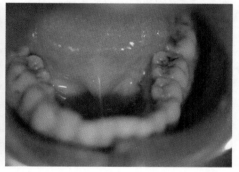

图 4-2-3　一度龋（浅龋）

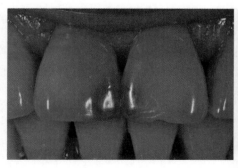
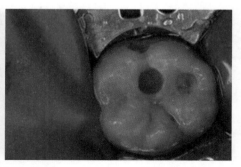

图 4-2-4　二度龋（中龋）

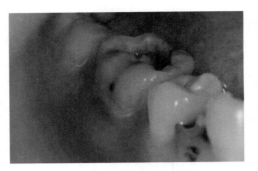

图 4-2-5　三度龋（深龋）

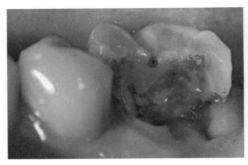
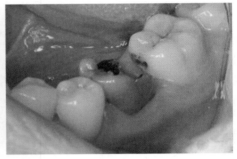

图 4-2-6　四度龋（末期龋），预后效果差

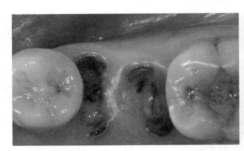
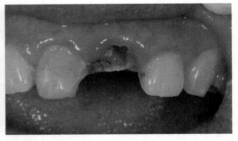

图 4-2-7　五度龋（残根），预后效果不佳

（毕云鹏）

第三节　咬合不良及正畸治疗

在儿童生长发育过程中，由先天的遗传因素或后天的环境因素，如疾病、口腔不良习惯、替牙期障碍等，也可在生长发育后因外伤、牙周病等原因造成的如牙齿排列不齐、上下牙弓𬌗关系的异常、颌骨大小形态位置的异常、面部畸形等称为错𬌗畸形。

一、流行病学

（一）发病原因

错𬌗畸形的形成因素和机制是错综复杂的，其发生过程可能由单一因素及单一机制起作用，也可能是多种因素或多种机制共同作用的结果。同一因素可以造成不同类型的畸形，而同一错𬌗畸形又可因不同因素引起。错𬌗畸形的形成也可能是若干因素共同作用的结果。从错𬌗畸形形成的时间上来划分，错𬌗畸形的病因可分为先天性因素和后天性因素两大类，但是针对个体错𬌗畸形发生机制的角度来说，错𬌗畸形的病因可分为内在的遗传因素和外界的环境因素。

1. *前牙深覆盖*

（1）不良习惯：长期的吮指、咬下唇及舔上前牙等不良习惯，都给上前牙长期施以唇向推动的压力，很易使上前牙唇向倾斜，同时下前牙舌向倾斜、拥挤，从而造成前牙覆盖过大，有可能引起颌骨发育异常。

（2）替牙或萌牙的局部障碍

1）先天缺失：下前牙临床常见缺失 1～2 个下切牙而使下牙弓前段变小，造成下牙弓后缩及前牙深覆盖，可能继发咬下唇或口呼吸习惯而使畸形加重。

2）乳磨牙早失：下乳磨牙早失可导致下牙弓前段变小，使前牙覆盖增大。

3）多生牙：上颌前牙区多生牙可使牙弓变大或引起上切牙唇向错位，造成前牙深覆盖过大。

4）萌牙顺序异常：上第二恒磨牙先于下第二恒磨牙萌出，或上第一恒磨牙早于下第一恒磨牙萌出，或上第二恒磨牙先于上尖牙萌出等，均可能造成磨牙远中关系，而使前牙呈深覆盖。

（3）远中阶梯：上下第二乳磨牙呈远中关系，造成前牙深覆盖。

（4）口呼吸：因鼻呼吸道疾病常造成鼻道部分阻塞，逐渐形成张口呼吸习惯。患者唇肌由于松弛使上前牙唇侧失去正常的压力，两侧颊肌由于拉长而压迫牙弓使之变窄，形成腭盖高拱，造成前牙深覆盖合并上颌或牙弓前突畸形。

（5）佝偻病等全身疾病或钙磷代谢障碍：肌肉及韧带张力弱，从而引起上颌牙弓缩窄，上牙前突和远中错𬌗关系。

（6）遗传因素：其前牙深覆盖多伴有明显的骨骼畸形，如上颌过度发育或下颌发育过小等。

2. *深覆𬌗*　是一种上下颌牙弓和（或）上下颌骨垂直向发育异常所致的错𬌗畸形。

（1）全身因素：儿童时期全身慢性疾病所致颌骨发育不良，后牙萌出不全，后牙槽高度也不足，而前牙尚继续萌出，前牙槽高度过大，或下颌骨向前向上旋转。

（2）遗传或先天因素：上颌发育过大；下颌发骨向前向上旋转。

（3）磨牙严重颊舌向错位，或后牙过度磨耗，使垂直距离降低。

（4）咀嚼肌张力过大，牙尖交错位（intercuspal position，ICP）紧咬合时各肌电位大，抑制后牙槽骨生长。

（5）多数乳磨牙或第一恒磨牙早失，降低了颌间距离，同时缺乏咀嚼力的刺激，影响颌骨及牙槽的发育。

（6）下颌的先天缺失部分切牙，乳尖牙过早缺失。前牙无正常接触而过度萌出。

3. *开𬌗*　在临床上较少见，多见于恒牙期，指的是在正中𬌗位及非正中𬌗位时，上下颌部分牙齿在垂直向无𬌗接触，称为开𬌗畸形。

（1）遗传因素：遗传可能形成开𬌗畸形，但尚需进一步深入研究。

（2）佝偻病：严重的佝偻病是产生开𬌗畸形的重要原因之一；造成前大后小楔形大范围的开𬌗畸形。

（3）口腔不良习惯：可影响口腔及颌面部有关肌肉的动力平衡，从而导致开畸形。不良习惯可造成开𬌗。吐舌习惯是造成前牙开𬌗最常见的原因，因舌体中间厚两侧薄，故呈梭形开隙，常伴有下颌前突和散在前牙间隙。此外，吮拇、咬物和咬唇等习惯，均能在牙列不同的部位产生局部小开𬌗。

（4）下颌第三磨牙：见于前倾阻生或水平阻生时，偶然可推下颌第二磨牙，使其伸长，突出于平面，将其余牙分开，若伴随舌因素，则形成大范围的开𬌗畸形。

4. 反𬌗 俗称"地包天""兜齿"，是一种常见的牙颌面发育性畸形，反𬌗畸形不但影响面部轮廓，而且影响进食及语言。

（1）不良口腔习惯

1）不良的哺乳姿势，如不适当的奶瓶喂奶，下颌需向前用力吸吮，可引起前牙反𬌗。

2）有咬上唇或下颌前伸不良习惯，导致前牙反𬌗及下颌前突。

（2）替牙期的局部障碍

1）乳牙滞留或早失，可造成个别前牙反𬌗或多数前牙反𬌗。

2）上乳磨牙早失，上恒前牙后移，可形成前牙反𬌗。

3）乳尖牙磨耗不足，高出牙弓平面，为避免上、下颌乳尖牙可能产生的早接触，下颌将向前方或侧方移动，形成伴有前牙反𬌗或前牙交叉反𬌗的假性下颌前突。

4）上恒切牙先天缺失，如常见上颌侧切牙先天缺失，可引起上颌前部发育不足，形成前牙反𬌗。

（3）疾病

1）由于腭扁桃体或舌扁桃体的慢性炎症而刺激下颌前伸，久而久之，可导致前牙反𬌗并下颌前突。

2）唇腭裂术后患者常常出现上颌发育不足，易造成前牙反𬌗及近中错𬌗，下颌相对表现前突。

3）佝偻病患者，其钙、磷代谢障碍及面颌肌肉异常动力，常可导致较严重的下颌前突或前牙开𬌗畸形。

4）内分泌疾病，如脑下垂体前叶功能亢进，可引起下颌前突畸形。

（4）遗传性：具有明显的家族史，且下颌骨及颜面畸形异常显著。如先天性愚型患者。

5. 锁𬌗

（1）个别牙锁𬌗：可因个别乳磨牙早失、滞留或恒牙胚位置异常，以致恒牙错位萌出而造成锁𬌗，上下颌第二恒牙磨牙的正锁𬌗在临床较为多见，大多是由于牙弓长度发育不足引起的，是后牙拥挤的一种表现。

（2）单侧多数后牙正锁：常因一侧多数乳磨牙重度龋坏或早失，而不得不用对侧后牙咀嚼，日久失用侧恒牙萌出时易造成深覆盖，由深覆盖再进一步发展为多数后牙正锁𬌗（图 4-3-1）。

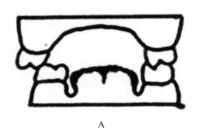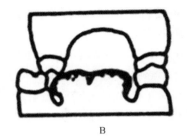

图 4-3-1　锁殆示意图

（二）发病率

错殆畸形的患病率在国内外的报道中差异较大，其原因可能在于制订的各项调查标准的差异所致。目前世界卫生组织仍未制订统一的错殆畸形流行病学调查标准。中华口腔医学会口腔正畸专业委员会于 2000 年在全国 7 个地区组织了 25 392 名儿童及青少年以个别正常殆为标准的错殆畸形患病率调查，分为乳牙期、替牙期和恒牙初期 3 组。这次调查统一了调查标准，又是大样本，因而保证了调查结果的可靠性。调查结果按 Angle 错殆分类法进行错殆畸形的分类统计：乳牙期为 51.84%，替牙期为 71.21%，恒牙初期为 72.92%。

普查发现我国儿童和青少年的错殆患病率近 40 年来有了明显的增高，由 20 世纪 60 年代初的 48% 上升了 20 个百分点。这一情况应引起口腔正畸医务工作者的高度重视（表 4-3-1）。

表 4-3-1　不同国家错殆畸形的患病率

国别	患病率	国别	患病率
美国（白种人）	65.3%	希腊	42.0%
美国（黑种人）	73.0%	埃及	65.7%
英国	32.7%	印度	65.5%
德国	59.0%	土耳其	30.0%
瑞典	90.0%		

（三）发展规律

1. 错殆畸形的危害性

牙列及咬合的异常是人自身所存在的齿科危害的重要因素之一。它涉及口、颌、颅面各领域，并由此直接或间接地引起如下危害。

（1）生理性危害：由于牙齿排列紊乱，并与对颌牙之间存在咬合偏差，所以想要将食物适宜地置于上下牙齿咬合面之间就很困难，为了行使咀嚼功能，下颌运动的范围在很大程度上就会发生偏斜。久之就会诱发咀嚼肌运动失调，并且使咀嚼节奏紊乱。有时甚至会发展到咀嚼肌疼痛、头痛、肩部酸痛。

1）咀嚼效能降低或咀嚼困难：咀嚼功能与殆型密切相关。正常殆者由于咀嚼肌、颞下颌关节与牙殆协调一致，切牙列整齐，牙齿尖窝交错，殆接触面广泛，咀嚼效能高。而错殆畸形患者因牙列排列不整齐，覆殆覆盖异常，上下牙常不能很好地尖窝相对，使咬合接触面积减少且存在着不同程度的殆干扰。其咀嚼肌、颞下颌关节常不能协调一致，对咀嚼功能会有影响，使咀嚼效能不同程度地降低。

雷德伦等对 102 名 6 类错殆患者的咀嚼效能进行了测定，发现错殆者咀嚼效能低，其值为 78.85%，而正常殆者则为 97.95%。他们在比较了 6 类错殆者的咀嚼效能后，认为锁殆患者咀嚼效能最低，其次为开殆。而深覆殆、深覆盖患者的咀嚼效能最高。Hirose 等测定了 26 名错殆者的咀嚼效能，发现上颌前突患者的咀嚼效能较正常殆者低 10% 左右。张跃蓉等研究的偏侧咀嚼者咀嚼效能仅为 60%，杨丹等的研究则表明偏侧咀嚼组的咀嚼效能为正常组的 86%。由此可见错殆畸形对于咀嚼效能有明显的影响。

2）发音障碍：众所周知，牙齿，尤其是前牙作为调音器官之一，其与某些发音有关。例如，前牙区开殆、明显的上颌前突和下颌前突患者，他们常常把"S"发成"θ"、把"Z"发成"δ"等。

3）颌发育异常：在生长发育期，由于某些不良咬合而影响颌面部的发育。尤其是持续的反殆将诱发颌骨发育不良或发育过度甚至不对称发育。严重的时候，正面观反殆有明显不对称。反殆较深和深覆殆都将分别导致上颌齿槽部、下颌齿槽部的前方发育不足。有时还给上颌与其他骨接合处的骨缝生长及下颌的前方生长带来不良影响。

（2）病理性障碍

1）龋蚀：如果牙齿排列紊乱，将导致相邻牙间正常接触点的丧失。由于相邻牙间唇（颊）舌向异位，接触的部位和互相重叠的部分增加，所以其自洁作用降低。滞留的牙菌斑将诱发龋蚀。随着龋蚀程度的加重，将导致牙冠缺损，甚至牙齿脱落，那么相邻牙就会自然移动，对颌牙伸长，所以还将带来新的牙齿排列不整和咬合关系不良。

2）牙周组织疾病：与龋蚀一样，由于牙列拥挤导致自洁作用降低、刷牙困难、菌斑滞留、沉积物贮留、咬合力方向异常等不良后果，因此将引起边缘性龈炎、牙周袋形成。反过来，由于牙齿唇向错位（倾斜）等原因，可见到牙龈（牙槽骨）退缩。如果出现这类症状并伴有咬合创伤，那么症状将会加重、恶化，在很大程度上有可能发展成牙槽脓肿。

3）颞下颌关节症状：一般情况下，咬合干扰（早接触）将使下颌运动轨迹偏斜，与咀嚼运动有关的肌群活动会出现异常，这将导致颞下颌关节负荷异常。一般认为，具有异常牙列和咬合关系的人，很容易发生咬合干扰和异常的牙尖斜面诱导咬合（强制性咬合）等情况。如果这种状态长时间持续下去，将来就会并发下颌关节症状和与之相关联的肌肉疼痛等症状。深覆殆在临床上很常见，严重时下切牙咬伤上切牙腭侧牙龈。深覆殆最大的危害是对颞下颌关节的损伤，尤其是闭锁性深覆殆是颞下颌关节紊乱综合征的常见错殆。此类人群下颌处于远中位置，髁状突位置后移，下颌前伸运动严重障碍。发生颞下颌关节紊乱病时常在张口和咀嚼时关节周围发生疼痛，有患者长期颞颌关节疾病会引起其他部位如头痛、耳内痛等，也可表现为张口伴偏歪，开闭口时关节发生杂音及弹响。严重者容易造成下颌关节脱落张闭口受限严重影响高空飞行，具有一定危险性。

4）外伤：在跌倒和碰撞的情况下，唇向错位（倾斜）明显者切牙和尖牙很容易受伤，常常发生牙折和脱位。这些受伤的牙齿又常常损伤口腔黏膜组织。

（3）心理障碍：人类在社会交往过程中，容貌是给人以重要感官印象的形式之一，容貌是否协调甚至可以决定留给人印象的好坏。如果一个人觉得自己长得不好看，常常会产生自卑心理。除外各种生理性和病理性障碍，单从美观性上来讲，严重的不良咬合可使人心理障碍、性格扭曲，有时甚至导致某种不幸事件的发生。这一点一定要充分地认识到。

（4）其他和全身疾病：对于异常的牙列和咬合而言，如果处于异常位置的牙齿需要做牙冠修复的话，那将增加临床操作的难度，常常需要更大范围的牙冠切削。另外长期咀嚼功能降低，这无疑增加了胃肠道负担，引起全身疾病。

2. 正畸与保持　错𬌗畸形矫治后，牙和颌骨都有退回到原始位置的趋势，正畸临床上称之为复发。为了巩固牙颌畸形矫治完成后的疗效，保持牙位于理想的美观及功能位置而采取的措施，称为保持（retention），它是矫治过程不可或缺的一个重要阶段和组成部分。

由于正畸治疗完成后复发趋势可能始终存在，所以一般情况下正畸治疗完成后要求至少保持 2 年。通常第 1 年需要全天戴用保持器，第 2 年开始根据患者具体情况酌情调整，逐步过渡到夜间戴用，对于某些特殊的错𬌗畸形甚至需要终身戴用保持器。

二、诊断

（一）深覆盖

前牙深覆盖的分类按病因分为三型：①牙型（性），前牙深覆盖主要是因为上下前牙位置或数目异常造成，如上前牙唇向、下前牙舌向错位；或上颌前部多生牙或下切牙先天缺失等。②功能型（性），由于神经肌肉反射引起的下颌功能性后缩。异常的神经肌肉反射可以因口腔不良习惯引起，也可以因𬌗因素导致。功能性下颌后缩，上颌一般发育正常，当下颌前伸至中性磨牙关系时，上下牙弓矢状向关系基本协调，面型明显改善。③骨型（性），由于颌骨发育异常导致上下颌处于远中错𬌗关系。

临床上按深覆盖量的多少可将覆盖分为 3 度：Ⅰ度深覆盖，上前牙切端至下前牙唇面的最大水平距为 3 ～ 5mm；Ⅱ度深覆盖 5 ～ 8mm；Ⅲ度深覆盖 8mm 以上，严重者可达 10mm 以上。

1. 牙型　其上下颌骨之间及与颅面关系一般正常，即磨牙关系为中性。前牙深覆盖主要由于上前牙唇向错位或下前牙舌向错位或两者机制复合所致，没有明显的骨骼异常。

2. 功能型　主要由神经肌肉反射引起的下颌功能性后缩或后退所致。上颌发育一般正常，后牙为远中关系，但让下颌前伸至中性磨牙关系时，其上下颌牙弓关系基本是协调的。

3. 骨型　主要由于上下颌骨发育异常而导致上下颌处于远中错𬌗关系，后牙多为远中关系，可分 3 种情况，具体诊断可结合 X 线头影测量分析。①上颌发育前突：下颌发育正常。②上颌发育正常：下颌发育不足或后缩。③上颌发育前突：下颌发育不足或后缩。

（二）深覆𬌗

根据覆𬌗程度将其分为 3 度。

Ⅰ度：上前牙牙冠覆盖下前牙牙冠的 1/3 以上至 1/2 处；或下前牙咬合在上前牙舌侧切 1/3 以上至 1/2 处。

Ⅱ度：上前牙覆盖下前牙冠长的 1/2 以上至 2/3 处；或下前牙咬合在上前牙舌侧切 1/2 以上至 2/3 处（如舌隆突）者。

Ⅲ度：上前牙牙冠完全覆盖下前牙牙冠，甚至咬在下前牙唇侧龈组织上；或下前牙咬合在上前牙舌侧龈组织或硬腭黏膜上，因此造成创伤性牙龈炎或黏膜损伤。

具体诊断可结合 X 线头影测量分析。

（三）开𬌗

开𬌗指的是上下切牙切缘间的垂直距离，以上颌切牙切端至下颌切牙切端的垂直距离为标准，分为 3 度。

Ⅰ度：上下开𬌗垂直分开 3mm 以内。

Ⅱ度：上下开𬌗垂直分开 3～5mm。

Ⅲ度：上下开𬌗垂直分开 5mm 以上。

开𬌗的范围有大有小，有的是前牙开𬌗，有的是后牙局部开𬌗，有的严重开𬌗是在全口牙齿中只有最后一对磨牙有咬合接触。开𬌗不仅丧失切割和咀嚼功能，而且影响到吞咽、语言、呼吸等功能及颜面外观。开𬌗畸形患者面部骨骼的高度，随开𬌗的程度而增加，严重开𬌗面下 1/3 高度明显加大，下颌角钝，上下唇常不能闭合，常导致牙周及上呼吸道感染，影响健康。

（四）前牙反𬌗

前牙反𬌗、部分合并后牙近中错𬌗，颜面可表现为下颌前突，上颌发育不足的凹形侧面型。

1. 牙源性　多由于牙齿萌出或替换过程中的局部障碍所致，常表现为单纯的前牙反𬌗。反覆盖较小，磨牙关系为中性或接近中性关系。下颌的形态、大小基本正常。

2. 骨源性　多由于遗传和疾病等因素所致，除了前牙反𬌗外常显示反覆盖大。磨牙为近中错𬌗，并伴有颌骨畸形。其可表现为下颌角钝，下颌体长，下颌支短或上颌前部发育不足。颏部明显前突，下颌常不能自行后退。颜面多呈凹面型，有时还伴有开𬌗畸形。这类前牙反𬌗又可分为 3 型：①上颌前部发育不足，下颌发育正常。②上颌发育正常，下颌过度发育。③上颌发育不足伴下颌过度发育。

3. 功能性　由于不良哺乳姿势等而引起下颌功能性过度前伸造成下颌前突和前牙反𬌗，但其下颌形态和大小基本正常，下颌可后退至前牙对刃关系，可称之为假性下颌前突。如不及早矫治，日久可能发展成真性下颌前突。

本病确诊除根据临床表现外，可通过 X 线头影测量协助诊断。

（五）锁𬌗

锁𬌗也有人称之为跨𬌗畸形，是后牙的一种错𬌗畸形。根据上下后牙的颊舌位置关系，锁𬌗在临床上可分为正锁𬌗和反锁𬌗。正锁𬌗是指上颌后牙舌尖的舌斜面位于下颌后牙颊尖颊斜面的颊侧，𬌗面无咬合接触，临床较为多见；反锁𬌗是指上后牙颊尖的颊斜面与下后牙舌尖的舌斜面相咬合，𬌗面无咬合接触，临床较为少见。锁𬌗可发生在牙弓的一侧，也可发生在牙弓的两侧；发生在牙弓一侧者多见，而发生在牙弓两侧者较少见；恒牙𬌗多见而乳牙𬌗较少见。最常见于上下颌第二磨牙，前磨牙区的锁𬌗也较常发生。

三、航空医学考虑

（1）严重的错𬌗畸形正中咬合时没有正常的尖窝对应关系，会对飞行时的抗荷动作造成影响。

（2）严重的错𬌗畸形影响发音，对空中通信带来障碍。

（3）正畸是一个复杂连续的综合治疗过程，通常情况下治疗方案和临床操作自始至终均应由一个治疗医师完成。治疗期间每一个过程都须严格遵照医嘱行事，要定期复诊，疗程一般为 2 年左右，复杂的畸形可能更长。矫治过程中患者一般需每隔 3 ~ 4 周到医院复诊一次，复诊时医师根据错𬌗的矫治情况，对矫治器进行适当的调整。矫治未结束的学员入学后往往会面临中断治疗的情况，进而导致畸形复发。即使入学后在学校所在地继续治疗，由于不同医师矫治理念及方法有所差异，不仅会对学员的学业造成影响，其治疗效果也难以得到保证。

（4）初戴矫正器及每次复诊加力后，牙齿可能会出现轻度反应性疼痛或不适，一般疼痛持续 3 ~ 5d。此种疼痛不适有可能会影响飞行员的心情及飞行时的疼痛，引起注意力分散，造成飞行危险。

（5）在正畸矫正期间牙齿在不断移动，咬合关系不稳定，不能咀嚼硬物及用力咬合，如进食过硬过黏等食物将有可能导致矫正器损坏。矫正器件损坏脱落，飞行学员难以及时复诊修理，在飞行时矫治器脱落可能会造成飞行危险。训练当中，佩戴矫治器会增加口腔颌面部损伤的风险。

四、技术操作规范

（1）检查时由两名医生分别独立重复检查，检查过程中被检查者采取坐位，轻度张口，医生采用口镜检查即可。

（2）视诊：注意牙列的完整性，牙列有无异常，牙齿缺失的数目、与邻牙接触的情况，以及上、下牙列的咬合关系是否正常，有无超𬌗、反𬌗、开𬌗、深覆𬌗、对刃𬌗、锁𬌗等异常。

（3）错𬌗畸形的患者常伴有牙体缺损、缺失，颞颌关节紊乱等疾病，体检时应尤为注意。

（4）正常牙列做正中咬合时，通常除下颌第一切牙和上颌第三磨牙与对颌一个牙相对外，其余均为一个牙与相对的两个牙交错相对的咬合关系。

（5）对于正在矫治中的学员，其治疗史不应作为评判是否合格的参考基础，应以临床实际检查时的咬合关系为准。

五、异常图谱

图 4-3-2 ～图 4-3-13。

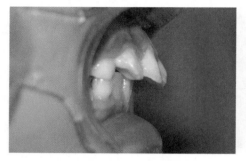

图 4-3-2　Ⅲ度深覆盖

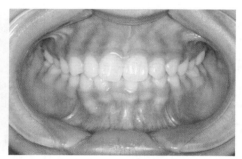

图 4-3-3　Ⅱ度深覆𬌗

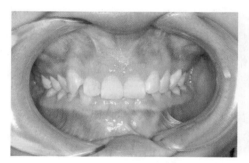

图 4-3-4　Ⅲ度深覆𬌗

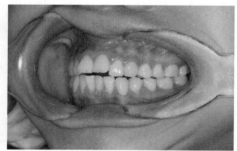

图 4-3-5　Ⅰ度开𬌗

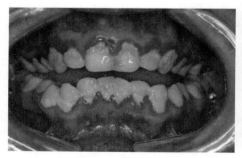

图 4-3-6　前牙Ⅱ度开𬌗，仅双侧 7 有咬合。因缺少咀嚼的自洁作用，全口中度牙龈炎，牙面软垢Ⅲ度

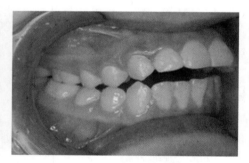

图 4-3-7　前牙Ⅲ度开𬌗

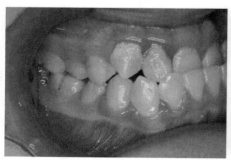

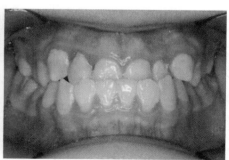

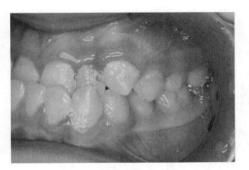

图 4-3-8　牙源性反𬌗

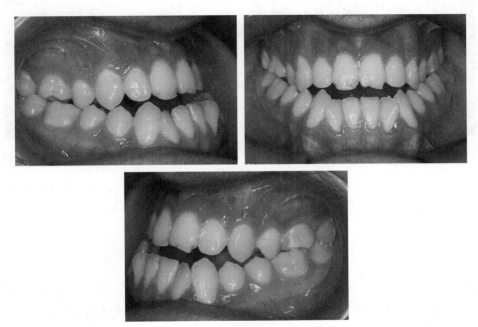

图 4-3-9　骨源性反𬌗

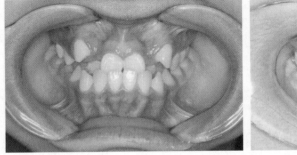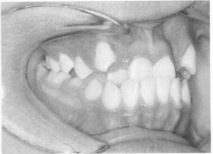

图 4-3-10　反𬌗矫治前

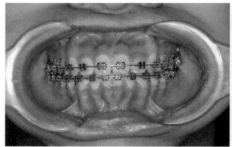
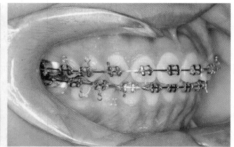

图 4-3-11　反𬌗矫治结束前，尚未拆除弓丝，覆𬌗覆盖、尖窝关系正常

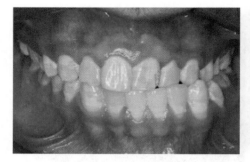
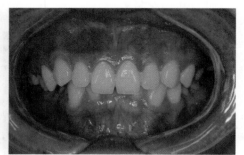

图 4-3-12　前牙反锁𬌗　　　　　　　　图 4-3-13　后牙正锁𬌗

（高　原　毕云鹏）

第四节　牙　周　病

　　牙周组织（牙齿的支持组织）包括牙龈、牙周膜、牙槽骨和牙骨质。牙周组织疾病（简称牙周病）是指以牙菌斑为始动因子，发生在牙齿支持组织上的感染性疾病，是一种破坏性疾病，也是最常见的口腔疾病，其发病率高，严重危害人类口腔健康。关于牙周组织疾病，通常有两层含义：广义的牙周组织疾病泛指发生于牙周组织（包括牙龈、牙周膜、牙槽骨和牙骨质）的疾病，主要包括牙龈病和牙周炎两大类，见图 4-4-1；而狭义的牙周组织疾病则仅指造成深层牙周支持组织（牙周膜、牙骨质和牙槽骨）破坏的牙周炎，又称为破坏性牙周病，而不包括牙龈病。

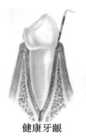
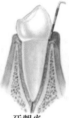
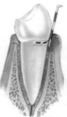
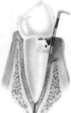
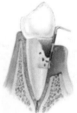

健康牙龈　　　　牙龈炎　　　　牙周炎早期　　　牙周炎中期　　　牙周炎晚期

图 4-4-1　牙周病的不同发展阶段

一、流行病学

（一）病因

牙周组织疾病的病因较为复杂，是一个多因素疾病，其病因既有局部性因素也有全身性因素，两者密切相关，影响病变的发生、发展和预后。

1. 局部性因素（局部性促进因子） 如口腔卫生不良、菌斑、牙石、食物嵌塞、咬合创伤、医源性因素、接触点不良、吸烟等。

2. 全身性因素（全身性促进因子） 如内分泌功能不良、代谢紊乱、免疫缺陷、慢性损耗性疾病、营养不良、遗传因素、精神压力等。全身性因素可使宿主抵抗力减弱，导致牙周组织对细菌损害易感，从而容易发生牙周病。

在众多因素中，牙菌斑（尤其是龈下菌斑）中细菌及其产物积聚是引起牙周疾病的始动因素，其他局部因素的存在可以促进由细菌引发的牙周组织破坏。同时牙菌斑的作用也受到全身防御机制的调控和其他局部性因素的影响，全身性因素可改变宿主对局部菌斑细菌刺激的反应。当细菌侵袭力和宿主防御功能之间维持一种动态平衡状态时，牙周就处于健康状态；当细菌侵袭力增强，宿主抵抗力降低时，动态平衡遭到破坏，称为生态失调，可导致牙周病变进展。

（二）发病率

第二次全国口腔健康流行病学调查使用社区牙周指数（CPI），抽样检查了 11 个省市 12 岁、15 岁、18 岁、35 ～ 44 岁、65 ～ 74 岁五个年龄组共计 117 260 人的牙周状况。结果表明全国 6 个区段均健康的人数很少，且随年龄的增长逐渐减少，见表 4-4-1。2005 ～ 2007 年第三次全国口腔健康流行病学调查，抽样检查了 30 个省市共计 93 862 人的口腔健康情况，如表 4-4-2 所示，其中 35 ～ 44 岁年龄组的牙龈出血检出率最高，达 77.3%。调查结果还显示该年龄组的牙周健康率为 14.2%，65 ～ 77 岁年龄组牙周健康率为 13.6%；牙周探诊深度及牙周附着丧失随年龄的增长而增加，牙石的检出率较高且随年龄的增长而呈逐渐升高的趋势。牙龈探诊出血阳性率随年龄增长而减少。牙周炎的患病率随年龄的增长而逐渐升高。

表 4-4-1　全国 12 ～ 74 岁者五个年龄组均健康的人数和百分数

年龄（岁）	受检人数（人）	健康人数（人）	百分数（%）
12	23 452	7272	31.01
15	23 452	5062	21.58
18	23 452	3475	14.82
35 ～ 44	23 452	668	2.85
65 ～ 74	23 452	132	0.56

表 4-4-2　全国 12 ～ 74 岁年龄组牙石和探诊出血检出率

年龄（岁）	牙石检出率 (%)	探诊出血阳性率（%）
12	59.1	57.7
35 ～ 44	97.3	77.3
65 ～ 74	88.7	68

（三）发展规律

1. 对口腔健康的影响　牙周炎引起的长期溢脓、口臭、牙齿移位、错乱和缺失，是导致成人牙齿丧失的最主要原因，而且牙周组织健康程度也影响着修复治疗的质量和修复体的寿命。

2. 对全身健康的影响　①由于牙周病造成一组牙齿或全口牙齿松动甚至丧失，而严重影响咀嚼和消化功能，增加了胃肠道的功能负担，再加上脓液无意识的吞咽，造成消化系统病等，临床上很多牙周病患者患有胃肠疾病。②牙周病晚期常发生牙周脓肿、疼痛不能进食，甚至引起附近组织的感染和全身不适，晚期牙周病还可引起逆行性牙髓炎。③细菌和组织分解产物侵入血液后，可引起菌血症、脓毒血症、败血症。④甚至成为病灶病，造成远隔器官的病损，如关节炎、虹膜睫状体炎、肾炎等。⑤可以诱发或加重一些系统性疾病的发生发展，如糖尿病、心血管疾病、低体重早产儿、阻塞性呼吸道感染和类风湿关节炎等，严重危害人体健康。

二、诊断和鉴别诊断

（一）牙龈炎

目前的《空军招收飞行学员体格检查办法》对于增生性牙龈炎的判定标准为：
（1）轻度：牙龈增生达牙冠 1/3，局部炎性浸润，龈缘沟少量结石。
（2）中度：牙龈增生达牙冠 1/2，炎性浸润明显，易出血，可见食物残渣堆积。
（3）重度：牙龈增生超过牙冠，炎症多已消退，增生之牙龈韧而实。

虽然该标准为增生性牙龈炎的判定，但多种牙龈炎症均可表现为牙龈的出血、肿胀、增生，其发展规律亦相似，因此该标准在体检时的判定范围应涵盖所有符合描述的牙龈炎类型，以下对相关疾病进行逐条讨论。

1. 慢性龈缘炎
（1）病因：长期堆积在龈缘附近牙面上的菌是该病最重要的始动因子。其他局部因素如牙石、不良修复体、食物嵌塞、口呼吸等，可加重菌斑的堆积，加重牙龈炎症。
（2）临床表现：轻度龈炎只侵犯游离龈和龈乳头，严重者可波及附着龈。牙龈颜色鲜红或暗红；龈缘变厚，龈乳头圆钝，光亮，点彩消失；牙龈质地松软脆弱，缺乏弹性。牙龈探诊出血，刺激后出血。由于牙龈的炎性肿胀，龈沟深度可超过 3mm，但龈沟底仍在釉牙骨质界处或其冠方，无结缔组织附着丧失，X 线片示无牙槽骨吸收。龈沟液量较健康龈增多。

（3）诊断：①牙龈的色、形、质发生上述改变。②无牙周袋，无附着丧失，无牙槽骨吸收。

（4）鉴别诊断：慢性牙龈炎需与早期牙周炎相鉴别。应仔细检查磨牙及切牙的邻面有无附着丧失，𬌗翼片有无早期的牙槽嵴顶吸收以进行鉴别。

2. 增生性龈炎

（1）病因：主要的局部因素为菌斑、牙石、口呼吸、牙齿错位拥挤、未充填的龋齿、龈𬌗充填体的悬突及其他不恰当的牙科治疗，也可能与内分泌影响有关。

（2）临床表现：好发于青少年，女性多见。龈增生一般进展缓慢，无痛。通常发生于唇颊侧，偶见舌腭侧，主要局限在龈乳头和边缘龈。口呼吸患者的龈增生位于上颌前牙区，病变区的牙龈变化与邻近未暴露的正常黏膜有明显的界线。可能由于局部抵抗力下降和组织表面干燥环境的改变所致。其他因素引起的可位于某一局部或全口牙龈。牙龈增生大多覆盖牙面的 1/3 ～ 2/3。一般分为两型，炎症型（肉芽型）和纤维型。炎症型表现为牙龈深红或暗红，松软，光滑，易出血，龈缘肥厚，龈乳头呈圆球状增大；纤维型表现为牙龈实质性肥大，较硬而有弹性，颜色接近正常。临床上炎症型和纤维型常混合存在，病程短者多为炎症型，病程长者多转变为纤维型。

（3）检查和诊断：①主要发生于青少年。②牙龈肥大且具有龈炎的临床表现。③龈袋深度在 3mm 以上，但无附着丧失。

3. 青春期龈炎

（1）病因：与牙菌斑和内分泌有关。青春期牙龈对局部刺激的反应往往加重。局部刺激可引起牙龈明显的炎症，色红，水肿，肥大，成人后，即使局部刺激因素存在，牙龈的反应程度也会减轻，但要完全恢复正常，需去除这些刺激物。青春期牙龈病的发病率和程度均增加。保持良好的口腔卫生能够预防牙龈炎的发生。

（2）临床表现：青春期发病，边缘龈和龈乳头均可发生炎症，其明显的特征是龈乳头肥大，牙龈色、形、质的改变及牙龈出血与普通炎症性龈病相同。牙龈肥大发炎的程度超过局部刺激的程度，易于复发。

（3）诊断：①青春期发病。②有增生性龈炎的临床表现。③牙龈肥大发炎的程度超过局部刺激的程度。

（二）牙周炎

在现行口腔教材中，对于牙龈炎、牙周炎的区分是按照有无附着丧失或牙槽骨吸收为标准。在《空军招收飞行学员体格检查办法》中描述的"萎缩性牙龈炎"显然应属于牙周炎的范畴，该方法中对牙周炎的判定标准如下。

（1）萎缩性牙龈炎的判定：①轻度，牙龈萎缩，牙根暴露 2mm 以下，牙无松动。②中度，牙龈萎缩，牙根暴露 2 ～ 4mm，牙松动 1 度。③重度，牙龈萎缩，牙根暴露 4mm 以上，牙松动 2 ～ 3 度。

（2）牙周病的判定：①轻度，牙周袋深 2 ～ 3mm，无溢脓或少许溢脓，牙松动 0 ～ 1 度。②中度，牙周袋深 3 ～ 5mm，溢脓较多，牙松动 1 ～ 2 度。③重度，牙周袋深超过 5mm，溢脓多，牙松动 2 ～ 3 度。

上述牙龈、牙周疾病可综合判定。

下面将对于临床上最常见的慢性牙周炎、侵袭性牙周炎的病因和临床表现分别进行讨论。

1. 慢性牙周炎

（1）病因：牙周炎是多因素导致的疾病。牙菌斑微生物是引发慢性牙周炎的始动因子；细菌激发的宿主炎症反应和免疫反应也是造成和影响牙周组织破坏的重要原因；牙结石、食物嵌塞、不良修复体，以及牙列不齐可作为促进因素加重和加速牙周炎的进展。

患者全身健康状况和宿主防御功能是决定牙周炎病情严重程度、破坏范围、进展速度的重要因素。而某些因素，如环境因素和行为因素（如吸烟、精神压力）等也可能成为牙周炎发生的危险因素。

（2）临床表现：①牙龈慢性炎症，牙龈有不同程度的慢性炎症，颜色暗红或鲜红，质地松软，牙龈水肿边缘圆钝，探诊出血，或有溢脓；炎症程度一般与牙石、菌斑量一致。②附着丧失，牙周袋形成，附着丧失＞1mm；牙周袋表面牙龈红肿或探诊出血，探诊深度超过3mm，袋底位于釉牙骨质界根方，有别于因牙龈肥大所致的假性牙周袋。③牙槽骨吸收，早期X线片显示，牙槽骨嵴顶处硬板消失或呈倍状凹陷，进一步扩展可出现水平或垂直吸收。可有牙齿松动，咀嚼无力或疼痛，可有牙周脓肿。④牙周炎，常侵犯全口多数牙齿，也有发生于一组牙（如前牙）者。磨牙和下前牙区是本病的好发部位。⑤多根牙分叉区相通，多根牙的分叉区受累严重时，2个或多个分叉区可相通。⑥病理分型，根据牙周组织破坏的程度，可分为轻、中、重度3型。同一患者口腔内可同时存在不同炎症程度的患牙及健康或仅患牙龈炎的牙齿，应针对不同病情分别制订治疗计划。⑦其他伴发病变和症状。

2. 侵袭性牙周炎

（1）病因：其病因尚不明确，主要有2个因素，即菌斑微生物及造成其滞留的局部因素和机体防御能力缺陷的全身因素。菌斑微生物中的伴放线杆菌是局限性侵袭性牙周炎的主要致病菌，牙龈卟啉单胞菌、福塞类杆菌、伴放线杆菌、直肠弯曲菌、中间普氏菌、侵蚀艾肯菌、核梭杆菌、牙密螺旋体等牙周致病菌与广泛型侵袭性牙周炎有密切关联。

（2）临床表现：本病主要病理改变同慢性牙周炎。牙周袋形成，牙龈的炎症，牙槽骨吸收，牙齿松动；此外，快速的附着丧失和骨破坏，牙周组织破坏的程度与菌斑量不相符，附着丧失和牙槽骨吸收有局限性，伴放线杆菌的比例升高，吞噬细胞异常也是它们的共同表现。

局限型侵袭性牙周炎除具有上述共同表现外，还有以下特点：①患者发病年龄较小，常发生于青少年；②患者口腔卫生情况一般较好，早期的菌斑、牙结石量很少，牙龈表面的炎症轻微，但有深牙周袋，牙周组织破坏程度与局部刺激物的量不成比例；③主要侵犯第一恒磨牙和恒切牙，除此以外的牙齿不超过2颗，局限于第一磨牙或切牙的邻面附着丧失，至少涉及2个恒牙，其中1个为第一磨牙，其他磨牙（非第一磨牙和切牙）不超过2个；④对所感染的病原菌有高水平的血清抗体反应。

广泛型侵袭性牙周炎除有上述共同表现外，还有以下特点：①通常发生于 30 岁以下者，但也可见于年龄更大者；②广泛型累及的牙齿多，病变广泛而严重，所涉患牙具有广泛的邻面附着丧失，累及除切牙和第一磨牙以外的牙齿数 3 颗以上；③有严重而快速的附着丧失和牙槽骨破坏，呈明显的陈旧性。如果年轻患者的牙结石等刺激物不多，则炎症不明显，但有少数牙松动、移位或邻面深袋，局部刺激因子与病变程度不一致，应重点检查切牙及第一磨牙邻面，并拍摄 X 线片，颌翼片有助于发现早期病变。有条件时可做微生物学检查以发现伴放线杆菌，或检查中性粒细胞有无趋化和吞噬功能的异常，若为阳性，则对诊断本病有意义。

三、航空医学考虑

如前文所述，中、重度的牙龈增生，会有牙龈出血等症状，对外观容貌也会有明显的影响，由于影响口腔清洁，该疾病往往会发展成为牙周炎。牙周炎尤其在其晚期可造成牙齿疼痛、松动、出血、牙周溢脓，明显降低了咀嚼效率，增加了胃肠道的负担，甚至可能引起其他全身性疾病。牙齿的疼痛、出血也有可能分散飞行员的注意力，影响任务的完成。牙周病所造成的牙周脓肿是航空性牙痛的诱发因素之一，而航空性牙痛所产生的剧烈疼痛则极有可能造成飞行员的头晕或飞行失能。中重度的牙周炎会引起牙齿明显的松动，对飞行员实施抗荷动作也有一定的影响。因此，在招飞体检过程中对于中、重度增生性牙龈炎及牙周炎应予从严把握。

四、技术操作规范

口腔检查前的准备与龋病的检查相同，在此不再赘述。下面重点就牙齿松动度及牙周袋深度的检查进行介绍。

1. **牙齿松动度检查** 检查时，用镊子夹持患者前牙的切缘或将镊子尖置于磨牙咬合面的窝沟，做唇（颊）舌（腭）及近、远中方向的摇动，判断牙齿的松动度。根据牙齿的松动程度不同，临床上可分为 Ⅰ ～ Ⅲ 度。

Ⅰ 度牙齿松动为唇（颊）舌（腭）方向的动度，其他方向没有松动，或牙齿动度在 1mm 以内。

Ⅱ 度牙齿松动为唇（颊）舌（腭）方向及近远中方向两个方向的动度，或唇（颊）舌（腭）方向动度在 1 ～ 2mm。

Ⅲ 度牙齿松动为牙齿存在唇（颊）舌（腭）方向、近远中方向及垂直向三个方向的动度，或唇（颊）舌（腭）方向动度大于 2mm。

2. **牙周袋深度的检查** 牙周袋是牙周病最重要的临床表现之一。一般认为龈沟的正常深度为 0 ～ 3mm，超过 3mm 称为牙周袋。检查牙周袋时应用特制的牙周探针探测牙周袋的深度及袋的分布情况。

探查牙周袋的深度通常使用改良握笔法。将牙周探针与牙体长轴平行，紧贴牙面，避开牙石，轻轻插入袋底，探诊力量不宜过大，以 20 ～ 25g 为宜。探查牙周袋时牙周探针应沿着牙周袋底的走势提插行走，以了解袋底与根面的附着水平及牙周袋的分布情况。

用上述方法探测到的牙周袋深度，通常记录的只是龈缘顶点到袋底之间的距离，而不能反映牙周破坏的严重程度。牙周附着水平能较客观地反映出牙周组织的破坏程度即附着丧失的程度，在测量牙周袋深度后，当探针尖沿牙根面退出时，探寻釉牙骨质界位置，测得釉牙骨质界到龈缘的距离，将袋深度减去该距离即为附着丧失的程度。若两数相减为零，或不能探到釉牙骨质界，则附着无丧失；若牙龈退缩使龈缘位于釉牙骨质界的根方，则应将两个读数相加，得出附着丧失的程度。

五、异常图谱

见图 4-4-2 ～图 4-4-10。

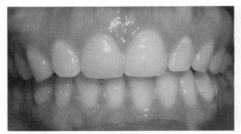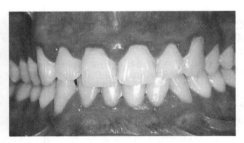

图 4-4-2　正常的牙龈组织　　　　　图 4-4-3　慢性龈缘炎（轻度）（1）

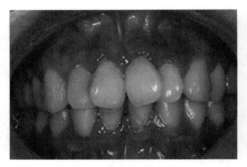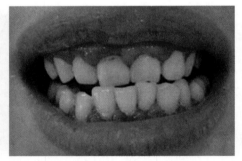

图 4-4-4　慢性龈缘炎（轻度）（2）　　图 4-4-5　增生性牙龈炎（轻度）

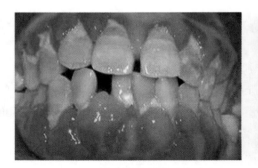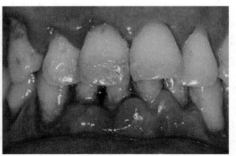

图 4-4-6　增生性牙龈炎（中度）　　图 4-4-7　增生性牙龈炎（中度）伴牙周溢脓

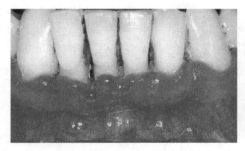

图 4-4-8　中度牙龈萎缩，牙松动 1 度

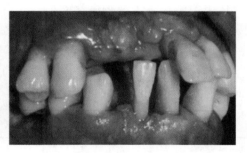

图 4-4-9　重度牙龈萎缩，牙松动 3 度

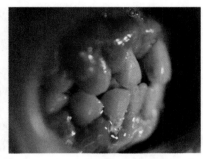

图 4-4-10　中度牙周炎，牙龈溢脓超过 4 对

（毕云鹏　王丽泉）

第五节　裂　纹　舌

裂纹舌（fissured tongue）又称为沟纹舌、阴囊舌、皱襞舌，是发生在舌背黏膜的一种常见疾病，其主要临床特点是舌背表面有深浅不一、长短不等、规则或不规则的裂沟，是异常舌形的一种。该疾病大多数无自觉症状，因此在临床上有一定的隐匿性，故患者多在舌体出现炎症或查体时才被发现。

一、流行病学

裂纹舌在中医诊断学中也称为"龟裂状舌面"，传统医学认为裂纹舌多为阴虚热盛之证。现代医学研究表明舌上浅裂纹主要是由于舌背黏膜萎缩，使舌纵纹或横纹透出表面而形成。舌的深裂纹则为较严重的舌萎缩性病变，使舌上皮层失去正常结构，部分乳头变扁平而融合，部分则萎缩断裂形成裂纹。其镜下观察主要有 5 个特点：①病损区的丝状乳头增大（521μm±204μm），毛状结构消失；②沟纹底部及侧壁无乳沟，仅为黏膜隆起；③非角化细胞表面的微列为分枝或平行排列，角化的"蜂窝"状细胞较少见；④细胞表面微生物附着很少；⑤沟纹内和乳头之间可发现 2～5 个细胞长度的楔形裂隙。

裂纹舌是临床最常见的口腔黏膜损伤。引起裂纹舌的常见原因：①营养物质缺乏；②机体水液缺乏；③年龄增长的影响（年龄越大越易发生裂纹舌）；④慢性病影响；⑤解剖异常；⑥遗传因素；⑦其他因素。

近年来关于裂纹舌流行病学的报道，不同国家患病率差异较大。相同国家不同地区的患病率亦不相同且不同研究者在同一地区的统计结果也不尽相同，该差异可能与研究对象的人种、年龄、样本量大小及诊断标准不同有关，见表4-5-1。孔晓鸿等分析 19 200 名学生招飞体检的检查结果发现，裂纹舌的患病率约为 4.78% 左右，且患病率有随年龄增长而增加的趋势。

表 4-5-1　不同国家／地区裂纹舌患病率

国家／地区	年龄（岁）	患病例数（n）	样本量（人）	患病率（%）
土耳其	6 ～ 12	8	906	0.9
土耳其	0 ～ 60	67	1041	6.4
巴西	12 ～ 78	51	511	10
伊朗	> 30	63	1581	4
印度	12 ～ 80	734	4926	14.9
匈牙利	1 ～ 14	297	1017	29.2
也门	12 ～ 15	49	202	24.3
沙特阿拉伯	平均 34.9	160	599	26.7
约旦	32.9±14.8	13	100	13
马来西亚	平均 37.7	82	600	13.7
以色列	16 ～ 59	752	2464	30.5
斯洛文尼亚	25 ～ 75	339	1609	21.1
泰国	> 60	140	500	28
希腊	> 65	31	316	9.8
中国（武汉）	0 ～ 50	29	6321	0.5
中国（上海）	1 ～ 96	348	11054	3.15
中国（云南）	14 ～ 48	56	508	11

二、诊断和鉴别诊断

（一）分类与诊断

裂纹舌的舌部沟裂形态各不相同，可出现以下几种裂沟。

（1）脑回型：这是较深的裂沟，纡曲似大脑回沟，一般无中缝，沟回呈钝圆形，波及全舌。舌体较大，菌状乳头常增生。

（2）叶脉型：裂沟似叶脉，舌背正中有一纵形沟，较粗大，为两侧自后斜向前外的裂沟，同时舌边缘则呈短的锯齿状深沟。

（3）横沟型：全舌的裂纹呈横行波浪状弯曲深沟，无中央沟，一般舌乳头并不消失。

目前对裂纹舌的诊断和分类尚无统一的标准，根据范围和深度的划分，大致可分为两类：一是依据裂纹的部位和范围。Schaumann 等将裂纹舌分为中央型和边缘型，但仅有 1～2 条正中裂纹的舌则不包括在内。Farman 将该病分为六型：①皱褶型（脑回型）；②双裂纹型；③中央纵裂型；④边缘纵裂型；⑤有中央沟的放射型（叶脉型）；⑥无中央沟的放射型。二是根据裂沟的长度和深度。Axèll 认为只有当裂纹至少在 15mm 长、2mm 深时，才能诊断为裂纹舌。

招飞体检过程中，孔晓鸿、刘伟等综合了上述两种分类方法。

（1）依据裂纹舌占舌体前表面的面积（将舌体依人字沟，从前到后横向分为 3 等份）及沟纹深浅划分为：①轻度，沟纹仅发生在 1 个区域段及沟深不超过 3mm；②中度，沟纹发生在 2 个区域段及沟深超过 3mm；③重度，沟纹发生在 2 个区域段及沟纹已超过 3mm，或沟纹发生在 3 个区域段及沟深超过 3mm。

（2）依据症状程度划分：①自发痛，不进食或饮淡盐水时疼痛；②刺激痛，进食刺激性食物时疼痛；③无症状，平时及进食刺激性食物时无症状。该分类法简单、直观、易于操作，被目前招飞体检工作所采用。

（二）鉴别诊断

裂纹舌临床表现典型，较易诊断，在检查时应与以下几种疾病相鉴别：梅 - 罗综合征的肉芽肿性舌炎、梅毒性舌炎、维生素 B_2 缺乏性舌炎等疾病。

1. 梅 - 罗综合征　病因不明，多数学者认为该疾病是对于某种感染的变态反应并具有一定的致病遗传因素基础。梅 - 罗综合征多发于青少年阶段，有三大主要症状：①肉芽肿性唇炎；②面神经麻痹。③裂纹舌。还伴有舌尖感觉异常、吞咽困难、偏头痛、流泪、听觉过敏及伴风湿性病变。

约 1/3 的患者出现面瘫及裂纹舌，裂纹可发生于整个舌部，沟纹呈脑回状，其实质是因舌部肉芽肿舌炎所致，形似叶脉状，裂纹深度不等且排列对称，舌部乳头可全部消失，舌发生弹力性肿胀，使得原有裂纹更加清晰。因此，裂纹舌且伴有肉芽肿舌炎是梅 - 罗综合征与裂纹舌的鉴别诊断依据。

2. 梅毒性舌炎　为苍白螺旋体感染所致的舌部表现。三期梅毒可造成深层硬化性舌炎，其症状为舌前 1/2 的舌体实质性增厚，稍硬，于舌正中有一条纵向 1cm 沟，其两侧有长短不一的浅沟，沟间似裂瓣状，称为"鳄鱼舌"。舌硬化主要是由于纤维性增生，舌面常为灰白色，有时可发生浅溃疡。结合全身临床表现及实验室检查不难鉴别诊断。

3. 维生素 B_2 缺乏性舌炎　维生素 B_2 缺乏在口腔主要有三大症状：①口角炎；②唇炎；③舌炎。早期舌部自觉干燥、有烧灼、刺痛感，此后，舌肿大呈品红色，菌状乳头充血水肿，当核黄素缺乏进一步发展，继而出现丝状、菌状乳头萎缩，使舌面部分光滑，散在沟裂，舌边缘水肿而出现明显的斜形裂缝，舌部疼痛明显，舌面也可有许多深裂沟，将舌面分割成卵圆石样。此疾病在全身多表现为眼、皮肤、口腔、生殖器四个部位的病变，与裂纹舌鉴别时可综合分析，必要时结合实验室检查。

三、航空医学考虑

大多数裂纹舌患者常无自觉症状，因此，轻中度、无症状的裂纹舌并不会对飞行安全造成影响。重度裂纹舌沟纹深者，易滞留食物残渣与微生物而引起沟底的炎症感染、舌干苦、充血及食物引起的刺激性痛。若反复发炎，可造成口臭、舌体肥大、自发痛明显，在飞行过程中分散飞行员注意力，进而影响飞行安全。并且由于裂纹舌为非自限性疾病，一旦患病，一般终身不愈，且随年龄增长沟纹深度加深，因此在招飞体检中，对轻中度、无症状者予以保留；对重度、有自觉症状、不易治愈及影响功能者应严格把握。

四、技术操作规范

检查时由两名医师分别独立重复检查。检查过程中学生采用坐位，轻度张口，舌稍伸至口外，舌体松弛，医师用镊尖轻轻分拨舌黏膜，舌裂纹即可显示，而后详细询问是否有舌部的自发痛、进食时刺激痛病史并记录。对于裂纹舌程度较重者可使用牙周刻度探针，垂直轻探至测沟纹沟底，读取探针刻度，帮助诊断疾病严重程度。

五、异常图谱

见图 4-5-1 ～图 4-5-4。

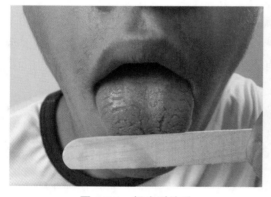

图 4-5-1　轻度裂纹舌

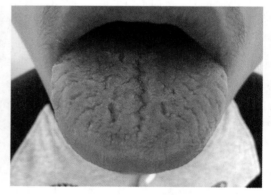

图 4-5-2　中度裂纹舌

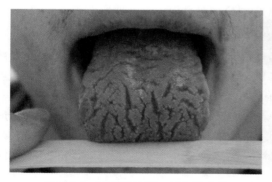

图 4-5-3　重度裂纹舌，无自觉症状

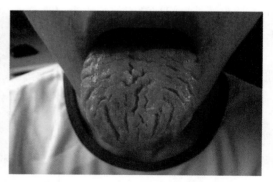

图 4-5-4　重度裂纹舌，有自觉症状

（毕云鹏　董智伟）

第六节 地 图 舌

地图舌（geographic glossitis）又名良性游走性舌炎，是一种临床常见的非感染性炎症性疾病，主要表现为舌部丝状乳头剥脱红斑区，其周围伴有黄白条状微凸边缘，病理特征为非特异性炎症表现，当舌部以外的口腔黏膜受累时称异位性地图舌（游走性口炎），其临床表现与组织病理学特征与地图舌相似。

一、流行病学

目前地图舌的病因尚不完全明确，患病与年龄因素有关，儿童多发；危险因素包括遗传、免疫、精神压力、过敏体质、吸烟、锌缺乏及内分泌等；患者可伴发其他疾病，如裂纹舌、糖尿病、银屑病、胃肠功能紊乱、唐氏综合征或灼口综合征等。

地图舌病损区的白色边缘是真正的病变，它不是角化过度，而是：①细胞间水肿；②白细胞浸润和微脓肿；③由于糖原的发生及蛋白质合成降低而导致角化缺乏；④表面细胞的坏死脱屑增多和变质白细胞增加。地图舌的红色剥脱区是愈合区，该区域是在上皮下与上皮间显示部分单核细胞浸润的慢性炎症，上皮细胞的胞质蛋白合成细丝结构，但尚未达到全部转化成角质的程度，从而造成角化不全，此后逐步恢复乳头上皮。

目前不同国家、地区报道的该病患病率差异较大，且不同研究者在同一地区的统计结果也不尽相同，见表 4-6-1，该差异可能与应用不同的临床标准和调查方法有关。

表 4-6-1　不同国家地区地图舌患病率

国家 / 地区	年龄（岁）	患病例数（n）	样本量（人）	患病率（%）
巴西	0 ~ 12	101	1211	8.34
匈牙利	1 ~ 14	58	1017	5.70
西班牙	6	38	786	4.83
美国	2 ~ 17	105	10030	1.05
美国	> 17	319	17235	1.85
巴西	0 ~ 45	29	587	4.94
土耳其	13 ~ 83	62	5150	1.20
土耳其	5 ~ 95	8	765	1.05
土耳其	13 ~ 16	23	993	2.32
土耳其	> 60	7	111	6.31
以色列	18 ~ 90	315	2464	12.78
土耳其	6 ~ 12	16	906	1.77
中国（武汉）	0 ~ 50	29	6321	0.46
中国（广东）	3 ~ 17	78	1968	3.96
中国（北京）	2 ~ 6	91	1384	6.58

二、诊断和鉴别诊断

（一）诊断

根据舌背、舌缘、舌尖等病损好发部位和病损区形态不断变化的游走特征可以做出诊断。一般无须进行病理检查。

该病的基本损害为舌部表面炎症边缘区及丝状乳头剥脱的一种良性炎症症状。其特征为单一或多形性的红色丝状乳头剥脱斑，它可以具有或不具有白色凸起、匐行性边缘镶的边（即白色角质堤），它又与红色剥脱区间杂，每天出现游走性的变化，呈地图样。地图样损害除常累及舌部外，也有少数情况亦可发生于其他黏膜部位，如唇、颊、软硬腭及牙龈等处，故称地图样口炎。如炎症加重，患者可出现疼痛感，影响饮食。

在招飞体检过程中，对于地图舌的诊断分度应参照表4-6-2，对于舌部有显著的红白色炎症性边缘且伴有饮食痛或自发痛者应归为重度并予以淘汰，其余可归为轻度，按合格处理。

表 4-6-2　地图舌的表现

各种地图舌的表现	1. 无白色损害	（1）小红色斑块、斑点、轻型丝状乳头呈粉红色至红色剥脱区
		（2）大斑块剥脱及轻度炎症边缘
	2. 有白色损害	（1）广泛性粗大白色环状堤，炎症不明显
		（2）显著的红白色炎症性边缘

临床根据病损形似地图，边扩展边修复的游走性及病理检查即可做出正确诊断。

（二）鉴别诊断

1. 舌扁平苔藓　舌扁平苔藓主要发生区域在舌前2/3和边缘。形态表现多样，可有网纹状或圆形斑块状白色角化病变。患者一般无主观症状。病损区无游走性和不定形性。病理检查显示上皮过度角化或角化不全；在粒细胞层显著增生；基底层细胞可见坏死液化变性，基膜下大量的淋巴细胞浸润。

2. 红斑性念珠菌病　该病常见于长期大量使用广谱抗生素的患者，多为急性萎缩性念珠菌口炎，临床表现为舌背乳头斑块状萎缩，黏膜充血，常伴发口角炎。患者首先出现味觉异常或丧失，同时伴有口干、有灼烧感及疼痛，少数人有发木不适等症状。

三、航空医学考虑

该疾病病程可从数月至数年，自行缓解或反复发作，亦可数年后并发裂纹舌，大多数患者无症状，对飞行安全不会造成影响。少数炎症加重，进食辛辣、酸咸食物时有刺痛，甚至出现明显的自发痛，在执行任务时有可能分散飞行员的注意力，影响飞行安全。

四、技术操作规范

检查时由两名医师分别独立重复检查。检查过程中学生采用坐位，轻度张口，舌稍伸至口外，舌体松弛，如舌体暴露不足，检查医师可辅以口镜牵拉口角。地图舌患者应重点询问舌部的自发痛、进食时刺激痛病史并记录。对地图舌伴有裂纹舌者，按其相应的操作方法进行检查。

五、异常图谱

见图 4-6-1 ～图 4-6-4。

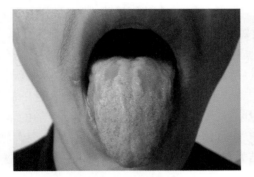

图 4-6-1　轻度地图舌

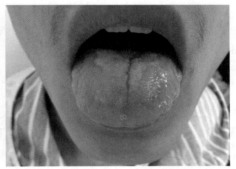

图 4-6-2　轻度地图舌伴发裂纹舌

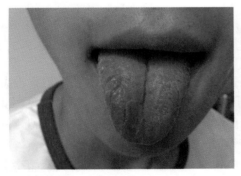

图 4-6-3　地图舌伴发裂纹舌（重度），无
　　　　　自觉症状

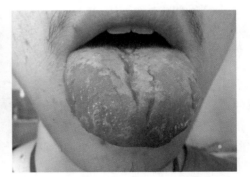

图 4-6-4　地图舌伴发裂纹舌（重度），有
　　　　　自觉症状

（毕云鹏）

第七节　舌系带过短

舌系带过短是一种常见的先天性发育异常的口腔疾病，这种疾病常可使舌体活动受限，导致卷舌、伸舌困难。严重者可影响正常的发音、吞咽和进食。由于该疾病引起的

临床症状并不明显，因此在招飞体检中不易被发现。

一、流行病学

1. 病因 目前关于先天性舌系带过短的病因尚不十分明确。多数学者认为这种疾病多发于男性，具有明显的遗传特征，因此是一种与 X 染色体有关的遗传性疾病。后天的舌系带过短多由于慢性炎症刺激或外伤引起的瘢痕，导致舌系带挛缩变短所致。

2. 发病率 根据 K.S.Josep 报道，目前该病的发病率为 6%，其中男性多发，男女比例为 3∶1。该病的发病率受地区影响。而我国学者分别就婴儿期、学龄前期和学龄期的舌系带过短发生率进行过分段统计，结果示婴儿期的舌系带过短发病率最高为 24.4%。而到了学龄前期发病率降到 7.3%。到了学龄期，发病率降到最低，6%。由此可见舌系带过短的发病率是随着年龄的增长而逐渐降低的，说明舌系带过短在发育过程中存在一个自行调整的过程。

3. 发展规律 舌系带位于舌下口底区，是在颌面部中线处形成的连接舌尖后方舌体、舌腹正中的一条黏膜皱襞样系带，由疏松的结缔组织构成，因此具有明显的功能改建的特点。舌系带与舌腹的附着点过于靠近舌尖或口底下颌骨黏膜反折处过于靠近下颌舌侧牙槽嵴顶造成系带附着异常，引起舌系带过短。该病好发于婴幼儿，随着年龄的增长发病率显著下降。可能是由于随着年龄的增长和舌体活动的增多，导致舌系带逐渐增厚、拉长，达到了功能性改建。张庆华的调查结果显示该病的发病率区域性明显。但是否存在民族和种族的差异性，则未有明确报道。

二、诊断与鉴别诊断

（一）诊断

临床上评价舌系带过短的详细诊断分类主要有两种：一种是以舌系带距离舌尖的长短及伸舌、卷舌时舌体的位置和舌尖的形状可分为正常、Ⅰ度、Ⅱ度、Ⅲ度，见图 4-7-1。

正常：舌系带距舌尖距离为 d ＞ 3mm，舌体转动灵活，舌尖无阻力舔触上腭正中，舌体前 1/3 可自由伸出口外，舌尖前伸时成梭形。

Ⅰ度：舌系带距舌尖距离为 2mm ＜ d ＜ 3mm，舌体能够卷起，但舌尖不能完全触及上腭，舌尖可伸出口外，舌尖前伸时呈圆弧形。

Ⅱ度：舌系带距舌尖距离为 1mm ＜ d ＜ 2mm，舌体上卷困难，舌尖不能触及上腭，舌体前伸时不能完全伸出口外，舌尖呈倒 "V" 形。

Ⅲ度：舌系带与舌尖平行，舌体不能上卷，无法伸出口外，用力前伸舌时，舌尖呈 "W" 形。

另一种新的舌系带过短诊断方法为采用数值比例来定义舌系带长短，具体的方法为将舌系带分为等长的 α、β 和 θ 段，α 段为口底区下颌骨黏膜转折处至下颌下腺导管口处。β 段为下颌下腺导

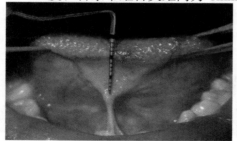

图 4-7-1 采用数值比例法检查舌系带过短

管口处至舌系带折转处。θ 段为舌系带折转处至舌系带与舌腹附着点，见图 4-7-2。

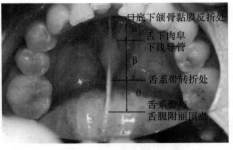

图 4-7-2　舌系带分段

当 α ≈ β 及 α > β 时，舌可自由活动，伸舌运动与卷舌运动不受限。舌系带长度为正常。

当 0.5α < β < α 时，做伸舌运动时，舌尖可触及唇红，做卷舌运动时，舌尖无法完全触及上腭。此时舌系带为轻度短小。

当 β ≤ 0.5α 时，前伸舌时舌尖呈 "M" 形凹陷。舌体侧方运动受限，舌尖上卷时无法与上腭相接触。此时为舌系带过短。

目前舌系带过短的临床诊断还是主要根据视诊和临床症状，常见的就诊原因主要有长牙时舌系带处反复发作溃疡；婴儿哺乳困难；舌系带过短引起的功能性构音障碍；下前牙间隙异常等。根据上述分类方法通过肉眼观察和临床症状能够明确诊断该疾病。

（二）鉴别诊断

反𬌗、深覆𬌗深覆盖均可间接引起病理性舌系带变短。其中以反𬌗引起的舌系带变短较为严重，导致舌尖运动障碍和语音不清。因此反𬌗患者有吞咽异常及发音不清症状时，应考虑到是因舌系带过短所导致。

腭 - 心 - 面综合征主要是由于腭部形态畸形导致功能减退，在发音过程中不能形成良好的闭合腔，从而导致过度鼻音，造成语音清晰度较差。

下颌前牙列拥挤会使口底下颌骨黏膜反折处过于靠近下颌舌侧牙槽嵴顶造成系带附着异常，会造成语音障碍、不良舌习惯和异常吞咽姿势。但是通过正畸治疗后，通过语音训练和矫正，不良习惯可恢复正常。

唇腭裂是颌面部先天畸形的一种，常伴有软硬组织的畸形，虽然通过手术可以恢复患者的腭咽闭合功能，但是必要的语音康复训练是解决语音障碍的前提。有研究显示唇腭裂常伴有舌系带过短。

三、航空医学考虑

舌系带过短会对语音功能造成影响，尤其是一部分卷舌音有可能出现发音不清的情况，会对飞行员在执行任务期间的交流造成影响。因此对于舌系带过短，影响构音者应从严把握。

四、技术操作规范

检查时由医师独立操作完成，先令受检学生平视端坐于椅位，嘱被检者将舌前伸，通过视诊观察，如舌可自由伸出口外，舌体左右摆动灵活，且舌尖呈梭形为正常。如舌前伸时伸不出口唇，或伸舌时舌尖呈分叉状或 "W" 形状，且舌左右摆动时受限，舌尖上抬困难或活动范围过小可诊断为舌系带过短。此时医师应与受检学生进行语言交流，并嘱其发 "二" "日" 等卷舌音，判断其发音清晰程度，发音不清者应从严考虑。

五、异常图谱

见图 4-7-3，图 4-7-4。

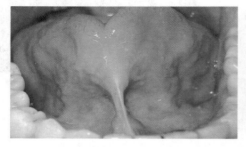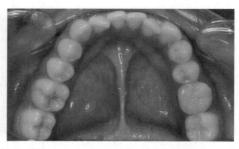

图 4-7-3　舌系带过短，舌尖呈"W"型，　　　图 4-7-4　舌系带过短的横断面观
　　　　　　影响发音

（唐雪鹏）

第八节　唇裂和腭裂

先天性唇裂（cleft lip）、腭裂（cleft palate）是一种多基因遗传所致的先天性畸形，也是口腔颌面部发育畸形（congenital developmental deformities of oral and maxillofacial region）中最常见的一种（图 4-8-1，图 4-8-2）。

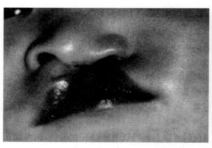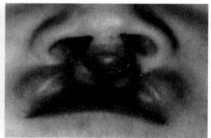

图 4-8-1　唇裂

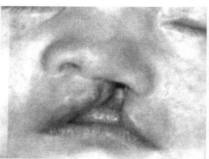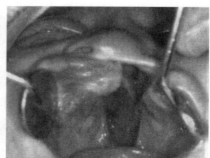

图 4-8-2　腭裂

一、流行病学

（一）唇、腭裂临床表现及解剖

1.临床表现

（1）腭部解剖形态的异常：软硬腭完全或部分由后向前裂开，使腭垂一分为二。完全性腭裂患者可见牙槽突有不同程度的断裂和畸形。在临床上偶尔可见一些腭部黏膜看似完整，但菲薄，骨组织缺损，这类患者的软腭肌肉发育差，腭咽腔深而大，常在临床上以综合征形式表现较多见，如同时可伴听力障碍，或伴先天性心脏病等先天性疾病。

（2）吸吮功能障碍：由于患儿腭部裂开，使口、鼻腔相通，口腔内不能或难以产生负压，因此患儿无力吸母乳，或乳汁从鼻孔溢出，从而影响患儿的正常母乳喂养，常迫使有些家长改为人工喂养。这不但增加了喂养难度，同时也在一定程度上影响患儿的健康生长。

（3）腭裂语音：这是腭裂患者所具有的另一个临床特点。这种语音的特点是发元音时气流进入鼻腔，产生鼻腔共鸣，发出的元音很不响亮而带有浓重的鼻音；发辅音时，气流从鼻腔漏出，口腔内无法或难以形成一定强度的气压，使发出的辅音很不清晰而且软弱。这样的语音不同程度地影响着与他人的交流，从而可改变患者的性格，重者可出现身心障碍。年龄较大的患者，因共鸣腔的异常而难以进行正常的发音和讲话，反而形成各种异常的发音习惯来替代正常发音，并造成更难以听懂的腭裂语音，也增加了语音治疗的难度。

（4）口鼻腔自洁环境的改变：由于腭裂使口、鼻腔直接相通，鼻内分泌物可很自然地流入口腔，容易造成或加重口腔卫生不良；同时在进食时，食物往往容易逆流到鼻腔和鼻咽腔，既不卫生，又易引起局部感染，严重者可造成误吸，临床上为何特别注意腭裂患儿喂养指导，这是其重要因素之一。

（5）牙列错乱：完全性腭裂常常可伴发完全性或不完全性唇裂，牙槽突裂隙的宽窄不一，有的患者牙槽突裂端口可不在同一平面上。唇裂修复后，部分患侧牙槽突向内塌陷，牙弓异常；同时，由于裂隙两侧牙弓前部缺乏应有的骨架支持而致牙错位萌出，由此导致牙列紊乱和错位，在临床上常常发现裂隙侧的侧切牙可缺失或出现牙体的畸形。

（6）听力降低：腭裂造成的肌性损害，特别是腭帆张肌和腭帆提肌附着异常，其活动量降低，使咽鼓管开放能力较差，影响中耳气流平衡，易患分泌性中耳炎。同时由于不能有效地形成腭咽闭合，吞咽进食时常有食物反流，易引起咽鼓管及中耳的感染。因此腭裂患儿中耳炎的发生率较高，部分患儿常有不同程度的听力障碍。

（7）颌骨发育障碍：有相当数量的腭裂患者常有上颌骨发育不足，随年龄增长而越来越明显，导致反𬌗或开𬌗，以及面中部凹陷畸形。另外，还观察到有部分唇腭裂患者的下颌发育过度。

2.解剖生理特点
腭部在解剖学上分为硬腭和软腭两部分：硬腭的主要结构为骨骼，位于前部，介于鼻腔和口腔之间。其主要功能是将鼻腔与口腔分隔，避免食物和鼻腔分泌物流入口腔，有利于保持口、鼻腔的清洁卫生。软腭是发音和语言、吞咽等功能的重要解剖结构，主要由腭咽肌、腭舌肌、腭帆张肌、腭帆提肌和腭垂（悬雍垂）肌五对肌组成，并且与分布于咽侧壁及咽后壁的咽上缩肌的肌纤维相连，形成一个完整的肌环。

在发音时，由于这些肌群的收缩，使软腭处于抬高（向上后延伸）状态。软腭的中、后 1/3 部分向咽后壁、咽侧壁靠拢；再由咽上缩肌活动配合，使口腔与鼻腔的通道部分全部暂时隔绝，形成"腭咽闭合"。当正常发音时，随着软腭和咽上缩肌有节奏的运动、收缩，使气流有控制地进入口腔，再通过舌、唇、牙等器官的配合，才能发出各种清晰的声音和语言。

腭裂患者的硬腭在骨骼组成上与正常人的硬腭完全相同，但在形态结构上有明显差异：主要表现为腭穹窿部裂开，存在有程度不等的裂隙，前可达切牙孔，甚至从切牙孔到达牙槽突；裂开部位的硬腭与鼻中隔不相连，造成口、鼻腔相通；在体积上患侧较健侧小。软腭的肌群组成虽与正常人的软腭相同，但由于软腭有不同程度的裂开，改变了软腭五对肌的肌纤维在软腭中线相交织呈拱形的结构，使之呈束状沿裂隙边缘由后向前附着在硬腭边缘和后鼻嵴，从而中断了腭咽部完整的肌环，使腭裂患者无法形成腭咽闭合，造成口、鼻腔相通，同时也影响咽鼓管功能，导致呼吸、语音、听力等多种功能障碍。

（二）流行病学及发病因素

该病在全球范围内具有较高的患病率，如挪威的唇腭裂患病率为 2.08‰，南威尔士为 2.06‰，日本为 2.00‰，美国及前南斯拉夫均为 1.66‰。我国 20 世纪 60 年代统计的患病率为 1.00‰，至 1988 年的统计为 1.82‰，这一数字表明我国唇腭裂的患病率有上升趋势，同时也意味着每年我国大约有 2.5 万名新生儿出现唇腭裂畸形。此外，据统计唇腭裂患者男女性别比例为 1.5 ：1，男性多于女性。引起唇腭裂的确切病因和发病机制目前尚未完全明了，是在多种因素影响下引起的面部发育畸形，根据现有的研究结果表明，可能的影响因素如下所述。

1. **遗传因素**　多数唇腭裂患者，在其直系或旁系亲属中经常会出现相似的畸形，尤其直系亲属患病率要显著高于普通人群，且亲属关系越近患病率越高，而且患者病情越重其亲属的患病率越高。因而认为，唇腭裂畸形与遗传具有相关性。从遗传学角度可以认为该病属于多基因遗传性疾病。

2. **营养因素**　动物实验证实，母鼠食物中缺乏维生素 A、维生素 B、维生素 E、叶酸等时，幼鼠可以发生唇腭裂畸形。临床上也可以观察到，妇女妊娠期间维生素缺乏时婴儿出现先天性畸形的概率会高一些。但其具体机制尚不十分明确。

3. **感染和损伤**　临床发现，母亲怀孕早期如果受到某些损伤，特别是子宫或邻近部位的损伤均有可能影响胚胎的发育并导致畸形。此外，妊娠初期如果罹患病毒感染性疾病也有可能影响胚胎发育而诱发畸形的发生。

4. **内分泌的影响**　小鼠动物实验表明，孕早期小鼠注射一定量糖皮质激素，其幼鼠中可以出现唇腭裂畸形，发生率为 82%。据此可以认为，妊娠早期妇女由于生理或心理因素可以使体内肾上腺皮质激素分泌增加，并诱发先天畸形。

5. **药物因素** 多数药物进入母体后都能通过胎盘进入胚胎，其中相当一部分药物可以导致畸形的发生，如环磷酰胺、甲氨蝶呤、苯妥英钠、抗组胺药、沙利度胺等均可能引起胎儿畸形。

6. **物理因素** 长期接触放射线或微波的妊娠妇女，或是在妊娠 12 周内接受大剂量放射线照射，其婴儿发生唇腭裂的概率明显增加。

7. **烟酒因素** 流行病学调查发现，在吸烟（包括被动吸烟）和饮酒的孕妇人群中，其婴儿唇腭裂的发生率较不吸烟饮酒的人群发生率高。虽然烟酒在其中的作用机制尚不明确，但作为一项预防措施是有意义的。

综上所述，先天性唇腭裂的致病因素多种多样，是多种因素在同一时期或不同时期内发生作用的结果。由于病因尚不清楚，在妊娠早期特别是妊娠 12 周以前采取积极的预防措施是非常重要的，例如，注意营养搭配，及时补充各种维生素，避免精神紧张和情绪激动，不要接触放射线或微波，防治各种疾病等。

二、唇、腭裂的分类及治疗

1. **唇裂的分类** 国际通用分类法，即将唇裂按侧别分为单侧和双侧，再进一步按其裂隙程度分为完全性唇裂（整个上唇至鼻底完全裂开）和不完全性唇裂（裂隙未裂至鼻底）。目前国内将裂隙的程度细分为Ⅰ度唇裂、Ⅱ度唇裂、Ⅲ度唇裂，Ⅰ度唇裂仅为红唇部分（伴有或不伴有隐性裂），Ⅱ度唇裂则裂隙包括上唇但鼻底完整，Ⅲ度唇裂则包括整个上唇至鼻底完全裂开（此种类型常伴有齿槽突裂或腭裂）（图 4-8-3，图 4-8-4）。

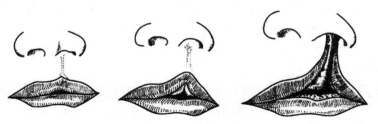

图 4-8-3 单侧唇裂（从左至右）：不完全性（Ⅰ度）唇裂，不完全性（Ⅱ度）唇裂，完全性（Ⅲ度）唇裂

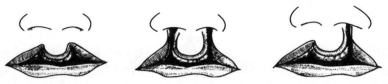

图 4-8-4 双侧唇裂（从左至右）：双侧不完全性（双侧Ⅱ度）唇裂，双侧完全性（Ⅲ度）唇裂，双侧混合性（左侧Ⅲ度，右侧Ⅱ度）唇裂

2. **腭裂的分类** 根据硬腭和软腭部的骨质、黏膜、肌层裂开程度和部位，采用下列临床分类方法：①软腭裂，仅软腭裂开，有时只限于悬雍垂，不分左右，一般不伴发唇裂；②不完全性腭裂，亦称部分腭裂，软腭完全裂开并伴有部分硬腭裂，有时伴

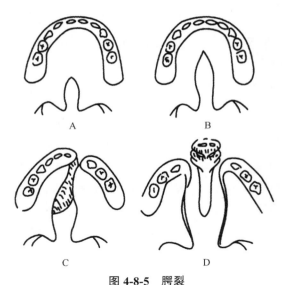

图 4-8-5　腭裂

A. 软腭裂；B. 不完全性腭裂；C. 单侧完全性腭裂；D. 双侧完全性腭裂

发单侧部分（不完全）唇裂，但牙槽突常完整，本型也无左右之分；③单侧完全性腭裂，裂隙自悬雍垂至切牙孔完全裂开，并斜向外侧直抵牙槽嵴，与牙槽裂相连；健侧裂隙缘与鼻中隔相连；牙槽突裂有时裂隙消失仅有裂缝，有时裂隙很宽常伴发同侧唇裂；④双侧完全性腭裂，常与双侧唇裂同时发生，裂隙在前颌骨部分，各向两侧斜裂，直达牙槽，鼻中隔、前颌突及前唇部分孤立于中央（图 4-8-5）。

除上述各类型外，还可见少数非典型的情况：如一侧完全、一侧不完全；悬雍垂缺失；黏膜下裂（隐裂）；硬腭部分裂孔等。

此外，还有一种常见的腭裂分类法，即将其分为Ⅰ、Ⅱ、Ⅲ度。Ⅰ度裂，只是悬雍垂裂。Ⅱ度裂，部分腭裂，但未裂到切牙孔；根据裂开部位又分为浅Ⅱ度裂，仅限于软腭；深Ⅱ度裂，包括一部分硬腭裂开。Ⅲ度裂，全腭裂开，由悬雍垂裂到切牙区，包括牙槽突裂，常与唇裂伴发。

3. *唇、腭裂序列治疗*　唇腭裂序列治疗（sequential treatment）就是在患者从出生到长大成人的每一个生长发育阶段，有计划地分期治疗其相应的形态、功能和心理缺陷；以期在最佳的时期，采用最合适的方法，最终得到最好的结果。具体地说：就是唇腭裂与面裂的治疗应由多学科医师参与（team approach，TEAM），在适当的年龄，按照约定的程序对患者进行系统治疗的过程。由于治疗还涉及多种方法，并不仅仅限于外科手术。因此称"综合序列治疗"应说是最恰当的。

序列治疗涉及的学科包括口腔颌面外科、口腔正畸科、牙体牙髓及牙周科、口腔修复科、神经外科、耳鼻咽喉科、语言病理学、儿科、护理学、遗传学、心理学及社会工作者等。

三、航空医学考虑

仅有悬雍垂分叉的软腭裂，对吞咽、言语及咽鼓管功能无不良影响的可从轻掌握。唇、腭裂畸形，尤其是腭裂，其主要症状是发音不清、听力降低及牙颌面畸形等相关症状，这些症状会严重影响患者的日常工作生活。随着近年来唇腭裂整复手术的广泛开展及完善的序列治疗，对这类疾病的治疗有了显著的治疗效果。部分预后良好的患者，与正常人在发音、听力、外形上均接近甚至没有差别。单纯唇裂从功能及解剖角度看，经过序列治疗后除出现唇部瘢痕畸形外，一般不会出现发音、进食等功能障碍。但是对于招飞学员来讲，不仅要考虑对飞行安全的影响，还应从军容的角度出发，从严把握（图 4-8-6）。

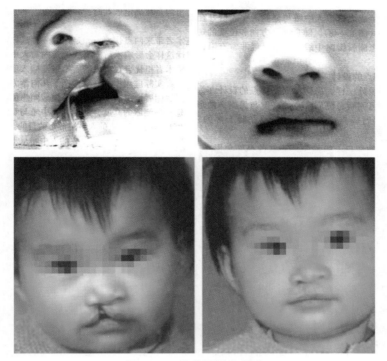

图 4-8-6 幼儿唇裂术前后

腭裂患者由于多数会出现腭裂语音、面部畸形，而且还经常伴随耳鼻咽喉并发症，这些症状对于飞行是具有极高危险性的，在实际工作中，应从严把握。

四、技术操作规范

1. 唇外形及功能评价　唇裂修复主要提倡生理功能和外观形态并重的原则，即不仅将裂隙缝合修补，而且还应将移位而异常附着的唇肌恢复至正常的位置并具有正常的连接，使之达到不仅在唇部静止时具备良好的形态，而且在唇部功能活动时也具有正常的唇肌功能活动。在外观形态的美学要求方面，应该达到鼻部和唇部两大部分应有的效果。鼻部整复效果应达到：鼻梁处于正中位置，鼻中隔不偏曲，患侧鼻翼基部位置与健侧对称，患侧鼻孔外形与健侧对称，鼻通气正常等。唇部整复效果应达到：上唇两侧唇高对称，上下唇宽度比例和谐，上唇自然解剖结构如人中嵴、唇峰、人中陷窝最大限度的保留与重建，两侧唇峰对称，两侧唇峰口角距相等及对称，上唇下 1/3 唇游离缘应具有自然的松弛和轻微的外翘，上鼻唇角应正常，红唇缘应在上缘、下缘、前缘及上下缘等 4 个弧度方面达到完整的状态，唇结节（唇珠）得到保存或重建，上唇组织术后应柔软无明显硬性瘢痕（图 4-8-7）。

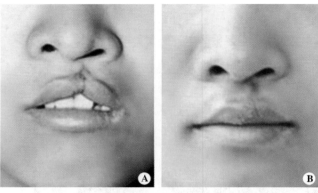

图 4-8-7 唇裂修复术后外观及功能基本恢复至正常
A. 治疗前；B. 治疗后

2. 腭咽功能评价 正确地评价腭裂术后患者的腭咽闭合功能，才能予以最适当、最有效的治疗。检查腭咽闭合功能的检测方法大致分为 3 类：①感性评定 - 语音听力测定等；②解剖上评价 - 腭咽部结构；③生理学上评价 - 腭咽部功能等。因此对腭咽闭合功能完整的评价应包括上述 3 个方面。目前最常用的方法有以下几种。

（1）语音评定：应由一定资历的语音病理学家对语音的腭咽闭合功能作出必要的评价，包括标准化语音（发育）测试和判断是否存在腭咽闭合不全导致的异常音声。

（2）直观检查法：首先检查患者术后腭部及腭咽腔解剖形态，是否有复裂或口鼻腔瘘，软腭是否过短或过度瘢痕，腭咽腔是否过大等，然后让患者发 "a" 音，医师直观软腭的活动及软腭上抬后与咽后壁间的距离，两侧咽侧壁向中央移动是否明显等，通过直观提示腭咽闭合的大概情况。该方法最简单、方便，但不能判断其功能恢复程度。

（3）气流测定：在发音时，检查鼻气流量来显示是否有鼻漏气及其程度，从而说明腭咽闭合功能状况。检查方法有定性和定量两种。定性法：是最简单的提示腭咽闭合不全的方法。采用一块镀铬的反射板放在鼻孔的下方，请患者发爆破音，如有鼻漏气则在光亮的反射板面上有气雾显示；气雾范围的大小可说明漏气的程度和提示腭咽闭合状态。定量法：其原理为在发音时分别测定口鼻腔气压，算出口鼻腔压力之差，同时测定鼻腔气流量，将上述数据带入流体动力方程式，可得出结论。腭咽口在 $0.1 \sim 0.19cm^2$ 范围不影响发音，大于 $0.19cm^2$ 则明确论断为腭咽闭合不全。由于气流测定法只能间接检测腭咽闭合功能，无法直视其动态变化，又鉴于定量法仪器价格昂贵，操作较复杂，目前尚难以推广。

（4）X 线鼻咽腔侧位造影摄片：本法可作静态和动态比较检测。拍片前鼻孔内注入约 2ml 钡造影剂，使软腭鼻腔面及咽后壁表面有造影剂分布。应用头颅固定装置拍摄头颅侧位片，在静止位和发 "i" 音时各拍一张，做静态和动态分析，用以观察静止时软腭长度，动态时软腭向后上方的移动度，腭咽闭合部位及前后向腭咽闭合的程度。

（5）鼻咽纤维内镜：自 20 世纪 60 年代后期鼻咽纤维内镜问世后，腭咽闭合呈括约肌式关闭式机制才被客观的证实，并提出了 4 种不同的闭合类型，对腭咽闭合运动有了新的认识。目前可以通过建立图像软件分析，计算腭咽闭合不全率、腭咽闭合收缩不全率、腭咽冠状收缩率、腭咽矢状收缩率、软腭活动度、各咽侧壁活动度及咽后壁活动度等多项指标。

（6）鼻音计：是一种评价腭咽功能的声学装置，其原理是以声学方法测量鼻共鸣的变化，间接地定量分析腭咽闭合功能。腭咽闭合不全患儿在发口音时，鼻腔共鸣，声能过大，鼻音化率比正常人高，反之，腭咽阻塞患儿在发鼻辅音时，鼻腔声能不足，鼻音化率比正常人低。因此应用鼻音计在获得正常人朗读标准句的鼻音化率的正常参数后，能诊断腭咽闭合功能及在治疗中起生物反馈作用，是一种较新的检测方法。

五、异常图谱

见图 4-8-8。

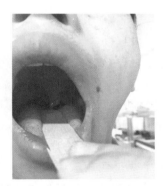

图 4-8-8　腭裂Ⅰ度，腭裂仅限于悬雍垂，听力、咽鼓管功能正常

第九节　涎 腺 疾 病

涎腺包括腮腺、颌下腺和舌下腺三对大唾液腺，他们各有导管开口于口腔；其他小涎腺分布于唇、舌、颊、腭、磨牙后垫等部位的黏膜固有层和黏膜下层内。所有腺体均能分泌唾液，和吞咽、消化、味觉、言语、口腔黏膜防护及龋病预防有着密切关系。

一、流行病学

（一）涎腺生理

唾液分泌是一个活动而连续的过程，每日量可达 1500ml 左右。夜间分泌量少，通常称之为静止性分泌，日间以下午分泌量明显增多。有刺激活动如咀嚼、色香味美的食品、甚至异常气味会促使唾液分泌量增加。腮腺和颌下腺的分泌量占 90%，测定唾液组成的重要因素是流量，一般以 ml/min 腺体标定。"静止"状态下腮腺流量为 0.03 ～ 0.05ml/min，颌下腺稍高，为 0.04 ～ 0.06ml/min。用 2% 枸橼酸以每分钟涂布舌 3 次刺激后，腮腺分泌可达 0.5 ～ 1.5ml/min，最高可达 3ml/min。刺激后若唾液量低于 0.3ml/min 则可认为该腺体功能不足。从给予刺激到唾液分泌期间潜伏时间约 20s，如超过 60s 表明腺

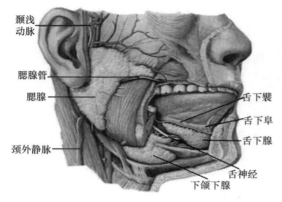

颞浅动脉
腮腺管
腮腺
颈外静脉
舌下襞
舌下阜
舌下腺
舌神经
下颌下腺

图 4-9-1　涎腺的解剖

体功能不佳。头颈部放射治疗后的患者，潜伏时间可长达 10min 或更长。唾液中 99% 是水，其余为大分子有机质如蛋白质、糖蛋白和酶等，小分子有机质如葡萄糖、尿素、肌酸酐、氮等，电解质如钠、钾、钙、磷、镁、碳酸盐等。唾液中的各种成分具有润滑口腔黏膜、防护口腔软硬组织、抗微生物损害、帮助食物消化及清洁口腔环境，维持一定 pH，有利于发声等多方面功能（图 4-9-1）。

（二）病因

常见的涎腺疾病包含以下几类：①炎症性疾病；②免疫性疾病；③涎腺损伤及涎瘘；④涎腺肿瘤及类瘤样病变。本节中仅介绍涎腺炎症性疾病及免疫性疾病，涎腺损伤及涎瘘招飞标准可参考前两类疾病，涎腺肿瘤及类瘤样病变参见口腔颌面部肿瘤内容。

1. 炎症性疾病　涎腺炎症分为化脓性、病毒性和特异性感染三类。腮腺最常受累及，其次为颌下腺，其余腺体少见。病毒性炎症多发生于儿童且具有终身免疫，在此不做介绍。

（1）化脓性腮腺炎：病原菌主要是葡萄球菌，常为单发双发者少见，过去认为患严重的全身疾病时，血行散播是慢性化脓性腮腺炎的主要感染途径，但是，目前认为化脓性腮腺炎是细菌沿唾液腺导管逆行至腺体引起的感染。此外,外伤或周围组织炎症的扩展，涎石、瘢痕挛缩等影响唾液排出，亦可引起本病。

（2）慢性复发性腮腺炎：儿童及成人均可发生，但其病因较为复杂，发病机制尚不十分清楚。其可能的致病因素：发育异常，具有遗传倾向；自身免疫功能异常；细菌逆行感染等。

（3）慢性阻塞性腮腺炎：多数由局部原因引起，如智齿萌出，导管口损伤后瘢痕愈合引起导管口狭窄，不良义齿刺激或损伤，导管结石或异物等。

（4）涎腺结石病：病因不十分明确，但与以下因素有关：①涎液滞留、浓缩、化学成分改变，无机盐沉积于导管而形成；②异物如牙刷毛、麦穗芒、脱落上皮细胞、蛋白分解产物或细菌等，可形成钙盐沉积的核心；③全身因素，如与无机盐的新陈代谢和涎液的胶体状态有密切关系。

（5）涎腺特异性感染：常见感染有结核、放线菌病等，均有明确致病菌，但需与其他炎症性疾病相鉴别。

2. 免疫性疾病　主要指舍格伦综合征（包含口干综合征）。其是一组发生于唾液腺的自身免疫疾病。病理可见大量淋巴细胞浸润于腺体内，并取代腺泡，表现为口干及腺体肿大等症状。一个或多个、单侧或对称性双侧唾液腺和泪腺呈进行性肿大（腮腺肿大较多见，颌下腺、舌下腺、其他小唾液腺也可肿大），口干、眼干、结缔组织病（最常见是类风湿关节炎）三者当中有两者，则称为舍格伦综合征。只有口干、眼干称为干燥综合征。

有的病例在肿大的腮腺或颌下腺中可触及肿块为淋巴细胞浸润形成的假肿瘤，临床上称为肿瘤型或结节型，口干易合并感染。本病可以恶变。

（三）发病率

（1）化脓性腮腺炎以前常见于腹部大手术之后，随着围手术期管理及抗生素合理应用等，该类型已逐渐减少，目前多为慢性腮腺炎急性发作或系邻近组织炎症累及所致。

（2）慢性复发性腮腺炎：儿童及成人均可发生。儿童复发性腮腺炎自婴幼儿至 15 岁均可发生，以 5 岁左右最为常见。男性稍多于女性。成人多为儿童复发性腮腺炎迁延未愈而来。

（3）阻塞性腮腺炎多见于青壮年及中年患者，男性稍多，多为单侧受累。

（4）涎腺结石多发生在青壮年，男性多于女性。可见于任何年龄，以 20 ～ 40 岁的中青年人多见。病程短者数天，长者数年甚至数十年。多发于颌下腺、腮腺，亦可发生于舌下腺。多为单发，亦可多发。

（5）舍格伦综合征属全球性疾病，在我国人群的患病率为 0.3% ～ 0.7%，在老年人群中患病率为 3% ～ 4%。本病女性多见，男女比为 1 :（9 ～ 20）。发病年龄多在 40 ～ 50 岁。

二、诊断

1. 化脓性腮腺炎　常单侧发病，早期表现为患侧耳前轻微疼痛、肿大、导管口轻度红肿疼痛，随病程发展可出现局部皮肤发热，潮红，并呈硬结性浸润，触痛明显。腮腺导管口可见黏稠脓液，甚至出现全身症状（图 4-9-2）。

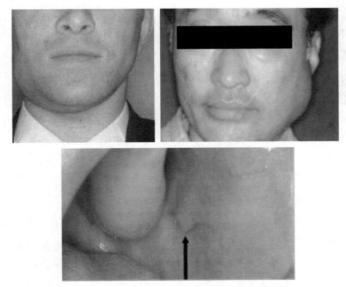

图 4-9-2　化脓性腮腺炎临床表现

2. 慢性复发性腮腺炎　主要临床表现为涎腺尤其是腮腺区单侧或双侧反复肿胀，间隔数周或数月甚至几年发作。腮腺区中度水肿，皮肤可潮红，起病时可有高热。挤压导管口可有脓液、胶冻样液体外溢，少数有脓肿形成（图 4-9-3）。

3. **慢性阻塞性腮腺炎** 多表现为腮腺区反复肿胀，且多数与进食有关，进食后短时间内达到高峰，一般不超过 2d。可伴有轻微疼痛，挤压腮腺，导管口可见浑浊黏稠唾液流出。部分涎石病患者似急性化脓性炎症发作，局部红肿伴导管口有脓性分泌物，少数从导管口自行排出结石（图 4-9-4）。

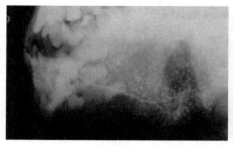
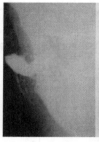
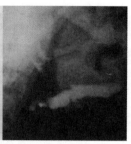

图 4-9-3　复发性腮腺炎腮腺造影　　　　图 4-9-4　慢性阻塞性腮腺炎腮腺造影

4. **涎腺结石** 可以发生于任何唾液腺，是在腺体或导管内发生钙化性团块而引起的一系列病变。因颌下腺导管长，导管口位于口底，颌下腺涎石最为常见，腮腺次之。主要症状：进食时疼痛及颌下腺肿胀。可扪到导管结石。X 线片可显示阳性结石。可以发生在一个或多个腺体，涎腺结石也可以是一个或多个，有时还伴有其他脏器的结石。主

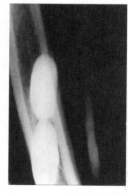

要表现：因涎腺排出受阻引起的症状，唾液腺肿大、疼痛，进食时，尤其是进酸食时，发生剧烈胀痛，称为涎石绞痛，进食后逐渐消退。还常伴有唾液腺的慢性炎症，表现为腺体变大、变硬，轻压痛，导管口红肿，导管内能压出少许脓液。根据病史和 X 线检查，阳性涎石（钙化好，能吸收 X 线）不难诊断。若为阴性涎石（不吸收 X 线者），则需将有机碘水溶液自导管注入腺体，以显示导管系统及使少许腺泡充盈，称作唾液腺造影术。阴性涎石则可见导管中有圆形或卵圆形造影剂缺损处，操作时注意避免气体进入，以免混淆。若为完全阻塞，则可见造影剂阻于该处；若为不完全阻塞，则可见其远

图 4-9-5　颌下腺导管结石

心端（导管口为中心）导管及腺体被炎症破坏的情况。手术摘除涎石或将伴发炎症的腺体一并摘除（图 4-9-5）。

5. **舍格伦综合征** 临床表现主要为口干、眼干等，严重者会有口腔黏膜烧灼感、吞咽干性食物困难及味觉功能减退，黏膜光滑、失去正常光泽，舌乳头萎缩、出现沟裂纹等。此外压迫腺体，唾液排出量极少。唾液量测定检查，静止性分泌在 0.3 ～ 0.4ml/min，咀嚼石蜡或 2% 枸橼酸刺激后平均分泌量 1 ～ 2ml/min。唾液腺造影可协助诊断，因为分泌腺泡为淋巴细胞浸润所代替，失去正常排空能力，故造影剂排出特别迟缓。放射性核素 ^{99m}TC 扫描对诊断也有一定价值，唾液腺易浓聚核素，此时腺泡破坏，被淋巴细胞浸润代替，故摄取减少。唇腺活组织检查在一定程度上能反映唾液腺变化，故可作为诊断的参考。血清蛋白电泳检查可发现丙种球蛋白增高，血清免疫学检查常可发现一项或多项指标异常如 IgM、IgG 升高，可出现抗核抗体、抗 SS-A 和抗 SS-B 抗体阳性等。眼干症状参考眼科检查，对症疗法如人工泪液、用含有甘油的水含漱，可使口腔润滑；手术治疗适用

于单个腺体病变的肿瘤型或结节型，既可去除部分自身抗原，阻止病情发展，又可预防恶变。对病变广泛严重者，可试用免疫抑制疗法（图 4-9-6）。

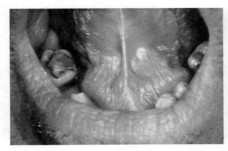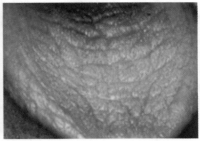

图 4-9-6　舍格伦综合征（口干综合征）口腔表现

三、航空医学考虑

慢性涎腺疾病对日常生活有较大的影响，尤其发作时更是引起较为明显的局部及临床症状，因其多数具有复发性或难以治愈性，且均伴有较为明显的临床症状，所以招飞时应从严把握（图 4-9-7，图 4-9-8）。

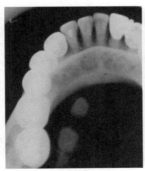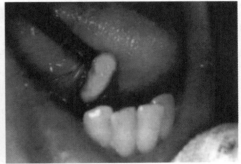

图 4-9-7　颌下腺结石取出后无临床症状

四、技术操作规范

涎腺检查首先需详细询问病史及患者主观感觉，如是否有涎腺反复肿胀、疼痛病史或口干、眼干、味觉障碍、涎腺肿大等病史。口腔检查包括口腔黏膜是否光滑，有无舌乳头萎缩或沟纹等，挤压双侧腮腺、颌下腺导管口唾液量无或极少。如果出现一项或多项上述症状，则需进行涎腺唾液量检查、X 线检查、涎腺造影、血清免疫学检查、眼科专科检查甚至唇腺活检。上述检查除可治愈的导管结石引起阻塞性涎腺炎外，其他检查包括

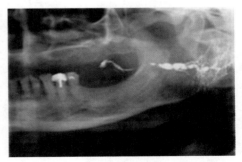

图 4-9-8　慢性阻塞性腮腺炎，反复发作，难以治愈

病史、临床检查、辅助检查在内的所有检查中超过两项出现异常则应从严掌握。

第十节 口腔颌面部肿瘤

肿瘤（tumor）是机体在各种致瘤因素作用下，局部组织细胞在基因水平上失掉了对其生长的正常调控，导致异常增生而形成的新生物（neoplasm），这种新生物常形成局部肿块，因而得名肿瘤。口腔颌面部肿瘤是头面颈肿瘤的重要组成部分，根据国际抗癌联盟（international union against cancer，UICC）建议应用于临床的分类中，头颈部癌瘤正式分为七大解剖部位：唇、口腔、上颌窦、咽、唾液腺、喉和甲状腺。其中绝大多数均为口腔颌面部肿瘤。此外囊肿和瘤样病变具有与肿瘤相似的生物学特点及临床表现，本节与肿瘤一并讨论。

一、流行病学

（一）致病因素与发病条件

口腔颌面部肿瘤的致病因素与发病条件是一个较为复杂的问题，至今尚未明了，一般认为是外来和内在的多种致病因素综合作用的结果，即癌瘤病因综合作用。大多数恶性肿瘤的发生与环境因素有关，长期的临床观察与实验研究表明肿瘤的发生可能与下述致病因素有关。

1. 外来因素

（1）物理因素：如热损伤、紫外线、X 线及其他放射性物质，以及长期慢性刺激等因素。如舌及颊黏膜癌，可发生于残根、锐利的牙尖、不良修复体等的长期、经常刺激的相应部位。唇癌多发生于长期吸雪茄烟和烟斗的人。灼伤可引起皮肤癌。临床上可看到在瘢痕基础上发生的"瘢痕癌"。颌骨骨肉瘤患者往往可发现有损伤史。唇癌及皮肤癌多见于户外工作者，被认为是接受过量的紫外线辐射的缘故。X 线及放射性物质可诱发皮肤癌及骨肉瘤。

（2）化学因素：是肿瘤病因最早受到重视并被证实的因素。煤焦油、吸烟及酒精等均可致癌，咀嚼烟叶或槟榔导致口腔癌的危害更为显著。

（3）生物因素：某些恶性肿瘤也可以由病毒引起，如鼻咽癌、恶性淋巴瘤，特别是 Burkitt 淋巴瘤与 EB 病毒有关。近年来还证实了与艾滋病有关的免疫缺陷病毒（HIV）及与 T 细胞淋巴瘤有关的人类 T 淋巴细胞病毒（HTLV）的存在。特别是近几年国内外的研究均证实：人乳头瘤病毒，特别是 HPV 16 是诱发人口腔黏膜鳞癌的相关病毒。

（4）营养因素：与口腔癌发生有关主要是维生素 A、维生素 B 和维生素 E 类缺乏；在微量元素方面发现人体内硒（Se）、铜（Cu）、锌（Zn）等的含量与比值，以及胡萝卜素类化合物均与癌瘤的发生、发展有一定关系。

2.内在因素

（1）神经精神因素：包括严重的精神创伤、不正常的精神状态等，导致精神过度紧张，心理平衡遭到破坏，造成人体功能失调，可能是影响肿瘤发生发展的因素。

（2）内分泌因素：内分泌功能紊乱可引起某些肿瘤。如患乳腺癌及宫颈癌后，发生口腔及口咽癌的概率均大大增加；有学者报道女性唾液腺癌患者再发生乳腺癌的危险为正常人的 8 倍，说明内分泌失调对肿瘤的发生和发展也有一定的影响。

（3）机体免疫状态：在人体与动物实验性癌瘤中均已证实存在着肿瘤抗原与免疫反应。一般认为，机体的抗癌免疫反应是通过免疫监视作用来实现的，其中又以细胞免疫为主。口腔颌面部恶性肿瘤患者的免疫功能（包括皮试与淋巴细胞转化率）都有下降，无论是早期或晚期患者且以晚期病例尤为显著。

（4）遗传因素：癌症患者可有家族史，新代遗传的并不是癌症本身，而是一种容易患癌的个体素质，还需要一定的环境因素才能作为其发病条件。

（5）基因突变：人类染色体中存在着癌基因。已证实：在口腔颌面癌瘤中有 C-Ha-ras、C-Ki-ras、C-myc 及 C-erbB 等癌基因的表达。与癌基因相对应的是人体抗癌基因，或称抑癌基因的存在，诸如 P53、nm23 及 Rb 等。

（二）发病率

1.发病率和患病率　不同地区、种族口腔颌面部肿瘤发病率或患病率差异较大，我国目前尚无确切的发病率资料，从全球范围看，颌面部恶性肿瘤的发病率较高，占全身恶性肿瘤的第 6 位。国内部分地区的流行病学调查显示口腔颌面部肿瘤的发病率为（1.06 ～ 11.8）/10 万，发病率并不高，但由于人口基数大因此患者数量十分庞大。

2.构成比　在全身肿瘤中，良恶性肿瘤的比例约为 1：1。口腔颌面部肿瘤，包括囊肿及瘤样病变，良性肿瘤比恶性占比多，如我国上海地区这一比例大约为 2：1。此外我国口腔颌面部肿瘤与全身肿瘤相比，其排序位于第 10 位以后，从现有病理统计资料分析，我国 26 个地区，36 个单位的统计，颌面部恶性肿瘤为全身恶性肿瘤的 8.2%。而国外尤其欧美及南亚国家口腔癌的构成比均较高，尤其印度其口腔癌的构成比高达 30% ～ 40% 或以上。

3.性别和年龄　我国口腔颌面部恶性肿瘤发生率男性高于女性，约 2：1，发生年龄多为 40 ～ 60 岁，但 20 世纪 70 年代以后，患病年龄逐渐增长。但近 30 年来，女性患者的发病增长速度高于男性，1960 ～ 1965 年间男女比例为 2.82：1，而 1993 ～ 2002 年缩小至 1.70：1。这可能与女性生活习惯及职业接近男性有关。

4.组织来源　口腔颌面部良性肿瘤以牙源性及上皮源性肿瘤多见，如成釉细胞瘤、多形性腺瘤等；其次为间叶组织肿瘤，如管型瘤、纤维瘤等。恶性肿瘤中以上皮组织来源最多，尤其是鳞状上皮细胞癌最为常见，约占口腔颌面部恶性肿瘤的 80%（约占口腔恶性肿瘤的 90%）以上；其次为腺源性上皮癌及未分化癌；肉瘤发生于口腔颌面部者较少，主要为纤维肉瘤、骨肉瘤等。淋巴和造血组织来源的恶性肿瘤等也可首发于口腔颌面部，前者近年来增长趋势迅速。

5.好发部位　口腔颌面部良性肿瘤多见于牙龈、口腔黏膜、颌骨与颜面部。恶性肿瘤在我国以舌癌、颊黏膜癌、牙龈癌、腭癌、上颌窦癌为常见；唇癌，特别是颜面皮肤癌较少见。癌瘤的好发部位与地区、气候、种族、生活习惯等均有一定关系。

二、诊断

（一）检查

口腔颌面部肿瘤一般多发生于表面，只要正确掌握要点，诊断不难。但对早期原发于深部的肿瘤，如上颌窦、翼腭窝、颞下窝、颌骨内等部位肿瘤的早期诊断，还有一定困难。在解决肿瘤的诊断时，首先要区别肿瘤和非肿瘤疾病（如炎症、寄生虫、畸形或组织增生引起的肿块）；其次要鉴别良性或恶性，因两者在治疗方法上是不同的。

1. 病史采集　需要询问症状出现的时间、部位、生长速度、是否突然加速等，对于可疑症状更应仔细询问。此外还应关注患者年龄、职业和生活习惯，有无损伤史、炎症史、家族史及接受过何种治疗等。

2. 临床检查　应详细检查患者全身及口腔颌面部的情况，不要忽略任何一个体征，可通过望诊、触诊进行检查，了解肿瘤形态、生长部位、体积大小、有无功能障碍，还有肿瘤的边界、质地、活动度及与邻近组织的关系。淋巴结触诊尤为重要，以便判断有无转移。在颊部、口底、舌部等的深部肿瘤应进行双手触诊；听诊对血管源性肿瘤的诊断有一定帮助。全身检查方面应包括患者精神和营养状态，有无远处转移、恶病质及其他器质性病变，特别是肝肾心肺等重要器官的功能状态。

3. 影像学检查　X线片可以显示颌骨肿瘤的部位、范围、性质，判断为原发瘤还是邻近组织肿瘤对颌骨的侵犯。颈动脉造影、瘤（窦）腔造影、涎腺造影可有助于确定某些肿瘤的范围、性质。CT和MRI常用于显示颌面深部的肿瘤。超声检查对口腔颌面部囊性肿瘤和软组织肿瘤，如腮腺及颌下腺中的肿瘤的诊断具有诊断价值。

4. 穿刺检查　通过穿刺取得标本，观察其物理性状和光镜下的细胞学诊断对肿瘤做出初步诊断。穿刺检查包括颌面部肿块的粗针吸取和涎腺肿块的细针吸取活检。

5. 活组织检查　是较可靠的诊断方法，但不宜用于涎腺肿瘤、恶性黑素瘤。活检取材后应尽快对肿瘤进行治疗。

6. 放射性核素扫描　如^{99m}Tc、^{67}Ga等扫描对颌骨中央癌、涎腺淋巴瘤等的诊断有较高的特异性。

7. 化验检查　目前临床常用的肿瘤标志物检查如红细胞沉降、黏蛋白、血清碱性磷酸酶、血浆球蛋白、尿黑色素试验对于嗜伊红淋巴肉芽肿、骨肉瘤、恶性黑素瘤等肿瘤和瘤样病变的诊断有一定的特异性。

（二）口腔颌面部肿瘤的分类及临床表现

口腔颌面部肿瘤分为良性与恶性两大类，两者的区别是相对的，有的肿瘤病程较长但具有局部浸润，其生物学行为介于良恶性之间，称为临界瘤，如涎腺多形性腺瘤、成釉细胞瘤等。有的良性肿瘤，在一定条件下，可以变成恶性，如乳头状瘤等。

1. 良性肿瘤 一般生长缓慢，能够存在几十年，重量可达数千克，有的可呈间断性生长，偶尔会停止生长或发生退化，如血管瘤、脂肪瘤等。良性肿瘤的生长方式大多为膨胀性生长，体积不断增大，挤开和压迫邻近组织。外表形态多为球形，如邻近有坚实组织时，肿瘤可因受压而呈扁圆或椭圆形；肿瘤生长部位的表面如受纤维条束的阻止，肿瘤可呈分叶状。生长在颜面皮肤或口腔黏膜表面的肿瘤，常突出于皮肤或黏膜表面成结节状或球形。肿瘤有包膜，与周围组织无粘连，一般能移动，质地中等，如有坏死液化则质地较软。患者一般无自觉症状，但当压迫邻近神经、发生继发感染或恶变时，也可发生疼痛。不发生淋巴转移。一般对机体无影响，但如肿瘤生长在一些重要部位，如舌根、软腭等处，也可发生呼吸、吞咽困难而危及生命。病理检查可发现良性肿瘤的细胞分化较好，细胞形态和结构与正常组织相似。常见的口腔颌面部良性肿瘤：纤维瘤、脂肪瘤、造釉细胞瘤、神经纤维瘤、血管瘤等（图 4-10-1）。

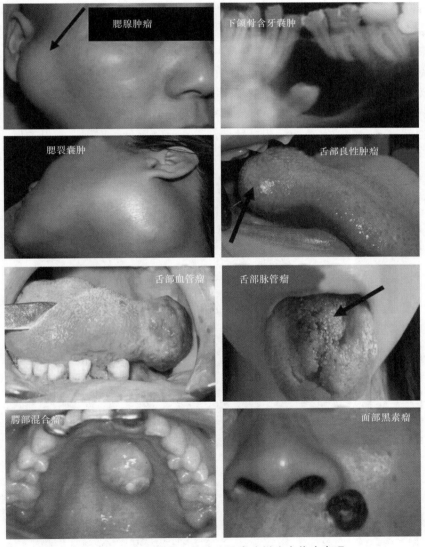

图 4-10-1 各部位良性肿瘤及类瘤样病变临床表现

2. 恶性肿瘤　恶性肿瘤的特点与良性肿瘤有很大区别。恶性肿瘤一般生长较快，呈浸润性生长，且恶性肿瘤一般无包膜，因此边界不清，肿块固定，与周围组织粘连而不能移动。口腔癌常表现为溃疡型、浸润型和乳头型三种。初起时常为局部溃疡、硬结或小结节。一般无明显的自发性疼痛，随着癌肿迅速生长并向周围及深层组织浸润，可出现疼痛。硬结扩大、肿物外突、表面溃疡或边缘隆起呈菜花状，基底硬，中心可有坏死、恶臭。常伴有感染，表面易出血。恶性肿瘤可侵犯、破坏周围组织，故肿块界线不清、活动受限。一般认为口腔前部的癌肿分化程度较高，口腔后部的癌肿分化程度较低。不同部位的癌肿因破坏邻近组织、器官而出现不同的症状和功能障碍。例如，损害面神经可造成面瘫；侵犯感觉神经，可引起疼痛或麻木；涉及颌骨时，可引起牙松动和病理性骨折；侵犯翼腭凹、咬肌、翼内肌时，可发生开口困难。如舌癌有明显的疼痛和不同程度的舌运动受限，影响吞咽、说话等功能，恶性程度较高，发展快，早期即可有淋巴结转移。龈癌常波及牙槽骨，易使牙齿松动或脱落，继续扩展可侵犯颌骨，在上颌骨可侵入上颌窦，在下颌骨可累及下牙槽神经，引起疼痛或麻木。

口腔颌面部恶性肿瘤的转移，主要是循淋巴引流至区域淋巴结，最常见的是颌下淋巴结和颈深淋巴结，少数可循血行转移。晚期可有远处转移，常见的是肺，并可出现恶病质。口腔颌面部恶性肿瘤由于语言、咀嚼、吞咽活动，常促使癌细胞早期即向颌下、颏下及颈深淋巴结转移。肿瘤迅速生长破坏而产生的毒性物质，可使患者在肿瘤晚期发生"恶病质"。患者常因肿瘤迅速生长、转移、侵及重要脏器及发生恶病质而死亡。病理检查可发现恶性肿瘤的细胞分化差，细胞形态和结构呈异型性，有异常核分裂出现。常见的口腔颌面部恶性肿瘤：口腔鳞癌、纤维肉瘤、恶性淋巴瘤、恶性黑素瘤、混合瘤恶变等（图 4-10-2）。

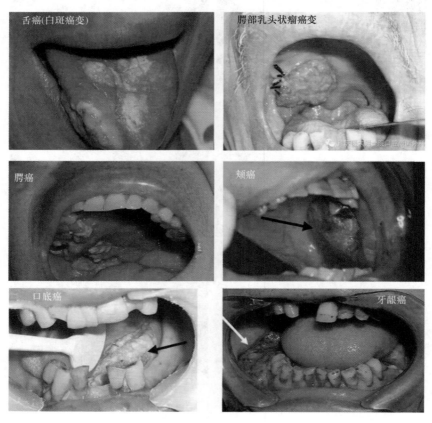

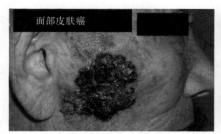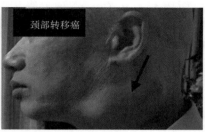

图 4-10-2 颌面部各部位恶性肿瘤临床表现

（三）治疗

肿瘤的治疗,首先要建立综合及多学科治疗的观点。应根据肿瘤的性质及其临床表现,结合患者身体情况,具体分析,确定采取相应的治疗原则与方法。肿瘤的第一次治疗常是治愈的关键,而且一般来讲肿瘤治疗采取早发现早治疗,这样才能有效提高肿瘤的治愈率。

1. **良性肿瘤** 良性肿瘤一般以外科治疗为主。如为临界瘤,应切除肿瘤周围部分正常组织,将切除组织做冷冻切片病理检查;如有恶变时,则还应扩大切除范围。良性肿瘤切除后,应送病理检查,若证实有恶变,应按恶性肿瘤进一步处理。

2. **恶性肿瘤** 应根据肿瘤的组织来源、生长部位、分化程度、发展速度、临床分期、患者机体状况等全面研究后再选择适当的治疗方法。

（1）组织来源:肿瘤的组织来源不同,治疗方法也不同。淋巴造血组织来源的肿瘤对放射和化学药物都具有高度的敏感性,且常为多发性并有广泛性转移,故宜采用放射、化学药物和中草药治疗为主的综合疗法。骨肉瘤、纤维肉瘤、肌肉瘤(胚胎性横纹肌肉瘤除外)、恶性黑素瘤、神经系统的肿瘤等一般对放射不敏感,应以手术治疗为主,手术前后可给予化学药物作为辅助治疗。对放射线中度敏感的鳞状细胞癌及基底细胞癌,则应结合患者的全身情况,肿瘤生长部位和侵犯范围,决定采用手术、放射、化学药物,抑或综合治疗。

（2）细胞分化程度:肿瘤细胞分化程度与治疗有一定关系。一般细胞分化程度较好的肿瘤对放射线不敏感,故常采用手术治疗;细胞分化程度较差或未分化的肿瘤对放射线较敏感,应采用放射与化学药物治疗;当肿瘤处于迅速发展阶段,肿瘤广泛浸润时,手术前应考虑先进行术前放射或化学药物治疗。

（3）生长及侵犯部位:肿瘤的生长及侵犯部位对治疗也有一定影响。例如,位于颌面深部或近颅底的肿瘤,手术比较困难,手术后往往给患者带来严重功能障碍,故有时不得不首先考虑能否应用放射治疗或化学治疗,必须时再考虑手术治疗;而唇癌或面部皮肤癌则手术切除较容易,整复效果也好,故多采用手术切除;颌骨肿瘤一般则以手术治疗为主。

（4）临床分期:可作为选择治疗计划的参考。一般早期患者不论应用何种疗法均可获效,而晚期患者则以综合治疗的效果为好。临床分期也可作为预后估计的参考。临床分期对临床治疗的选择及预后估计有一定的参考价值。临床上根据癌瘤侵犯的范围,国际抗癌协会（UICC）设计了 TNM 分类法。这种分类便于准确和简明地记录癌瘤的临床情况，帮助制订治疗计划和确定预后；同时可使研究工作有一个统一标准，即使在不同单位，但可在相同的基础上互相比较。T 是指原发肿瘤；N 是指区域性淋巴结；M 是指有无远处转移。根据原发肿瘤的大小及波及范围可将 T 分为若干等级；根据淋巴结的大小、质地、是否粘连等也可将 N 分为若干等级；利用各种临床检查的结果，也可将 M 划分为若干等级。以上称为 TNM 分类。将不同的 TNM 分类再进行排列组合，即可以得出临床分期；一般临床均划分为四期。

3. 治疗方法　　①手术治疗；②放射治疗；③化学药物治疗；④生物治疗；⑤低温治疗。此外，激光治疗、高温治疗、营养治疗也在口腔颌面部肿瘤治疗中发挥了重要作用。

三、航空医学考虑

口腔颌面部肿瘤是一类严重影响日常生活及工作的疾病，可以出现多种临床症状。根据我们近年来对罹患良、恶性肿瘤的飞行员治疗及临床追踪观察，尤其个别患恶性肿瘤的飞行员经临床治疗后重新放飞的经验来看，飞行学员医学选拔过程中应该遵循以下原则：①对于能够治愈的良性肿瘤及类瘤病变，经治疗后不影响容貌、无功能障碍者应从轻掌握；②经治疗后有可能出现复发的良性肿瘤，应慎重考虑；③部分良性肿瘤及其他类瘤病变，如血管瘤、淋巴管瘤、血管畸形、神经纤维瘤、骨纤维异常增生及较大范围的颌骨囊肿等，由于病变范围广泛不能完整切除，存在复发、长大、破溃等风险，或颌骨囊肿虽能完整切除但如果未行植骨造成颌骨完整性破坏容易引起病理性骨折风险，严重威胁飞行安全，应从严掌握；④对于临界瘤，由于其存在复发、恶变可能，因此在招飞工作中应从严掌握；⑤恶性肿瘤必须从严掌握（图 4-10-3～图 4-10-10）。

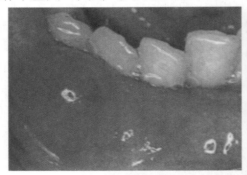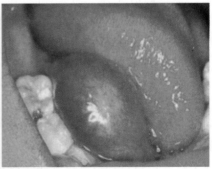

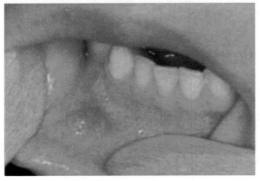

图 4-10-3　小涎腺囊肿：颌下腺囊肿，可以手术切除并治愈

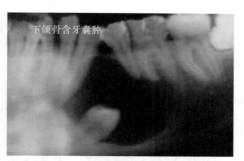

图 4-10-4 含牙囊肿属颌骨良性病变

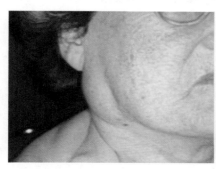

图 4-10-5 腮腺、颌下腺混合瘤，属于临界瘤，可以完整切除且复发率较低，完整切除后不遗留面部功能障碍，但有恶变倾向，应从严掌握

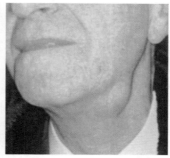

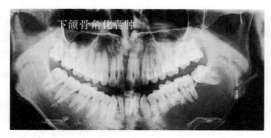

图 4-10-6 下颌骨角化囊肿，体积较大，切除后容易出现病理性骨折

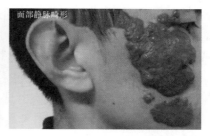

图 4-10-7 脉管畸形属于类肿瘤病变，不能完整切除，可能出现复发破溃出血等，影响面部功能

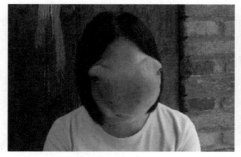

图 4-10-8 骨纤维异常增生，属良性肿瘤类，因体积巨大无法完全切除，且持续生长无法治愈

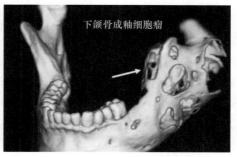

图 4-10-9 成釉细胞瘤，属临界瘤，易复发，部分会出现恶变，需扩大切除。切除后引起颌骨大面积缺损影响颌面部功能

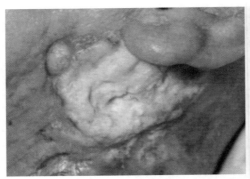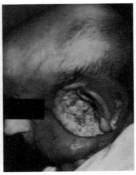

图 4-10-10　颌面部恶性肿瘤

四、技术操作规范

口腔颌面部肿瘤的鉴定诊断需详细询问病史或治疗史等。口腔颌面部肿瘤通常位置表浅，容易发现。临床检查应仔细检查口内外是否有溃疡、破溃、出血、肿大、疼痛、麻木等临床表现。但由于颌面部解剖结构复杂，也有相当一部分肿瘤较为隐匿不易发现，等到发现时常出现不同临床症状甚至产生严重不良后果。

因此对于疑似深部肿瘤的则建议采用实验室检查，如超声检查、CT、磁共振检查等，这些检查对于颌面部深层软硬组织来源的肿瘤具有较高的检出率，尤其对体积小、隐匿程度高且无临床症状的肿瘤具有良好的诊断价值。

对于发现的肿瘤或病变，必要时可至地方有资质的医院行活体组织检查、细针吸取活检或肿瘤完整切除活检以明确肿瘤性质及预后。可根据学员的完整病历资料及病理检查结果做出结论。此外血液学检查包括肿瘤标志物、红细胞沉降率、血生化及血尿便常规等检查也对口腔颌面部肿瘤的检出具有一定的辅助作用，可以选择进行。

（邓天正）

第十一节　口腔黏膜病

口腔黏膜病（oral mucosal diseases）是口腔某一部位黏膜的正常色泽、外形、完整性与功能等发生改变的疾病。口腔黏膜病病损的临床表现各异，最常见的是溃疡及糜烂，其他如疱疹、角化异常、结节、坏死等亦可在黏膜病病损中发生。在病程的不同阶段，还可以发生病损类型的更迭，如疱疹破溃可形成溃疡，上皮剥脱后形成糜烂等。从病因来看也比较复杂，除极少数病种是单纯由局部原因引起外，大多数口腔黏膜病的发病和全身状况有着密切的关系。有些口腔黏膜病病损是全身性疾病早期或晚期的一部分病征。还有许多口腔黏膜病病因不明，其中最常见的是复发性口疮及一些口腔黏膜和皮肤先后或同时发生病损的疾病。但无论哪种情况，口腔黏膜病往往都在身体抵抗力降低时发生。

所以在飞行学员选拔体检时要注意从口腔局部联系全身，从口腔黏膜病损的表现寻求疾病的本质，才不致因诊断不明而造成飞行学员的误淘或漏淘。常见的口腔黏膜病主要包括复发性阿弗他溃疡、口腔扁平苔藓、口腔白斑、口腔念珠菌病等，由于各疾病在病因及临床表现方面均有所不同，因此本节对于飞行学员选拔体检常见的口腔黏膜病病损逐一表述。

一、流行病学

（一）复发性阿弗他溃疡

复发性阿弗他溃疡（recurrent aphthous ulcer）是指具有周期性复发特点的口腔黏膜溃疡性疾病，病因尚不明确，可能与免疫功能紊乱，维生素、微量元素缺乏，消化、内分泌系统疾病及精神紧张等多种因素有关。该病分为轻型、重型、疱疹样三种类型，其中轻型约占该疾病的 80%，其他两型各为 10%。该病发病率高（约 20%），女性稍高于男性，任何年龄均可发病，但以青壮年多见。

（二）口腔扁平苔藓

扁平苔藓（lichen planus）是一种慢性炎症皮肤黏膜疾病，口腔病变以珠光白色损害伴或不伴有充血糜烂为其特点，极少数病例有恶变倾向，WHO 将其列入癌前状态。该病病因不明，主要与免疫功能失调、精神神经因素、遗传因素、感染因素等密切相关。该病患病率约为 0.51%，以中年女性为好发人群，男女比为 1 ：2。

（三）口腔白斑病

口腔白斑病（oral leukoplakia）是指口腔黏膜上以白色为主的损害，不具有其他任何可定义的损害的特征，一些口腔白斑病将转化为癌，WHO 将其列入癌前病变。口腔白斑病的患病率因调查者的标准不同差异较大，从 0.4% 到 26% 皆有报道，如 Pindborg 和 Mehta 在印度分别调查了 20 333 人和 10 1761 人，前者患病率为 4.9%，后者则为 0.67%。我国 1978 年对全国 134 492 人的一项调查显示，白斑病的患病率高达 10.47% 左右。该病的发生与吸烟、嚼槟榔、残冠根刺激、白念珠菌感染、营养缺乏、遗传易感性等因素密切相关。

（四）口腔念珠菌病

口腔念珠菌病（oral candidosis）是由真菌——念珠菌属感染所引起的口腔黏膜疾病，其中，白念珠菌是最主要的病原菌。据报道 25% ～ 50% 健康人的口腔、消化道可带有念珠菌，正常状态下并不发病。但如果出现局部或全身性的诱因，如系统性疾病、艾滋病、器官移植，长期应用广谱抗生素、糖皮质激素及免疫抑制剂等药物，则易发病。该病分为假膜型、急性红斑型、慢性红斑型和慢性增殖型四种类型。

二、诊断和鉴别诊断

（一）复发性阿弗他溃疡

1. 临床特征

（1）好发于唇、舌、颊、软腭、咽旁等角化程度较差的部位，而角化程度较高的部位如牙龈、硬腭等一般不易发生。

（2）口腔黏膜出现具有"红、黄、凹、痛"特点的圆形或椭圆形溃疡，溃疡表面覆盖黄白色假膜（黄），周围有红晕围绕（红），中央凹陷（凹），局部疼痛明显（痛）。

（3）轻型有 1～6 个溃疡，持续 7～10d，愈后不留瘢痕。

（4）重型又称腺周口疮，大多为单个大而深的弹坑状溃疡，持续 1～2 个月，愈后留有瘢痕或组织缺损。

（5）疱疹样又称口炎型口疮，表现为数十个芝麻大小或针尖状的溃疡，呈"满天星"，持续 10～14d，愈后不留瘢痕。

（6）全身反应一般较轻，局部疼痛明显，进食或说话时疼痛加剧。

（7）溃疡具有周期复发性及自愈性。

2. 诊断要点　①口腔溃疡呈周期性复发。②口腔黏膜出现"红、黄、凹、痛"的圆形或椭圆形溃疡。③溃疡具有自愈性。④全身情况一般良好。

3. 鉴别诊断　轻型复发性阿弗他溃疡与创伤性溃疡鉴别要点：①前者发病原因不明，后者有明显的局部创伤因素。②前者溃疡形状规则，后者溃疡形状大多不规则。③前者溃疡可自愈，后者溃疡在去除局部刺激因素后可愈合。④前者呈周期性复发，后者去除局部刺激因素后不复发。

重型复发性阿弗他溃疡与癌性溃疡、坏死性涎腺化生鉴别要点见表 4-11-1。

表 4-11-1　重型复发性阿弗他溃疡与癌性溃疡、坏死性涎腺化生鉴别要点

	重型复发性阿弗他溃疡	癌性溃疡	坏死性涎腺化生
年龄、性别	中青年，性别不限	老年，性别不限	无年龄特征、男性
溃疡特点	溃疡形状规则，边缘齐，无浸润性	溃疡边缘不齐，质硬，向周围组织浸润，底部呈菜花状	深及骨面，边缘隆起，底部肉芽组织
好发部位	口腔后部	舌腹、舌缘、口角区、软腭复合体	硬腭、软硬腭交界
病理学特点	慢性炎症	癌变细胞、组织	小涎腺坏死
自限性	有	无	有

4. 重型复发性阿弗他溃疡与结核性溃疡鉴别要点　①前者溃疡形状规则，边缘整齐；后者形状不规则，边缘呈潜掘状，溃疡底部有暗红色桑葚样肉芽组织增生。②前者溃疡呈周期性复发，可自愈，后者溃疡经久不愈。③通过组织病理学检查有助于鉴别两者。

（二）口腔扁平苔藓

1. 临床特征

（1）口腔损害好发于双颊、舌背、牙龈，皮肤损害好发于四肢伸侧。

（2）损害多呈双侧对称性。

（3）口腔黏膜出现珠光色白色损害，可表现为网纹型、斑块型、丘疹型、萎缩型、水疱型、糜烂型六型；按治疗方向则分为无症状非糜烂型、有症状非糜烂型、糜烂型三型。

（4）皮肤损害为紫红色多角形扁平丘疹。

（5）糜烂型灼痛明显，皮肤损害瘙痒较剧烈。

2. 诊断要点

（1）慢性病程，中年女性多见。

（2）口腔黏膜典型的珠光白色损害，类型各异。

（3）损害多呈对称性。

（4）皮肤损害可作为诊断依据之一。

（5）通过组织病理检查，必要时辅以免疫病理等实验室检查可确诊。

3. 鉴别诊断

（1）口腔扁平苔藓与盘状红斑狼疮鉴别：①前者好发于口内黏膜，后者好发于下唇。②前者损害呈对称分布，后者多无对称性。③前者为珠光白色斑纹损害，后者为放射状细短白纹。④前者唇红损害无向皮肤蔓延的趋势，后者有。⑤有的病例在临床、病理特点等方面都同时出现两者的特征，即两病重叠现象。⑥组织病理检查、免疫病理等对鉴别两者有重要意义。

（2）口腔扁平苔藓与口腔白斑病鉴别：①前者口腔损害多为柔软平伏的珠光白色斑纹，后者为粗糙凸起的乳白色斑块。②前者口腔损害多有炎症反应，后者外观正常。③前者有对称性、多发性，后者多为单发。④前者可有皮肤损害，后者无。⑤组织病理检查有助于进一步鉴别。

（三）口腔白斑病

1. 临床特征

（1）乳白色斑块，质地紧密，界线清楚，并稍高于黏膜表面。

（2）与正常黏膜比较其弹性及张力降低。

（3）发病部位以颊黏膜最多见，唇、舌亦较多。

（4）病损表面可谓粗糙不平的皱纸状，或表面有颗粒增生，或呈疣状凸起。

（5）白斑可发生溃疡，其实质是损害已进一步发展，有可能发生癌变。

2. 诊断要点　根据检查环境和诊断手段的差异，可将口腔白斑病的诊断分为暂时性诊断和肯定诊断两个阶段。

（1）如果一种白色的黏膜损害在临床上不能诊断为任何其他疾病，即可做出暂时性诊断。

（2）如果暂时性诊断中的白色损害被怀疑与某种因素有关，而这种因素又有消除的可能，则首先去除该可疑因素，观察 2～4 周，如果白色损害持续存在而无消退的趋势，应行组织病理学检查，做出肯定性诊断。

（四）口腔念珠菌病

1.临床特征

（1）急性假膜型念珠菌病：①新生儿多见，又称新生儿雪口病，但成人患者也不少。②唇、颊、舌、腭均可受累。③口腔黏膜广泛充血，上覆白色小斑点或斑片状假膜。④稍用力可擦掉假膜，露出充血浅糜烂面。⑤全身反应较轻，患儿可出现流涎、拒食等，成人可有灼痛。

（2）急性红斑型念珠菌病：①成人多见，特别是长期大量服用广谱抗生素者，又称抗生素性口炎。②舌部好发，又称抗生素性舌炎。③口腔黏膜出现外形弥散的红斑，舌背乳头萎缩呈鲜红色，有的病例可有假膜，可同时伴上腭、双颊红斑、口角糜烂。④全身反应可表现为原发性疾病的症状，局部有灼痛、口干、味觉异常等症状。

（3）慢性红斑型念珠菌病：①以佩戴全口义齿的中老年多见，又称为义齿性口炎。②好发于上颌义齿接触的腭、龈黏膜，下颌少见。③局部黏膜萎缩呈亮红色水肿，可有黄白色条索状或斑点状假膜覆盖。④全身反应轻，局部有灼痛感。

（4）慢性增殖型念珠菌病：①又称念珠菌性白斑，好发于口角内侧三角区、舌背及腭部黏膜。②似普通白斑，呈结节状或颗粒状增生，与黏膜黏着紧密。③恶变率高，特别是老年患者应密切观察随访。

2.诊断要点

（1）根据病史和临床损害特点可做出初步诊断。

（2）口腔黏膜出现白色假膜或充血萎缩区域。

（3）假膜可拭去。

（4）通过涂片镜检、真菌培养、组织活检、基因诊断等实验室检查可确诊。

3.鉴别诊断要点

（1）假膜型念珠菌病与梅毒黏膜斑鉴别要点：①前者由念珠菌感染引起，后者由梅毒螺旋体感染引起。②前者为乳白色绒状假膜，后者为灰白色微隆斑片。③前者假膜可拭去，后者斑片不能拭去。④前者抗生素治疗无效或加重，后者抗生素治疗有效。

（2）假膜型念珠菌病与口腔白斑病鉴别要点：①前者为急性病程，后者为慢性病程。②前者为念珠菌感染，后者病因不明。③前者为乳白色绒状假膜，后者为苍白色粗糙斑块。④前者假膜可拭去，后者斑块不能拭去。

三、航空医学考虑

口腔黏膜病病因多样且尚不确切，反复发作，经久不愈，难以根治，被医界列为口腔病重大难题之一。有些属于全身系统性疾病的一部分；有些口腔黏膜病发病时口腔疼痛难忍，导致饮食困难，并可导致体内多种并发症；许多还有癌变的可能，有些甚至已经是癌前病变。因此口腔黏膜病直接影响着患者的身体健康及工作生活，更无法适应飞行员高强度、应激性的工作状态，影响战斗力。

在招飞体检中最为常见的口腔黏膜病变为复发性阿弗他溃疡，该疾病自觉疼痛明显，由于短期内可自愈，因此对飞行安全一般不会造成影响。白塞病为自身免疫性疾病，患病率较低，仅为 0.014%，且有明显的全身其他部位症状，在口腔检查中较少发现。与白塞病相似，盘状红斑狼疮虽有较高的患病率（0.4% ～ 0.5%），但 20 ～ 40 岁中青年女性最为好发，男女比例约为 1 ∶ 8，有较明显的全身症状，在以男性学员为主的招飞体检中同样少见。

在口腔黏膜的检查中值得注意的是口腔白斑、白念珠菌病及扁平苔藓。有报道指出有 3% ～ 5% 的白斑患者会发生癌变，Banõczy 则报道白斑发生恶变的病例中 65% 局部有白念珠菌感染。有关扁平苔藓癌变率的报道在 0.4% ～ 6.5%，大多数接近 1%。以上 3 种疾病均在口腔黏膜上有白色斑纹状表现，在体检时应重点检查病损区附近是否有义齿或牙齿残冠刺激，并详细询问病史和烟酒史。

由于部分口腔黏膜病的确诊依靠病理学检查，目前在招飞体检过程中尚无法进行，这种情况下进入飞行员队伍，一旦出现癌变等严重并发症，将对飞行员队伍建设造成严重的影响，所以，反复发作的、无法治愈、疑似有癌变可能的口腔黏膜病应从严把握。

四、技术操作规范

（1）体检时，受检学生面对医生就座，平视。口腔黏膜检查特别是异常情况确诊时应尽可能使用白炽灯光源，为避免漏诊应使用压舌板。

（2）注意观察上腭黏膜、咽部黏膜、颊侧黏膜、舌背、舌腹及口底黏膜，以及牙龈、上下唇黏膜等，观察有无黏膜病损。

（3）发现黏膜病损重点询问病史，主要是自觉症状，自述的发病原因，有无反复发作，发作周期等，有就诊治疗史的要重点记录。

（4）口腔黏膜病多有自身免疫方面的因素，注意结合其他科室检测结果判定（外科皮肤科检查，血液的实验室检测等）。

五、异常图谱

见图 4-11-1 ～图 4-11-14。

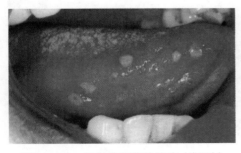

图 4-11-1　复发性阿弗他溃疡（轻型）

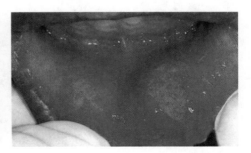

图 4-11-2　复发性阿弗他溃疡（重型）

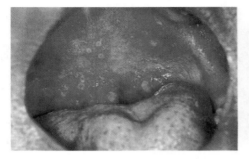

图 4-11-3　复发性阿弗他溃疡（疱疹样）

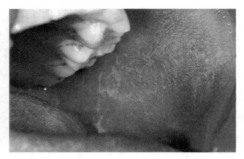

图 4-11-4　口腔扁平苔藓（网纹型和丘疹型）

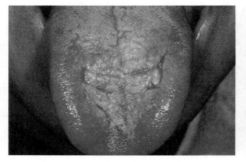

图 4-11-5　口腔扁平苔藓（斑块型）

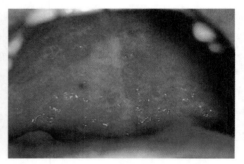

图 4-11-6　口腔扁平苔藓（水疱型）

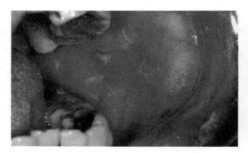

图 4-11-7　口腔扁平苔藓（糜烂型）

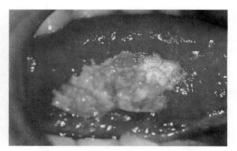

图 4-11-8　口腔白斑（斑块型）

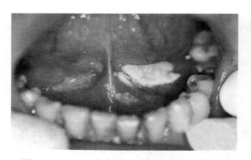

图 4-11-9　口腔白斑（皱纸型和斑块型）

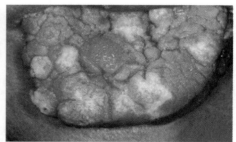

图 4-11-10　口腔白斑（疣型）

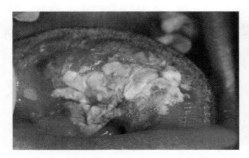

图 4-11-11 口腔白斑（溃疡型）

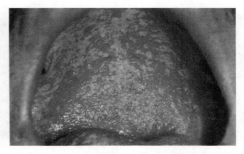

图 4-11-12 急性假膜型念珠菌病

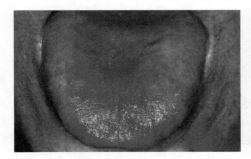

图 4-11-13 急性红斑型念珠菌病

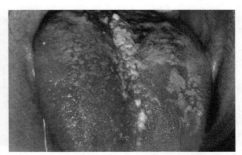

图 4-11-14 慢性增殖型念珠菌病

（刘 伟 毕云鹏）

参 考 文 献

曹翠萍 . 2013. 青少年牙周病的相关因素分析 [J]. 中国实用医药, 8（9）：101-102.

陈宝元 . 2011. 阻塞性睡眠呼吸暂停的治疗进展 [J]. 内科急危重症杂志, 17（1）：4-5, 16.

陈琳, 李春颖 . 2015. 瘢痕内剥切联合积雪苷霜和曲安奈德治疗耳部瘢痕疙瘩 [J]. 临床耳鼻咽喉头颈外科杂志, （19）：1745-1747.

陈平 . 2008. 源汇区 6~12 岁小学生分泌性中耳炎现状调查 [J]. 现代预防医学, 35（22）：4381, 4383.

陈群涛 . 2010. 飞行人员、自然人群副鼻窦炎的对比调查分析 [J]. 中国疗养医学, 19（12）：1142-1143.

陈信, 袁修干 . 1995. 人 - 机 - 环境系统工程生理学基础 [M]. 北京：北京航空航天大学出版社 .

陈醒觉, 曾丹, 叶方立, 等 . 2005. 听力损伤的累积噪声暴露阈值研究 [J]. 中国职业医学, 32（5）：33-35.

陈兴明, 徐春晓 . 2000. 人嗅性诱发电位 [J]. 中华耳鼻咽喉头颈外科杂志, 35（1）：70-72.

陈育智, 赵铁兵 . 1998. 五城市哮喘，季节性花粉过敏及湿疹的问卷调查结果 [J]. 中华儿科杂志, 36（6）：352-355.

程晟, 余咏梅, 阮标, 等 . 2015. 耳廓蔓状血管瘤 1 例 [J]. 昆明医科大学学报, 36（7）：161-162.

崔丽, 徐先荣, 付兆君, 等 . 2006. 飞行员阻塞性睡眠呼吸暂停低通气综合征的临床诊治及科学鉴定 [J]. 中华航空航天医学, 17（3）：217-221.

崔丽, 徐先荣, 王铃, 等 . 2007. 阻塞性睡眠呼吸暂停低通气综合征对飞行员操作能力的影响 [J]. 中华航空航天医学杂志, 18（3）：190-195, 243.

崔丽, 徐先荣, 王铃, 等 . 2007. 阻塞性睡眠呼吸暂停低通气综合征对飞行员认知功能的影响 [J]. 解放军医学杂志, 32（11）：1192-1194.

崔丽, 徐先荣, 王铃, 等 . 2008. 飞行员阻塞性睡眠呼吸暂停低通气综合征引发事故征象 2 例 [J]. 军医进修学院学报, 29（2）：125.

崔丽, 徐先荣, 王铃, 等 . 2009. 阻塞性睡眠呼吸暂停低通气综合征对飞行员情绪状况的影响 [J]. 解放军医学杂志, 34（10）：1247-1249.

邓锋 . 2012. 新编口腔科常见病防治学 [M]. 郑州：郑州大学出版社, 118-120.

丁怡冰, 王美玲 . 2004. 学龄前儿童咽管炎与渗出性中耳炎发病近期调查 [J]. 中国妇幼保健, 13（2）：119.

杜建群, 杨宝琦, 刘吉祥 . 2005. 功能性发声及言语障碍的发声训练矫治 [J]. 中国中西医结合耳鼻喉科杂志, 13（2）：101-102.

冯彦, 王斌全, 夏立军 . 2007. 吸烟饮酒对嗓音影响的客观定量研究 [J]. 中国药物与临床, 7（10）：749-750.

高凯, 贺广湘, 邓昊 . 2013. 先天性耳前瘘管研究进展 [J]. 中华耳鼻咽喉头颈外科杂志, 48（6）：521-523.

高黎黎, 黄艳梅, 杨柳, 等 . 2011. 大学生耳机使用状况及对噪声性听力损伤影响 [J]. 中国公共卫生, 27（3）：362-363.

古庆家, 李ená娴, 樊建刚, 等 . 2015. 鼻内镜或鼻内镜辅助下手术切除复发性鼻腔鼻窦内翻性乳头状瘤 [J]. 临床耳鼻咽喉头颈外科杂志, （20）：1815-1817.

顾永贵, 张文忠, 吴弋 . 2014. 鼻出血填塞后鼻腔黏连的处理及分析 [J]. 实用临床医药杂志, 18（24）：152.

郭睿, 王广云, 陈同欣, 等 . 2011. 飞行学员高频听力损失的变化跟踪及评价 [J]. 武警医学, 22（12）：1032-1033.

韩德民, 张罗, 黄丹, 等 . 2007. 我国 11 个城市变应性鼻炎自报患病率调查 [J]. 中华耳鼻咽喉头颈外科杂志, 42（5）：378-384.

韩子刚, 薛金环 . 1993. 鼾症普查分析 [J]. 中华耳鼻咽喉科杂志, 6：372.

胡春梅, 古庆家, 陈德珍 . 2015. 耳内镜下外耳道良性病变摘除术 132 例分析 [J]. 中国耳鼻咽喉颅底外科杂志, 21（4）：329-331.

胡雁 . 1989. 裂纹舌的流行病学研究: 6321 人发病率调查 [J]. 临床口腔医学杂志, （1）: 6-8.

黄冬雁, 杨伟炎, 于萍, 等 . 2008. 声带息肉发病危险因素的病例对照调查 [J]. 听力学及言语疾病杂志, 16（1）: 42-45.

黄妙珍 . 1994. 舌系带过短的发生率及其与语言清晰关系的调查 [J]. 上海口腔医学杂志, 3（1）: 1-2.

黄选兆, 汪吉宝, 孔维佳 . 2007. 实用耳鼻咽喉头颈外科学 [M]. 北京: 人民卫生出版社: 12.

江德胜, 余养居 . 2004. 嗓音外科学 [M]. 上海: 世界图书出版公司: 207.

姜丹泉 . 2005. 电测听检查在招飞初检中的应用 [J]. 海军总医院学报, 18（2）: 114-115.

姜丹泉 . 2009. 1988-2007 年海军招飞体检耳鼻咽喉及口腔疾病淘汰原因分析 [J]. 中华航空航天医学杂志, 20（1）: 65-66.

姜平 . 1993. 颅型对咽鼓管、腭帆提肌、腭帆张肌空间方位影响的解剖学研究 [J]. 解剖学杂志, 16（3）: 216.

降颖 . 2013. 舌系带矫正术对舌系带过短者的语言发育影响研究 [J]. 中国卫生产业, （10）: 32-33.

金占国, 徐先荣, 王健, 等 . 2015. 歼击机飞行员变压性眩晕的调查及相关因素分析 [J]. 解放军医学院学报, 36（1）: 21-23.

靳晓东, 陈悦, 李煜 . 2013. 新生儿舌系带过短延长术的临床观察 [J]. 中国优生与遗传杂志, （2）: 101.

孔晓鸿, 刘伟, 周利 . 2009. 招飞体检中对 19200 名学生裂纹舌检查结果分析 [J]. 中华航空航天医学杂志, 20（2）: 99.

赖丹, 黎万荣, 蒲俊梅, 等 . 2011. 962 例在校大学生听力现况调查 [J]. 听力学及言语疾病杂志, 19（2）: 171-172.

雷德伦, 张世采 . 1989. 102 名错𬌗病员的咀嚼效率分析 [J]. 临床口腔医学杂志, （3）: 48-49.

李爱民, 郭晓红, 程浩 . 2002. 飞行员 1016 人纯音测听结果分析 [J]. 中国疗养医学, （3）: 41-42.

李晨霜, 邹敏 . 2011. 气压性牙痛的发病机制及防治 [J]. 口腔医学, 31（2）: 115-117.

李慧 . 2011. 声带息肉发病因素的调查分析及康复指导 [J]. 中国医药导报, 8（7）: 136-137.

李佳, 郭睿 . 2013. 噪声对青年学生听力影响的现状分析 [J]. 中国临床医生, 41（5）: 22-23.

李菊兰, 蔡华成, 王瑜玲 . 2014. 8 例隐匿性中耳炎临床诊治分析 [J]. 中华耳科学杂志, （4）: 581-583.

李天成, 段继波, 李京, 等 . 2015. 北京地区变应性鼻炎患病情况及危险因素分析 [J]. 中国公共卫生, 31（1）: 53-55.

李潇潇 . 2013. 正畸患者颞下颌关节紊乱病的分布及相关因素研究 [D]. 青岛: 青岛大学: 13.

李宗华, 徐展, 陈阳, 等 . 2010. 西安市中学生噪声性听力损失调查分析 [J]. 听力学及言语疾病杂志, 18（5）: 437-439.

梁谷米, 尚宁, 范卫华, 等 . 2006. 飞行人员睡眠呼吸暂停低通气综合征流行病学调查 [J]. 中华航空航天医学杂志, 17（2）: 139-142.

梁乐平, 訾定京, 马瑞霞 . 2012. 良性喉疾病的声学参数分析 [J]. 宁夏医科大学学报, 34（6）: 608-610.

刘芳 . 2001. 地图舌病因学的研究现状 [J]. 口腔医学, 21（3）: 161-162.

刘俊杰, 赵艳丽, 朱艳艳 . 2014. 儿童分泌性中耳炎患病率及相关病因的调查 [J]. 内蒙古中医药, 33（3）: 16.

刘宇清, 王幼勤, 杨崇玲, 等 . 2009. 贵州省少数民族耳疾与听力障碍流行病学调查报告 [J]. 听力学及言语疾病杂志, 17（5）: 435-439.

刘正, 于立身, 王奎年 . 1998. 阶梯式累加 Coriolis 加速度刺激法对晕机病易感性的预测 [J]. 中华航空航天医学杂志, 9（2）: 97-101.

柳林整, 申江江 . 2015. 榆林市变应性鼻炎流行病学调查分析 [J]. 延安大学学报: 医学科学版, 13（1）: 32-34.

龙红兵, 覃继新, 陈家军, 等 . 2015. 鼻内镜下 68 例鼻中隔偏曲矫正临床体会 [J]. 中国中西医结合耳鼻咽喉科杂志, 23（6）: 446-447.

卢彬, 陆洪光 . 2012. 瘢痕疙瘩治疗进展 [J]. 实用皮肤病学杂志, 5（6）: 351-354.

卢世秋, 唐晖, 刘伟, 等 . 2007. 1988~2007 年济空招飞体检耳鼻咽喉科调查分析 [J]. 中华航空航天医学杂志, 18（4）: 280-282.

吕叶, 李欣, 温涛, 等 . 2015. 1083 例飞行人员牙周病流行状况调查分析 [J]. 解放军预防医学杂志, 33（3）: 291-292.

马绪臣, 张震康 . 2002. 颞下颌关节紊乱病的命名、诊断分类及治疗原则 [J]. 中华口腔医学杂志, 37（4）: 241-243.

毛承樾, 徐渊 . 1971. 小儿耳鼻咽喉病 [M]. 上海: 上海科学技术出版社 .

孟玮, 于振坤, 朱正宏, 等 . 2012. 基于阻塞平面个体化手术治疗阻塞性睡眠呼吸暂停低通气综合征 [J]. 中国耳鼻咽喉头颈外科, 19（8）: 444-448.

倪道凤 . 2003. 嗅觉障碍和嗅觉功能检查 [J]. 临床耳鼻咽喉头颈外科杂志, 17（9）: 571-575.

庞长安 . 2015. 两种鼻中隔手术后并发症的比较研究 [J]. 中外医疗, 34（28）: 58-59.

齐玮 . 2013. 变应性鼻炎发病相关因素及中医临床证型分布调查 [J]. 中国医药导报，10（31）：125-128.

齐小秋 . 2008. 第三次全国口腔健康流行病学调查报告 [M]. 北京：人民卫生出版社：49.

钱进，李厚恩，刘亮，等 . 2011. 鼻阻力检查在模拟招飞体检中的应用研究 [J]. 海军总医院学报，24（2）：65-67.

任铁冠 . 2005. 牙周病临床 [M]. 武汉：湖北科学技术出版社：88.

容庆丰，伍源壮 . 2007. 3018 例中学生鼻中隔偏曲调查 [J]. 海南医学，18（10）：153.

邵若蘅，关飞，王梦醒 . 2014. 舌系带矫正术对舌系带过短患儿语言发育的影响 [J]. 中国基层医药，21（6）：838-839.

盛云如，李群林 . 2013. 鼻内镜术后鼻腔粘连的分析 [J]. 吉林医学，34（17）：3410-3411.

师慧芳 . 2010. 我院耳鼻喉科健康体检资料分析 [J]. 内蒙古中医药，29（8）：63-63.

师绿红，郑军，王扬 . 1999. 国际军事航空医学进展·第 70 届美国航空航天医学年会论文综述 [J]. 中华航空航天医学杂志，10：235.

施琳俊，周曾同 . 2008. 地图舌的研究现况 [J]. 临床口腔医学杂志，24（4）：247-250.

宋燕哲，赵月岭，王玉行，等 . 2000. 1989~1998 年空军招飞体检耳鼻咽喉科、口腔科淘汰情况分析 [J]. 中华航空航天医学杂志，11（1）：54.

孙振宇，胡敏，尹音 . 2001. +Gz 重复作用对颞下颌关节的影响分析 [J]. 航天医学与医学工程，14（6）：456-459.

唐明瑞，陈天明，赵越兴，等 . 2005. 初飞学员耳气压性损伤的调查 [J]. 中华航空航天医学杂志，16（4）：299-300.

唐守英，王建波，陈建东 . 2014. 2580 例声嘶患者临床分析和诊断 [J]. 中国中西医结合耳鼻咽喉科杂志，22（3）：203-205.

唐志辉，虞玮翔，顾家铭，等 . 2004. 中国香港与西方儿童分泌性中耳炎发病率的比较 [J]. 中华耳鼻咽喉科杂志，39（7）：429-432.

佟宇，孙旭东，陈小萍，等 . 2013. 1835 名军事飞行人员颞下颌关节紊乱病的流行病学调查 [J]. 口腔颌面修复学杂志，14（4）：221-224.

万新辉 . 2009. 实用补牙技术 [M]. 武汉：湖北科学技术出版社：5.

汪丽蕙 . 2001. 现代内科诊疗手册 [M]. 北京：北京医科大学出版社：60.

汪运坤，罗久伟，徐先荣，等 . 2012. 招飞体检、飞行人员年度体检和住院鼻科疾病谱比较 [J]. 解放军医学院学报，（12）：1216-1218.

汪运坤，叶晓军，夏定华，等 . 2006. 招飞对象鼻中隔偏曲和慢性肥厚性鼻炎手术后的医学鉴定 [J]. 航空军医，（1）：8-9.

汪运坤，叶晓军，徐先荣 . 2012. 飞行学员应征者鼻中隔偏曲矫正术 245 例分析 [J]. 解放军医学院学报，（12）：1222-1223.

王春扬，纪璇，柯纬祺，等 . 2015. 国内外裂纹舌的流行病学特征及中医方药分析 [J]. 四川中医，（7）：187-189.

王菲，殷敏，程雷 . 2011. 阻塞性睡眠呼吸暂停综合征的外科治疗进展 [J]. 中华临床医师杂志（电子版），5（7）：2012-2015.

王红玉，郑劲平，钟南山 . 2006. 广州市区青少年哮喘和过敏性疾病流行变化趋势调查 [J]. 中华医学杂志，86（15）：1014-1020.

王进东，张再兴，孙静涛，等 . 2015. 唐山地区 2008~2013 年儿童急性中耳炎流行病学调查 [J]. 中国妇幼保健，30（6）：939-941.

王勇，徐先荣 . 2006. 230 例三代歼击机飞行员耳鼻咽喉病症谱对比分析 [J]. 临床耳鼻咽喉科杂志，20（1）：13-15.

王岳霞，张丹梅，王斌全 . 2012. 2796 名高中生耳鼻咽喉流行病学与生活质量调查 [J]. 中西医结合心脑血管病杂志，10（6）：755-756.

王智楠，陈平，徐忠强，等 . 2009. 武汉市部分幼儿园儿童分泌性中耳炎患病率调查 [J]. 临床耳鼻咽喉头颈外科杂志，2009，23（22）：1043，1306-1307.

卫旭东，金国威 . 2005. 嗅觉障碍的研究进展 [J]. 山东大学耳鼻喉眼学报，19（4）：256-258.

卫旭东，金国威 . 2006. 嗅功能检查的研究现状 [J]. 临床耳鼻咽喉头颈外科杂志，20（14）：666-669.

魏永祥，韩德民 . 1998. 嗅觉障碍的研究现状 [J]. 中国耳鼻咽喉头颈外科，（1）：59-61.

吴军，匡嘉丽，张平，等 . 2008. 珠海市小学生变应性鼻炎的流行病学调查 [J]. 山东大学耳鼻喉眼学报，22（1）：69-70.

吴永祥，卜国霞 . 1992. 招收飞行学员 6894 例听力图分析 [J]. 中华航空航天医学杂志，（4）：213-215.

吴永祥，夏定华，姜秀生，等 . 1991. 空军招收飞行学员的听力标准 [J]. 中华航空医学杂志，（3）：151-153.

夏伟伟 . 2016. 青少年牙周病患病情况调查分析 [J]. 中国现代医药杂志，18（2）：61-63.

谢鼎华，杨伟炎 . 2003. 耳聋的基础与临床 [M]. 长沙：湖南科学技术出版社 .

徐胜辉，廖卫华，陈辉平，等 . 2013. 中山市 10～12 岁学生变应性鼻炎的流行病学调查 [J]. 当代医学，（20）：163-164.

徐胜平，孙文平，冯超宇 . 2000. 中南地区民航 1990～1999 年招飞耳鼻咽喉科淘汰原因分析 [J]. 中华航空航天医学杂志，11（3）：
    178-180.

徐先荣，金占国，赵霆 . 2006. 防晕帽抗前庭自主神经反应效果观察 [J]. 听力及言语疾病杂志，14（5）：324-326.

徐先荣，谭祖林，胡树民，等 . 2001. 特发性一侧性前庭功能异常与航空航天飞行 [J]. 空军总医院学报，17（1）：16-18.

徐先荣，汪斌如，张扬，等 . 2013. 住院飞行人员耳鼻咽喉头颈外科疾病谱分析（2002-2011）[J]. 解放军医学院学报，34（9）：
    938-944.

徐先荣，张扬，金占国 . 2006. 中耳气压伤的 82 例临床分析 [J]. 空军总医院学报，22（3）：148-151.

徐先荣，张扬，马晓莉 . 2009. 飞行人员鼻腔结构异常的诊治和鉴定 [J]. 解放军医学杂志，34（4）：478-480.

徐先荣，张扬，马晓莉，等 . 2009. 飞行人员鼻窦炎鼻息肉的临床诊治和医学鉴定研究 [J]. 临床耳鼻咽喉头颈外科杂志，23（5）：
    194-196.

徐先荣，张扬，马晓莉，等 . 2010. 170 例气压伤飞行人员的低压舱检查资料分析 [J]. 军医进修学院学报，31（2）：101-103.

徐先荣，张扬，赵霆 . 2003. 81 例歼击机飞行员航空性中耳炎问卷调查分析 [J]. 临床耳鼻咽喉科杂志，17 增刊：60-62.

徐正一，康明德 . 1987. 969 例裂纹舌的临床分析 [J]. 临床口腔医学杂志，（4）：196-198.

徐治鸿 . 2008. 中西医结合口腔黏膜病学 [M]. 北京：人民卫生出版社：305-306.

薛飞，李泽卿，江满杰，等 . 2009. 支气管哮喘合并过敏性鼻炎的流行病学调查及相关性分析 [J]. 山东大学耳鼻喉眼学报，23（1）：
    54-56.

杨丹，王云，汪萌芽 . 2015. 偏侧咀嚼诱发因素去除后的咀嚼效率分析 [J]. 口腔医学，35（1）：41-43.

杨凤林 . 1992. 拉萨地区 994 例成人鼻中隔形态调查分析 [J]. 西藏医药，（2）：48-49.

杨华梅，周瑜，曾昕，等 . 2015. 地图舌危险因素的研究进展 [J]. 华西口腔医学杂志，（1）：93-97.

杨燕平，瞿岳云 . 2008. 裂纹舌的研究概况 [J]. 湖南中医杂志，24（6）：96-98.

姚红兵，汪武，徐洁 . 2003. 先天性耳前瘘管伴感染手术时机的选择 [J]. 重庆医学，32（7）：915.

于鸿滨，洪敏杰，张露 . 2016. 中国人群舌系带过短流行病学调查现状分析 [J]. 口腔医学，（2）：170-173.

于萍，王荣光 . 2009. 嗓音疾病与嗓音外科学 [M]. 北京：人民军医出版社：43-44.

詹皓，郑晓惠，孔丽红 . 1997. 国际军事航空医学进展 第 68 届美国航空航天医学年会论文综述 [J]. 中华航空航天医学杂志，8：
    191.

湛明 . 2009. 实用航空医学基础 [M]. 北京：国防工业出版社：176-177.

张波 . 2001. 小儿游走性舌炎的临床研究 [J]. 中国现代医学杂志，11（1）：82.

张宏金，杨军，俞梦孙，等 . 2004. 一种鉴定飞行员睡眠呼吸暂停低通气综合征的新方法 [J]. 中华航空航天医学杂志，15（2）：
    102-105.

张庆华，白天玺 . 1990. 湖北荆州、沙市地区 3215 人中舌系带过短畸形的调查分析 [J]. 口腔医学研究，（1）：46-48.

张素珍 . 2001. 眩晕症的诊断与治疗 [M]. 北京：人民军医出版社，202-215.

张田，陈剑秋，朱春生，等 . 2014. 变应性因素及变应性鼻炎与慢性鼻 - 鼻窦炎鼻息肉的相关性探讨 [J]. 临床耳鼻咽喉头颈外
    科杂志，（17）：1278-1281.

张扬，马晓莉，徐先荣 . 2009. 飞行人员鼻腔鼻窦疾病的微创手术治疗 [J]. 空军医学杂志，24（3）：126.

张扬，徐先荣，金占国，等 . 2009. 飞行人员变应性鼻炎的临床诊治和医学鉴定 [J]. 空军医学杂志，31（4）：182-183.

张扬，徐先荣，马晓莉，等 . 2010. 空勤人员鼻科疾病谱研究 [J]. 中华航空航天医学杂志，21（2）：120-123.

张跃蓉，李勇，刘通 . 2010. 口腔咀嚼效率与相关因素分析 [J]. 遵义医学院学报，33（3）：226-227.

赵锦荣，李双生，张久新 . 1999. 154 名部队飞行人员听力状况调查 [J]. 中华航空航天医学杂志，10（2）：126.

赵颖煊，高家琪 . 2002. 气压性牙痛的防治 [J]. 中国社区医师，（24）：13-14.

郑际烈 . 1999. 口腔黏膜病诊断学 [M]. 南京：江苏科学技术出版社：191-193.

郑麟蕃 . 2006. 实用口腔科学 . 2 版 [M]. 北京：人民卫生出版社：143-146.

中华耳鼻咽喉头颈外科杂志编辑委员会鼻科组 . 2013. 慢性鼻 - 鼻窦炎诊断和治疗指南（2012 年，昆明）[J]. 中国医刊，（11）：92-94.

中华耳鼻咽喉头颈外科杂志编委会，中华医学会耳鼻咽喉科学分会 . 2007. 儿童阻塞性睡眠呼吸暂停低通气综合征诊疗指南草案（乌鲁木齐）[J]. 中华耳鼻咽喉头颈外科杂志，42：83-84.

中华耳鼻咽喉头颈外科杂志编委会鼻科组 . 2016. 变应性鼻炎诊断和治疗指南（2015 年,天津)[J]. 中华耳鼻咽喉头颈外科杂志，51（1）：6-23.

中华医学会呼吸病学分会睡眠呼吸障碍学组 . 2012. 阻塞性睡眠呼吸暂停低通气综合征诊治指南（2011 年修订版）[J]. 中华结核和呼吸杂志，35（1）：9-12.

周兵，韩德民，刘华超，等 . 2003. 少年儿童鼻内镜手术远期疗效及相关临床因素探讨 [J]. 中华耳鼻咽喉头颈外科杂志，38（4）：255-258.

周红梅，郭宜青，危常磊 . 2012. 口腔扁平苔藓癌变研究进展及争议 [J]. 中国实用口腔科杂志，5（3）：146-149.

周红梅 . 2010. 口腔黏膜病药物治疗精解 [M]. 北京：人民卫生出版社：42.

周学东 . 2008. 实用龋病学 [M]. 北京：人民卫生出版社：15-16.

周彦恒，傅民魁 . 1995. 成人骨性 Angle Ⅲ类错合咀嚼效能的研究 [J]. 中华口腔医学杂志，（2）：72-74.

邹凤 . 2012. 儿童阻塞性睡眠呼吸暂停低通气综合征的研究进展 [J]. 中国医药指南，10：445-446.

Abe H，Watanabe M，Kondo H. 1992. Developmental changes in expression of a calcium-binding protein（spot 35-calbindin）in the Nervus terminalis and the vomeronasal and olfactory receptor cells[J]. Acta Oto-Laryngologica，112（5）：862-871.

Abolmaali ND，Hietschold V，Vogl TJ，et al. 2002. MR evaluation in patients with isolated anosmia since birth or early childhood[J]. American Journal of Neuroradiology，23（1）：157-164.

Banks RD，Eng B. 1992. The canadian forces airsickness rehabilitation program，1981~1991 [J]. Aviat S pace Environ Med，63：1098.

Biacabe B，Norès JM，Bonfils P. 2000. Description and analysis of olfactory disorders after head trauma. Review of the literature [J]. Revue Neurologique，156（5）：451-457.

Burdach KJ，Doty RL. 1987. The effects of mouth movements，swallowing，and spitting on retronasal odor perception [J]. Physiology & Behavior，41（4）：353-356.

Caillet G，Bosser G，Gauchard GC，et al. 2006. Effect of sporting activity practice on susceptibility to motion sickness [J]. Brain Res Bull，69（3）：288-293.

Capdevila OS，Kheirandish-Gozal L，Dayyat E，et al. 2008. Pediatric obstructive sleep apnea：complications，management，and long-term outcomes[J]. Proc Am Thorac Soc，5：274-282.

Casado-Morente JC，Adrian- Tortes JA，Conde- Jimenez M，et al. 2001. Objective study of the voice in a normal population and in dysphonia caused by nodules and vocal polyps[J]. Acta Otorrinolaringol Esp，52：476.

Chang SJ，Chae KY. 2010. Obstructive sleep apnea syndrome in children：epidemiology，pathophysiology，diagnosis and sequelae[J]. Korean J Pediatr，53：863-871.

ChanG，Moochhala SM，Zhao B，et al. 2006. A comparison of motion sickness prevalence between seafarers and non-seafarers onboard naval platforms [J]. Int Marit Health，57（1-4）：56-65.

Chen CH，Lin CJ，Hwang YH，et al. 2003. Epidemiology of otitis media in Chinese children[J]. Clin Otolaryngol，126：442-445.

Cheung BSK，Money KE，Jacobs I. 1990. Motion sickness susceptibility and aerobic fitness，a longitudinal study [J]. Aviat Space Environ Med，61（3）：201-204.

Cohen SM，Kim J，Roy N，et al. 2012. The impact of laryngeal disorders on work-related dysfunction[J]. The Laryngoscope，122（7）：1589-1594.

Dobie TG，MayJG. 1990. Generalization of tolerance to motion environments[J]. Aviat Space EnvironMed，61（8）：7072-7111.

Duggan EM，Sturley J，Fitzgerald AP，et al. 2012. The 2002–2007 trends of prevalence of asthma，allergic rhinitis and eczema in

Irish schoolchildren[J]. Pediatric Allergy & Immunology Official Publication of the European Society of Pediatric Allergy & Immunology, 23（5）: 464-471.

Getchell TV, Getchell ML. 1990. Regulatory factors in the vertebrate olfactory mucosa[J]. Chemical Senses, 15（2）: 223-231.

Giudicessi JR, Ackerman MJ. 2013. Prevalence and potential genetic determinants of sensorineural deafness in KCNQ1 homozygosity and compound heterozygosity[J]. Circulation Cardiovascular Genetics, 6（2）: 189-203.

Goetzel RZ, Hawkins K, Ozminkowski RJ, et al. 2003. The health and productivity cost burden of the "top 10" physical and mental health conditions affecting six large U. S. employers in 1999[J]. Journal of Occupational & Environmental Medicine, 45（1）:5-14.

Group AAFND. 1946. Symposium on problems of aviation dentistry[J]. Journal of the American Dental Association, 33（13）: 827-844.

Guilleminault C, Quo SD. 2001. Sleep-disordered breathing. A view at the beginning of new Millennium[J]. Dent Clin North Am, 45（4）: 643-656.

Hirabayashi H, Koshii K, Uno K, et al. 1990. Laryngeal epithelial changes on effectsof smoking and drinking[J]. Auris Nasus Larynx, 17（2）: 105-114.

Hirose T, Nikagama T, Aihoshi J, et al. 1992. Masticatory performance of malocclusion and its changes through orthodontic treatment[J]. J Jpn Orthod Soc, 1992, 52 : 302.

Hvastja L, Zanuttini L. 1989. Odour memory and odour hedonics in children[J]. Perception, 18（3）: 391-396.

Jafek BW, Gordon AS, Moran DT, et al. 1990. Congenital anosmia [J]. Ear Nose & Throat Journal, 69（5）: 331-337.

Jones GM. 1957. Review of current problems associated with disorientation in man controlled flight [C]. Great Britain : Flying personnel Research Committee.

Joseph KS, Kinniburgh B, Metcalfe A. 2016. Temporal trends in ankyloglossia and frenotomy in British Columbia, Canada, 2004-2013 : a population-based study[J]. CMAJ open, 4（1）: 18-21.

Jozsyal EE, Pigeau RA. 1999. The effect of autogentic training and biofeedback on motion sickness tolerance[J]. Aviat Space Environ Med, 67 : 963.

Kern RC. 2000. Candidate's thesis : chronic sinusitis and anosmia : pathologic changes in the olfactory mucosa[J]. Laryngoscope, 110（7）: 1071-1077.

Kollmann W. 1993. Incidence and possible causes of dental pain during simulated high altitude flights[J]. Journal of Endodontics,19（3）: 154-159.

Koren A, Groselj LD, Fajdiga I. 2009. CT comparison of primary snoring and obstructive sleep apnea syndrome : role of pharyngeal narrowing ratio and soft palate-tongue contact in awake patient [J]. Eur Arch Otorhinolaryngol, 266（5）: 727-734.

Krengli M, Policarpo M, Manfredda I, et al. 2004. Voice quality after treatment for Tlag lottic carcinoma radiotherapy versus laser cordectomy. Acta Oncol, 43 : 284.

Leopold D. 2000. A perplexing olfactory loss [J]. Archives of Otolaryngology-Head & Neck Surgery, 126（6）: 803.

Lombard LE, Steinhauer KM. 2007. A novel treatment for hypophonic voice : twang therapy[J]. Journal of Voice, 21（3）: 294-299.

Luna TD. 1997. Air traffic controller shiftwork : what are the implications for aviation safety? A review[J]. Aviat Space Environ Med, 68（1）: 69-79.

Lundgren CE, Malm LU. 1966. Alternobaric vertigo among pilots[J]. Aerosp Med, 37 : 178-180.

Mann W, Jonas I , Münker G. 1979. Growth influence on tubal function[J]. Acta Otol aryngol, 87（5-6）: 451.

Matson DL, Dolgin CDR. 1995. Training program for the prevention of motion sickness[J]. Navy Med, 86 : 6.

Miyagawa M, Naito T, Nishio SY, et al. 2013. Targeted exon sequencing successfully discovers rare causative genes and clarifies the molecular epidemiology of Japanese deafness patients[J]. Plos One, 8（8）: e71381.

Money EK. 1970. Motion sickness[J]. Physiol Rev, 50（1）: l-39.

Morrison EE,Costanzo RM. 1990. Morphology of the human olfactory epithelium[J]. Journal of Comparative Neurology,297（1）:1-13.

Mulwafu W，Kuper H，Ensink RJH. 2015. Prevalence and causes of hearing impairment in Africa[J]. Tropical Medicine & International Health，21（2）：158-165.

Murray JB. 1997. psychophysiological aspects of motion sickness[J]. Percept Mot Skills，85（3 pt 2）：1163-1167.

Nieto FJ，Young TB，Lind BK，et al. 2000. Article reviewed：association of sleep-disordered breathing，sleep apnea，and hypertension in a large community-based study[J]. JAMA，1（4）：327-328.

Ormseth J，Wong R. 1999. Reflux laryngitis：pathophysiology，diagnosis，and management[J]. Am J Gastroenterol，94（10）：2812-2817.

Panton S，Norup PW，Videbaek R. 1997. Case report：obstructive sleep apnea--an air safety risk[J]. Aviat Space Environ Med，68（12）：1139-1143.

Parsons DS，Chambers DW，Boyd EM. 1997. Long-term follow-up of aviators after functional endoscopic sinus surgery for sinus barotrauma[J]. Aviation Space & Environmental Medicine，68（11）：1029-1034.

Pelosi P. 1994. Odorant-binding proteins[J]. Critical Reviews in Biochemistry & Molecular Biology，29（3）：199-228.

Pelucchi C，Gallus S，Garavello W，et al. 2006. Cancer risk associated with alcohol and tobacco use：focus on upper aero-digestive tract and liver[J]. Alcohol Res Health，29（3）：193-198.

Pindborg JJ，Reichart PA，Smith CJ. 1997. Histological typing of cancer and precancer of the oral mucosa[M]. 2nd ed. New York：Springer，30-37.

Poelmans J，Tack J. 2006. Determinants of long-term out-come of patients with reflux related ear，nose，and throat symptoms[J]. Dig Dis Sci，51（1）：282-288.

Ray RM，Bower CM. 2005. Pediatric obstructive sleep apnea：the year in review[J]. Curr Opin Otolaryngol Head Neck Surg，13：360-365.

Rayman RB，Hastings JD，Kruyer WB，et al. 2000. Clinic aviation medicine[M]. 3rd. New York：Castle Connolly Graduate Medical Publishing，LLC，104-105.

Reavely CM，Golding JF，Cherkas LF，et al. 2006. Genetic influences on motion sickness susceptibility in adult women：a classical twin study[J]. Aviat Space EnvironMed，77（11）：1148-1152.

Rosenfeld RM，Bluestone CD. 2003. Evidence-based Otitis media[M]. 2nd ed. Hamilton，Ontario：BC Decker，147-162.

Rosenfild RM，Culpepper L，Doyle KJ，et al. 2004. Clinical practice guideline：otitis meadia with elfusion[J]. Otolaryngol Head Neck Surg，132：s95-s118.

Roux F，D'ambrosio C，Mohsenin V. 2000. Sleep-related breathing disorders and cardiovascular disease[J]. Am J Med，108（5）：396-402.

Sara SA，Teh BM，Friedland P. 2014. Bilateral sudden sensorineural hearing loss：review. [J]. Journal of Laryngology & Otology，128 Suppl 1（1）：S8-S15.

Scherer PW，Hahn Ⅱ，Mozell MM. 1989. The biophysics of nasal airflow[J]. Otolaryngologic Clinics of North America，22（2）：265-278.

Senia ES，Cunningham KW，Marx RE. 1985. The diagnostic dilemma of barodontalgia：report of two cases[J]. Oral Surgery Oral Medicine Oral Pathology，60（2）：212-217.

Stangerup SE，Tjernstrom O，Klokker M，et al. 1998. Point prevalence of barotitis in children and adults after flight，and effect of autoinflation[J]. Aviat Space Environ Med，69：45-49.

Suarez NC，Malluguiza CR，Barthe GP. 1983. Aetiological factors in chronic secretory otitis in relation to age[J]. Clin Otolaryngol，8：171-174.

Subtil J，Varandas J，Galrfio F，et al. 2007. Ahernobaric vertigo：prevalence in Portuguese Air Force pilots[J]. Acta Otolaryngol，127（8）：843-846.

Temmel A F，Quint C，Schickingerfischer B，et al. 2002. Characteristics of olfactory disorders in relation to major causes of olfactory loss[J]. Archives of Otolaryngology - Head and Neck Surgery，128（6）：635-641.

Theodoroff SM，Lewis MS，Folmer RL，et al. 2005. Hearing impairment and tinnitus：prevalence，risk factors，and outcomes in US service members and veterans deployed to the Iraq and Afghanistan Wars[J]. Epidemiologic Reviews，37（1）.

Trotier D. 1994. Intensity coding in olfactory receptor cells[J]. Seminars in Cell Biology，5（1）：47-54.

Vernacchio L，Lesko S，Vezina RM，et al. 2004. Racil/ethnic disparities in diagnosis of otitis media in infancy[J]. Int J Pediatr Otorhinolargngol，63：795-804.

Wang XJ，Kim J，Mcwilliams R，et al. 2005. Increased prevalence of chronic rhinosinusitis in carriers of a cystic fibrosis mutation[J]. Archives of Otolaryngology--Head & Neck Surgery，131（3）：237-240.

Williamson L. 2002. Otitis media with effusion[J]. Clin Evid，54：469-476.

Woodson BT. 2010. Non-pressure therapies for obstructive sleep apnea：surgery and oral appliances[J]. Respir Care，55：1314-1321.

Xia W，Liu F，Ma D. 2016. Research progress in pathogenic genes of hereditary non-syndromic mid-frequency deafness[J]. Frontiers of Medicine：1-6.

Xu Z，Jiaqing A，Yuchuan L，et al. 2008. A case-control study of obstructive sleep apnea-hypopnea syndrome in obese and nonobese Chinese children[J]. Chest，133：684-689.

Yin Y，Tian HY，Sun ZY，et al. 2001. Investigation on the incidence of temporomandibular joint disorder in aviators induced by differe nt types of airplanes[J]. Med J Chin PLA，26（7）：23.

Zamarron C，Garca Paz V，Riveiro A. 2008. Obstructive sleep apnea syndrome is a systemic disease. Current evidence[J]. Eur J Intern Med，19（6）：390-398.

Zatorre RJ，Jones-Gotman M. 1990. Right-nostril advantage for discrimination of odors[J]. Perception & Psychophysics，47（6）：526-531.